Dem Gutes tun, der leidet

Arndt Büssing
Janusz Surzykiewicz
Zygmunt Zimowski
(Hrsg.)

Dem Gutes tun, der leidet

Hilfe kranker Menschen – interdisziplinär betrachtet

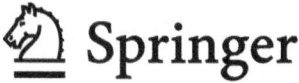

Herausgeber
Prof. Dr. Arndt Büssing
Universität Witten/Herdecke
Herdecke, Deutschland

HE Archbishop Zygmunt Zimowski
Pontificio Consiglio per gli Operatori S
Roma, Vatican City

Prof. Dr. Dr. Janusz Surzykiewicz
Katholische Universität Eichstätt-Ingolstadt
Eichstätt, Deutschland

ISBN 978-3-662-44278-4   ISBN 978-3-662-44279-1 (eBook)
DOI 10.1007/978-3-662-44279-1

Die Deutsche Nationalbibliothek verzeichnet diese Publikation in der Deutschen Nationalbibliografie;
detaillierte bibliografische Daten sind im Internet über http://dnb.d-nb.de abrufbar.

Springer
© Springer-Verlag Berlin Heidelberg 2015

Planung: Susanne Moritz, Heidelberg
Projektmanagement: Ulrike Niesel, Heidelberg
Lektorat: le-tex publishing services GmbH, Leipzig
Projektkoordination: Cécile Schütze-Gaukel, Heidelberg
Umschlaggestaltung: deblik Berlin
Fotonachweis Umschlag: © thinkstock/idealistock
Herstellung: le-tex publishing services GmbH, Leipzig

Gedruckt auf säurefreiem und chlorfrei gebleichtem Papier.

Springer ist Teil der Fachverlagsgruppe Springer Science+Business Media
(www.springer.com)

Geleitwort

Gregor Maria Hanke OSB

Die Perikope des barmherzigen Samariters ist für viele von uns ein von Kindheit an vertrauter Text. Wie oft hörten wir von dem friedvollen Fremden, der selbstlos und ohne Furcht dem Verwundeten am Wegesrand half. Und es waren die berufsmäßigen „Hauptamtlichen", die ihren Dienst nicht taten und am Notleidenden vorbeigingen. So wurden das Bild des Samariters für uns zum Sinnbild für Nächstenliebe und die Tempeldiener zur mahnenden Erinnerung, der Not nicht gleichgültig oder ängstlich zu begegnen.

Spannend wird es, wenn nicht Theologen, sondern Fachdienste aus dem Gesundheitswesen die Kommentare und Deutungen zum barmherzigen Samariter geben, wie beispielsweise Mediziner und Gesundheitsökonomen, Pflegeberufe und Therapeuten. Hierbei werden nicht nur die Fachspezifika näher beleuchtet und das Geschehen als Folie über die eigene Arbeit gelegt, sondern es wird ein Blick auf das Gesamt des Gesundheitswesens, der Finanzierung und Verteilungsgerechtigkeit, der Gesellschaft und auch auf eine Gesamtsicht des Menschen möglich. Eine Fülle an Aspekten und Impulsen wurden nun in diesem Sammelband zusammengetragen. Zwei Gedanken möchte ich vorab kurz aufgreifen.

Dass sich Fachlichkeit, Menschsein und Zuwendung nicht gegenseitig ausschließen, zeigt uns beispielsweise die Begegnung zwischen dem Samariter und dem Wirt. Professor Harald Mang benannte in seinem Beitrag die Beauftragung des Wirtes und die Zusage weiterer Honorierung bei Bedarf nach Rückkehr des Samariters als eine erste Form der Qualitätssicherung. *Am andern Morgen holte er zwei Denare hervor, gab sie dem Wirt und sagte: Sorge für ihn, und wenn du mehr für ihn brauchst, werde ich es dir bezahlen, wenn ich wiederkomme.* (Lk 10,35).

Schon seit längerer Zeit wird die Ökonomisierung der Medizin beklagt, die die Sorge um das körperliche Heil des Menschen nur als weiteren Teilbereich eines auf Gewinnmaximierung ausgerichteten Marktsystems begreifen will. Während der Samariter sagt: *„Wenn du mehr für ihn brauchst, werde ich es dir bezahlen"*, geht die Strategie der Kostendämpfung den umgekehrten Weg und versucht über Fallpauschalen finanzielle Obergrenzen für die Behandlung festzulegen. Personaleinsparungen in der Pflege sind die logische Folge. Schon die praktischen Gegebenheiten lassen auf diese Weise eine menschliche Zuwendung, die über das Allernötigste hinausgeht, kaum mehr zu. Gerade vor dem Hintergrund, dass wissenschaftlich immer deutlicher wird, dass zwischenmenschlicher Kontakt nicht nur die psychische Gesundheit unterstützt, sondern auch direkt der physischen Heilung zugutekommt, müssen wir uns fragen: *Was ist uns Menschlichkeit wert?*

Es lohnt sich also, den barmherzigen Samariter näher zu betrachten, von einer anderen Blickwarte aus, mit Kriterien des heutigen Qualitätsmanagements und dem Streben nach Gewinnmaximierung, der Monetarisierung der guten Tat, aus dem Blickwinkel der Personalnot und des Helfenden. Was sagt uns heute der barmherzige Samariter über unser Gesundheitssystem, welche Hinweise gibt er uns, was lässt uns den Blick schärfen für die aktuelle Not, mehr noch für Handlungsansätze und Perspektiven?

Den Notleidenden gibt es nicht, auch wenn wir in diesem Zusammenhang natürlich zuerst an den Patienten denken. Doch wie viel Not versteckt sich im Gesundheitssystem, bei den Samaritern? Wenden wir den Blick hier auf die Helfenden, wird sofort deutlich, was gemeint ist. Viele Frauen arbeiten in einem Pflegesystem, das kaum Luft zum Atmen lässt. Voller Empathie und Überzeugung in den Pflegeberuf gestartet, stellt sich heute der Pflegealltag als Marathon dar, der kaum mehr zu bewältigen ist. Wie viel Budget ist für Personal und Pflege zur Verfügung gestellt? Wie viel Dokumentation ist notwendig und verantwortbar? Wie viel ist uns Menschlichkeit und Zuwendung heute wert? Eine Krankenschwester berichtete, dass sie ihre Patienten beim Verlassen des Zimmers nicht mehr in die Augen blicke, um nicht den Eindruck zu erwecken, sie könne noch etwas aufnehmen, noch etwas für den Patienten tun. Der nächste und viele weitere Patienten warten doch bereits auf die Versorgung.

Auch Ärzte sind von diesem Leistungsdruck nicht ausgenommen. Kann und darf die Behandlung aufgenommen, fortgeführt werden? Liegt die Maßnahme im Budget? Kann die Operation verantwortet werden? Welche strafrechtlichen und finanziellen Konsequenzen können folgen, wenn dem Anspruch auf Gesundheit nicht entsprochen werden kann? Stellen IGeL-Leistungen einen Beitrag zur Chancenungleichheit oder zum Anspruch auf Gesundheit, gar auf das perfekte Kind dar? Wie sehr muss heute einem System entsprochen, funktioniert werden? Wie viel Individualität und menschliche Kreativität und Schaffenskraft lässt es zu?

Die Perikope des barmherzigen Samariters zeigt uns hier verschiedene Typen von potenziellen Helfern auf, die einfach vorbeigehen, weil sie ihren Dienst vermeintlich an anderer Stelle tun müssen. Eingekeilt in ein Denk- und Handlungssystem eines „berufsmäßigen Hauptamtlichen", das kaum mehr Raum für Freiheit des Handelns und Seins gewährt, zeigt hier, dass es nötig ist, die Umstände zu hinterfragen – und dies in allen Systemen, nicht nur im Gesundheitswesen. Diese Gefüge sind aber nicht nur künstlich konstruiert, sondern von uns selbst mit befördert und gestützt. Hier stellt sich die Frage nach dem Verständnis des Berufsstandes, den Gründen für psychisches Ausbrennen, dem Handlungsspielraum und dem Vertrauen, der Verantwortung, die heute den Mitarbeitern zugetraut und gewährt wird.

Der Samariter ist frei in seinem Handeln. Er tut es aus einem ursprünglichen Sinn des Helfens, der von Fachdiensten im Gesundheitswesen immer wieder betont wird. Warum helfe ich Menschen in ihrer körperlichen und seelischen Not? Der Fremde hat scheinbar die Freiheit, dies zu tun. So gibt uns der barmherzige Samariter hier einen wichtigen Impuls, darüber nachzudenken, welche Bedingungen für konkrete Hilfen notwendig sind. Ein fremdes System, das eine Wegstrecke entfernt vom Notleidenden ist und über Gegebenheiten und Einsätze entscheidet, sicherlich nicht. Wie dankbar können wir sein, dass diese Systeme dennoch von so vielen barmherzigen Samaritern bereichert sind, dass Not gelindert, Menschlichkeit und Zuwendung erfahren werden kann.

Bei der Betrachtung der Perikope des barmherzigen Samariters durch die Brille der Fachdienste aus dem Gesundheitswesen stellen sich also aktuelle Fragen. Wie weit sind wir in Systemen gefangen genommen und lassen uns nicht mehr als „Fremde" auf das Neue und Unmittelbare ein? Wieder Fremder unter Fremden zu sein, um sich neu begegnen zu können, welches Potenzial und welche Chance ist darin geborgen? Um dieses ursprüngliche Menschsein wieder entdecken und kennenlernen zu können, bedarf es aber eines zentralen Aspektes, eines Blickes auf den Menschen in seiner Ganzheit, seiner Gabe und seinem Vermögen, seiner Freiheit und Schaffenskraft, seiner in Gott begründeten Würde, der ihn mit allem ausgestattet hat, dessen er bedarf. In dieser ganzheitlichen Sicht des Menschen, der Vertrauen und Zutrauen, Verantwortung und Schaffenskraft in sich birgt, liegt eine wichtige Botschaft des barmherzigen Samariters. Als Mensch wendete er sich einem Menschen in Not zu. Er gab seinem Nächsten die Hand zur Hilfe und seinem weiteren Nächsten das Vertrauen, die Hilfe fortzuführen. Und der Wirt vertraute dem Fremden, dass er wiederkommen und die Last mit ihm zusammen tragen werde. Die finanziellen Mittel dienen der Sorge um den Kranken und dem Auskommen des Wirtes. Und der Fremde wird nicht nur zum Helfer, sondern auch zum Vertrauten. Gemeinschaft entsteht und wächst. Möglicherweise ist es in der Realität nicht immer so einfach. Es lohnt jedoch allemal, sich näher mit diesen Impulsen zu beschäftigen, sich vertraut zu machen.

Der interdisziplinäre Dialog, der in diesem Sammelband seine Aspekte zum barmherzigen Samariter aufzeigt, bietet wertvolle Impulse für die Arbeit aller Fachdisziplinen im Gesundheitswesen. So bin ich dankbar für die Beiträge, die sowohl zur internationalen Tagung in Eichstätt anlässlich des Welttags der Kranken 2013 als auch hier in diesem Sammelband zur Thematik „Dem Gutes tun, der leidet" gegeben wurden. Besonders danke ich allen Damen und Herren in den jeweiligen Fachdisziplinen und Berufsständen, die sich voller Engagement und Liebe dem Nächsten zuwenden, ihm helfen und beistehen. Ich wünsche Ihnen allen Gottes reichen Segen und das Vertrauen des vermeintlich „Fremden" dem barmherzigen Samariter, der in uns allen angelegt, verborgen ist.

Gregor Maria Hanke OSB
Bischof von Eichstätt
3. September 2014

Vorwort

Janusz Surzykiewicz, Arndt Büssing und Erzbischof Zygmunt Zimowski

Das vorliegende Buch ist auf der Grundlage einer internationalen Tagung zum Welttag der Kranken am 7./8. März 2013 in Eichstätt entstanden. Bewusst wurde das Leitmotiv des *barmherzigen Samariters* (Lk 10,25–37) gewählt. Bei der Zusammenstellung der Buchbeiträge wurde das Suchen nach Antworten aus unterschiedlichen Perspektiven in den Vordergrund gestellt, insbesondere wie einem Kranken unter den realen Gegebenheiten unseres Versorgungssystems bestmögliche Hilfe gewährt werden kann, wie in unserer modernen Kultur und Gesellschaft Leid wahrgenommen wird, welche Hilfen wir bereitstellen wollen und können, wie die Bedürfnisse der Leidenden und Kranken berücksichtigt werden sollen und wie wir mit den Helfenden umgehen, die in ihrem Engagement für den Leidenden oftmals selbst an die Grenzen der Belastbarkeit kommen und Hilfe bedürfen.

Mit Nachdruck betonte auch Papst Johannes Paul II. in seinem 1984 an die Kranken gerichteten Brief *Salvifici doloris:* „*Der Mensch muss sich in erster Person dazu aufgerufen fühlen, die Liebe im Bereich des Leidens zu bezeugen. Institutionen sind sehr wichtig und unentbehrlich; doch keine Institution vermag von sich aus das menschliche Herz, das menschliche Mitleid, die menschliche Liebe, die menschliche Initiative zu ersetzen, wenn es darum geht, dem Leiden des anderen zu begegnen. Das gilt für die körperlichen Leiden, aber noch mehr, wenn es sich um die vielfältigen moralischen Leiden handelt; vor allem, wenn die Seele leidet. (29)*"

Eine sich heute andeutende Tendenz zur Wegrationalisierung von Leiden, Krankheit, Altwerden und andere Aspekte der Brüchigkeit unsere *Conditio humana* ist inhuman und eines empfindenden Menschen nicht würdig.

Gerade deshalb stoßen abstrakte Reflexionen zum Thema Leid schnell an ihre Grenzen. Vielmehr ist einem Leidenden mit besonderer Demut und Respekt gegenüber seiner individuellen und einmaligen Leidenserfahrung zu begegnen. Leid und Leiden haben verschiedene Gesichter. Sie reichen von physischen bis hin zu psycho-emotionalen, sozialen und seelischen Leiden. Leid kennt kein Alter und keinen sozialen Status, ist geschlechts- und kulturübergreifend. Auch wenn jeder Betroffene und seine Umwelt Leid als etwas höchst Individuelles erfährt, so ist dieses individuelle Erleben zugleich auch durch seine soziokulturelle Einbettung bedingt, sein Deutungsrahmen kulturell, gesellschaftlich und religiös tradiert.

Als solches stellt Leiden eine große Herausforderung nicht nur für den einzelnen Menschen, sondern auch für die Gesellschaft und ihre Institutionen dar. Die Fragen nach einer ganzheitlichen Fürsorge für die Kranken und ihre Angehörigen, ihrer Organisier- und Finanzierbarkeit sowie dem grundlegenden philosophischen und theologischen Verständnis von Leid lassen sich ohne einen persönlichen Glauben nur bedingt beantworten. Deshalb ist Leid immer auch eine große Herausforderung des Glaubens. Aus theologischer Sicht stehen dem Glaubenden, der sein Vertrauen nicht nur auf sich, sondern auf Gott setzt, Gottes Möglichkeiten offen. Glaube ist somit im christlichen Verständnis Voraussetzung des Heilens und des Geheiltwerdens (Mt 9,28–29, Mk 5,34–36).

Jesu ursprüngliches Beispiel und seine Botschaft prägten unsere kulturelle Geschichte nachhaltig. Auch wenn die oft berechtigte Kritik dazu auffordert, an strukturellen und individuellen Missständen zu arbeiten, so ist es wichtig, sich bewusst zu machen, dass die ersten Fürsorgekonzepte, -einrichtungen und -methoden für Bedürftige und Kranke aus dem kirchlich-christlichen Verständnis des sinnbildlichen barmherzigen Samariters entstanden sind, dem sie bis heute verpflichtet sind – etwa in Gestalt einer hoffnungsvollen und aufopfernden Pflege eines Kranken durch Familienangehörige, in Gestalt eines Gemeindenetzwerks zur Krankenfürsorge mit vielen freiwilligen Helfern, in rituellen Formen der Tröstung und Stärkung, in verschiedenen Seelsorgeangeboten in Kliniken und Pflegeeinrichtungen, durch das Personal der entsprechenden Einrichtungen selbst.

Dieses diakonische bzw. karitative Wirken der Kirche in der Sorge um Kranke und Menschen in Not wird aus der Sicht der praktischen Theologie als Grunddimension und Grundvollzug der Kirche selbst verstanden. Sowohl die Seelsorge an konkreten Menschen als auch die Ausgestaltung sozialer Strukturen und Institutionen ergibt hierzu wesentliche Prinzipien für die Pastoral und Sozialethik.

Die Vielfalt des Handelns spiegelt die unterschiedlichen Lebens- und Glaubenssituationen von Kranken auch in ökumenischer Hinsicht wider und vermittelt in der interreligiösen Zusammenarbeit ein besonderes Gewicht und Prägung für eine breite soziokulturelle Krankenfürsorge.

Es zeigt sich dabei, dass Religion und Medizin trotz vieler Interdependenzen unterschiedliche Perspektiven verfolgen und gerade Religionen und Spiritualität ein wichtiges umfängliches Heilsverständnis verdeutlichen.

Christliche Konfessionen – eingedenk allen Leides, das sie selber über Menschen gebracht haben – sind heute ein wichtiger Partner im Sozial- und Gesundheitswesen, indem sie auch Gesundheits- und Pflegeeinrichtungen unterhalten und als Anwalt für Schwache, Bedürftige und Kranke vom Beginn bis zum Ende ihres Lebens einstehen.

Im Sinne des Patientenwohls wird für einen interprofessionellen Ansatz in der Seelsorge plädiert, der kommunikative Kompetenz, Sach- und Feldkompetenz sowie interprofessionelle Zusammenarbeit und Wertschätzung fördere. In diesem Zusammenhang wird auch die Tatsache bedacht, dass nicht selbst nur die Kranken bedürftig sind, sondern auch ihre Helfer, dass es ganze Teams von Menschen gibt, die selbst betroffen sein können.

Dabei bietet sie der Gesellschaft einen Raum für sozial- und bioethische Fragestellungen, zeigt, dass nicht nur die Frage nach „richtig" und „falsch" gestellt werden darf, sondern auch die Frage nach der Ganzheitlichkeit der menschlichen Existenz im Religiösen und Spirituellen.

Dennoch müssen wir uns auch selbstkritisch fragen, ob wir dem hohen Ideal, *„dem Gutes zu tun, der leidet"*, in seinem umfassenden Facettenreichtum tatsächlich gerecht werden – sowohl in den Sozialräumen und Einrichtungen als auch im Gesundheits- und Sozialsystem.

Die Herausgeber dieses Buches empfinden den interdisziplinären Dialog von Wissenschaft und Praxis unentbehrlich und möchten daher den verschiedenen Disziplinen und Professionen Raum geben, aktuelle Gegebenheiten aus Forschung und Handlungsfeldern in einem kritisch-reflexiven Austausch zu beleuchten.

Ausgehend vom biblischen Bild des *barmherzigen Samariters* befassen sich die unterschiedlichen Beiträge mit der Suche nach Antworten, wie einem Kranken unter den realen Gegebenheiten unseres Versorgungssystems bestmögliche Hilfe gewährt werden kann. Vor allem in den letzten Jahren haben Medizin, Pflege- und Sozialwissenschaften die spirituellen Bedürfnisse, Wünsche und Optionen ihrer Patienten und Klienten als eigene professionelle Aufgabe entdeckt, die nicht mehr nur an die Seelsorge zu delegieren ist, sondern künftig auch verstärkt interdisziplinär wahrgenommen werden muss. Die Beiträge dieses Buches sprechen in unterschiedlicher Weise genau dieses an, um entsprechende Synergieeffekte sowohl in der interdisziplinären Forschung zur Krankenfürsorge als auch im Rahmen des konkreten Tuns freizusetzen.

Wesentlicher Blickwinkel ist immer derjenige, der durch den Leidenden selbst eingenommen wird. Die Leidfrage ist die zentrale Bewährungsprobe für den Betroffenen, für seine persönlichen und spirituellen Ressourcen, für seine Glaubenswelt. Bedeutsam sind aber – der Vorgabe des Gleichnisses vom *barmherzigen Samariters* folgend – auch die strukturellen Gegebenheiten und Voraussetzungen, um spirituelle und religiöse Dimensionen in der Fürsorge um Leidende künftig stärker zu berücksichtigen. Gerade in den Zeiten der Fallpauschalen und des regulierenden Qualitätsmanagements, der ökonomischen Zwänge und Systematiken stellt sich provokativ die Frage, ob eine intensive spirituelle und religiöse Versorgung der Patienten überhaupt bezahlbar ist und sich in einer evidenzbasierten Evaluation auch „auszuzahlen" vermag. Ausgehend vom Verständnis des Systemdenkens ist es ebenso wichtig zu betonen, dass in Anbetracht eines kranken Mitglieds stets auch seine Familie, Freunde und Gemeinde in Mitleidenschaft gezogen sind. Pastoral ergibt sich hieraus und insbesondere für die Lokalgemeinden der wichtige Auftrag einer umfassenden Unterstützung aller Betroffenen.

Die Herausgeber dieses Buches hoffen, dass diese Themen nachhaltig weiterdiskutiert werden und durch Multiplikatoren im Gesundheits- und Pflegesystem weiterreichende Umsetzung erfahren.

Herausgeber

Univ.-Prof. Dr. med. Arndt Büssing, Professur Lebensqualität, Spiritualität und Coping, Fakultät für Gesundheit der Universität Witten/Herdecke

Prof. Dr. phil. Dr. theol. Janusz Surzykiewicz, Professur für Pastoraltheologie und Psychologie, Fakultät für Religionspädagogik & kirchliche Bildungsarbeit der Katholischen Universität Eichstätt-Ingolstadt

S.E. Erzbischof Zygmunt Zimowski, Präsident des Päpstlichen Rates für die Pastoral im Krankendienst, Rom

Inhaltsverzeichnis

III   Der Samariter und sein Auftrag

IV   Der Wirt in seiner institutionellen und ökonomischen Herausforderung

V   Der Gasthof und die Seelsorgekultur

Autorenverzeichnis

Baumann, Klaus, Prof. Dr.
Albert-Ludwigs-Universität Freiburg
Platz der Universität 3
79098 Freiburg
klaus.baumann@theol.uni-freiburg.de

Bihr, Marcellina
Kloster St. Peter
St. Peterstraße 45
6700 Bludenz
sr.marcellina@aon.at

Bopp, Karl, Prof. Dr.
Philosophisch-Theologische Hochschule
der Salesianer Don Boscos Benediktbeuern
Don-Bosco-Str. 1
83671 Benediktbeuern
bopp@pth-bb.de

Brandt, Reinhard, Dr.
Verstorben; letzte Institution:
Diakonie Neuendettelsau
Wilhelm-Löhe-Str. 23
91564 Neuendettelsau

Büssing, Arndt, Prof. Dr.
Universität Witten/Herdecke
Gerhard-Kienle-Weg 4
58313 Herdecke
Arndt.Buessing@uni-wh.de

Fonk, Peter, Prof. Dr. Dr.
Universität Passau
Michaeligasse 13
94032 Passau
Peter.Fonk@Uni-Passau.de

Frick sj, Eckhard, Prof. Dr.
Hochschule für Philosophie
Kaulbachstr. 31a
80539 München
Universität München
München
Eckhard.Frick@med.uni-muenchen.de

Friehe, Helga
Audi BKK
Porschestr. 1
38440 Wolfsburg
Helga.Friehe@audibkk.de

Günther, Thomas, Dr.
Caritasverband für das Erzbistum Paderborn e.V.
Am Stadelhof 15
33098 Paderborn
t.guenther@caritas-paderborn.de

Heese, Carl, Prof. Dr.
Katholische Universität Eichstätt-Ingolstadt
Luitpoldstr. 32
85071 Eichstätt
carl.heese@ku.de

Jacobs, Christoph, Prof. Dr.
Erzbistum Paderborn
Kirchborchener Str. 42
33178 Borchen
christoph_jacobs@compuserve.com

Krakowiak, Piotr, Dr.
Nicolaus Copernicus University Torun
ul. Gagarina 9
87-100 Toruń
pkrakow@umk.pl

Loichen, Teresa
Bischöfliches Ordinariat
Hauptabteilung Pastoral
Luitpoldstraße 2
85072 Eichstätt
tloichen@bistum-eichstaett.de

Mang, Harald, Prof. Dr.
Friedrich-Alexander-Universität
Erlangen-Nürnberg
Haferweg 24b
91096 Möhrendorf
harald.mang@uk-erlangen.de

Marx, Reinhard, Prof. Dr. Kardinal
Erzbistum München und Freising
Vorsitzender der deutschen Bischofskonferenz
Postfach 330 360
80063 München

Meier, Uto, Prof. Dr.
Katholische Universität Eichstätt-Ingolstadt
Pater-Philipp-Jeningen-Platz 6
85072 Eichstätt
uto.meier@ku-eichstaett.de

Montgomery, Frank Ulrich, Prof. Dr.
Bundesärztekammer
Herbert-Lewin-Platz 1
10623 Berlin
elke.boethin@baek.de

Najda, Andrzej Jacek, Prof. Dr.
Kardinal Stefan Wyszynski Universität Warschau
Dewajtis 5
01-815 Warschau
andrzejn@4lomza.pl

Niederschlag SAC, Heribert, Prof. Dr.
Philosophisch-Theologische Hochschule Vallendar
Pallottistraße 3
56179 Vallendar
h.niederschlag@pthv.de

Prat de la Riba, Enrique H., Prof. Dr.
Institut für medizinische Anthropologie
und Bioethik
Landstraßer Hauptstraße 4/13
1030 Wien
ehprat@imabe.org

Rademacher, Anne, Dr.
Seelsorgeamt Bistum Erfurt
Regierungsstraße 44a
99084 Erfurt
ARademacher@bistum-erfurt.de

Riedner, Carola
Ammerseestr. 15
82131 Gauting
carolariedner@aol.com

Roser, Traugott, Prof. Dr.
Westfälische Wilhelms Universität Münster
Universitätsstraße 13–17
48143 Münster
traugott.roser@uni-muenster.de

Schaub, Heinz-Alex, Prof. Dr.
Institut für Sozial- und Gesundheitswissenschaften
Emden
Behrens-Ring 8
26127 Oldenburg
ha.schaub@googlemail.com

Schockenhoff, Eberhard, Prof. Dr.
Universität Freiburg
Platz der Universität 3
79098 Freiburg
eberhard.schockenhoff@theol.uni-freiburg.de

Surzykiewicz, Janusz, Prof. Dr. Dr.
Katholische Universität Eichstätt-Ingolstadt
Pater-Philipp-Jeningen-Platz 6
85072 Eichstätt
janusz.surzykiewicz@ku.de

Wertgen, Thomas, Prof. Dr.
OBERWAID – Kurhaus & Medical Center
Rorschacher Strasse 311
9016 St. Gallen
Thomas.Wertgen@oberwaid.ch

Zimowski, Zygmunt, Dr. Erzbischof
Pontificio Consiglio per gli Operatori Sanitari
Via della Conciliazione 3
00193 Roma
opersanit@hlthwork.va

Zwingmann, Christian, Prof. Dr. Dr.
Evangelische Fachhochschule
Rheinland-Westfalen-Lippe
Immanuel-Kant-Str. 18–20
44803 Bochum
zwingmann@efh-bochum.de

Der Leidende und seine Bedürfnisse

Psychosoziale und spirituelle Bedürfnisse chronisch Kranker

Arndt Büssing, Eckhard Frick

A. Büssing, J. Surzykiewicz, Z. Zimowski (Hrsg.), *Dem Gutes tun, der leidet*,
DOI 10.1007/978-3-662-44279-1_1, © Springer-Verlag Berlin Heidelberg 2015

Im Gleichnis vom barmherzigen Samariter (Lk 10,25–37) wird deutlich, dass sich der Helfende, genau wie es in Krankenhäusern heute auch üblich ist, zuerst um die Grundversorgung des Leidenden gekümmert hat. Wir wissen nicht, ob er sich die Zeit genommen hat, den Leidenden nach seinem familiären, sozialen, biografischen oder spirituellen Hintergrund zu fragen, und ob er, nachdem er ihn im Gasthof hinsichtlich des Notwendigen versorgt wusste (genau wie in einem Krankenhaus), nachfragte, ob es noch Weiteres gäbe, was er für ihn tun könne, ob er weitere Bedürfnisse habe, die ihm wichtig sind. Vielleicht hatte er dafür auch keine Zeit und hat diese Aufgabe dem Wirt überlassen. Wir wissen es nicht.

Heute: Mehr Möglichkeiten der Hilfe – aber keine Zeit Aber wir können heute durchaus mehr über die Hintergründe und spezifischen Bedürfnisse kranker Menschen, jenseits der Grundversorgung und der Zurverfügungstellung von Details der Diagnostik, Therapie und Prognosen, wissen. Ähnlich wie in der neutestamentlichen Geschichte vom barmherzigen Samariter trifft es aber auch heute zu, dass die Zeitressource begrenzt ist, da die Helfenden noch anderes zu „erledigen" haben, aber zumindest die Betreuung des Kranken sichergestellt ist. Hätte der spontan Helfende mehr tun können? War es nicht schon allerhand, dass er überhaupt innegehalten und sein Tagesgeschäft unterbrochen hat, um zu helfen? Ist es nicht auch heute so, dass selbstverständlich die „Primäraufgaben" der Helfenden erfüllt werden, während alles Weitere zumeist anderen überlassen wird? – Wem eigentlich?

1.1   Spiritualität als wichtige Ressource chronisch Kranker

Mittlerweile gibt es eine Vielzahl von Studien, die klar belegen, dass insbesondere für chronisch Kranke ihre Spiritualität eine wichtige Ressource ist, um mit Krankheit und Leid umzugehen (Übersicht bei Koenig et al. 2001, 2012). – Aber wer unterstützt die Patienten hinsichtlich dieser Ressource? Als zuständig für diesen Themenbereich wird im Allgemeinen der Krankenhausseelsorger angesehen, während es die Aufgabe der medizinischen Berufe ist, sich um die „primären Bedürfnisse" des Kran-

ken zu kümmern. Dementsprechend ist es wenig verwunderlich, dass sich in einer amerikanischen Untersuchung 72 % der Tumorpatienten hinsichtlich ihrer spirituellen Bedürfnisse durch das medizinische System nicht bzw. nur minimal unterstützt fühlten (Balboni et al. 2007). Man könnte argumentieren, dass diese Unterstützung ja auch nicht zu den Kernaufgaben der Medizin gehört. Dieselbe Untersuchung zeigte jedoch auch, dass sich 47 % aber auch nicht bzw. nur minimal durch eine/ihre Religionsgemeinschaft unterstützt fühlten, bei der man doch eine gewisse Zuständigkeit für diesen Bereich vermuten könnte. Da die spirituelle Unterstützung der Patienten mit einer signifikant besseren Lebensqualität assoziiert war (Balboni et al. 2007), wird der Befund bedeutsam.

Auch in Deutschland, das als eine sich zunehmend säkularisierende Gesellschaft angesehen werden kann, wünscht sich die Mehrheit der Tumorpatienten, dass sich ihr Arzt für ihre spirituelle Orientierung interessiert (Frick et al. 2006). In einer Untersuchung mit (ambulanten) Schmerzpatienten antworteten 23 %, dass sie mit einem Pfarrer/Seelsorger über ihre spirituellen Bedürfnisse sprechen, 20 % hatten keinen Ansprechpartner und für 37 % war es wichtig, mit ihrem Arzt über diese Bedürfnisse zu sprechen (Büssing et al. 2009). Der wird sich hierfür aber gar nicht zuständig und ausgebildet fühlen, und er wird vermutlich argumentieren, dass er für ein so persönliches Thema auch gar keine Zeit hat. – Viele Patienten werden also mit ihren spirituellen Bedürfnissen alleine bleiben.

Spirituelle Bedürfnisse werden am ehesten in der palliativen Begleitung chronisch Kranker thematisiert. Im Vordergrund steht hier der Wunsch nach Hilfe bei der Bewältigung von Ängsten, der Wunsch, mit jemandem über den Sinn des Lebens, das Sterben und den Tod sprechen zu können, sowie die Suche nach innerem Frieden, aber auch Hoffnung (Moadel et al. 1999).

> **Es wäre aber ein Missverständnis, spirituelle Bedürfnisse im Sinne eines „letzten Strohhalms" ausschließlich im Bereich der Palliativmedizin zu verorten, da diese Bedürfnisse auch für alle anderen Patienten mit chronischen Erkrankungen – auch schon nach einer Diagnosestellung – von Bedeutung sein können (Büssing et al. 2010, 2013a).**

1.2   Die vier Kategorien spiritueller Bedürfnisse

Die in der Literatur beschriebenen spirituellen Bedürfnisse lassen sich hinsichtlich vier miteinander verbundener Kerndimensionen differenzieren (Büssing und Koenig 2010):

1. Verbundenheit (Liebe, Zugehörigkeit, Partner-Kommunikation, Entfremdung etc.),
2. Friede (innerer Friede, Hoffnung, Ausgeglichenheit, Vergebung, Dysstress etc.),
3. Sinn/Bedeutung (Lebenssinn, Selbstverwirklichung etc.),
4. Transzendenz (spirituelle Ressourcen, Beziehung zu Gott/dem Heiligen, Beten etc.).

Diese lassen sich den Kategorien sozial, emotional, existenziell und religiös zuordnen und stellen einen konzeptionellen Bezugsrahmen für Forschung und Praxis dar. Die Bedürfnisse nach Frieden lassen sich entsprechend Alderfers ERG-Model (Alderfer 1972) den Existenzbedürfnissen zuordnen, die Bedürfnisse nach Sinn/Bedeutung den Entwicklungsbedürfnissen, während sowohl die Bedürfnisse nach Verbundenheit als auch nach Transzendenz Bedürfnisse nach Bezogenheit sind (Büssing 2014).

1.2.1   Ausprägung psychosozialer und spiritueller Bedürfnisse

Entsprechend der vorangestellten Kategorisierung psychosozialer und spiritueller Bedürfnisse lassen sich diese systematisch erfassen. Hierzu kann der deutschsprachige *Spiritual-Needs-Fragebogen* (SpNQ) verwendet werden, der 25 unterschiedliche psychosoziale und spirituelle Bedürfnisse erfasst und hinsichtlich ihrer Bedeutsamkeit quantifiziert (◘ Tab. 1.1). Der Fragebogen kann als „diagnostisches" Instrument verwendet werden, um Themenbereiche zu identifizieren, bei denen ein Bedarf besteht, auf den man reagieren kann und sollte, aber auch als Instrument für Forschungszwecke, bei dem jedoch nicht alle Items für die entsprechenden Hauptfaktoren (*Religiöse Bedürfnisse*, *Existenzielle Bedürfnisse*, Bedürfnis nach *Innerem Frieden*, *Geben/Generativität*) genutzt werden. Ob die jeweiligen Bedürfnisse tatsächlich immer „spirituell"

sind, hängt vom jeweiligen Kontext und dem weltanschaulichen Hintergrund des Patienten ab, aber auch vom Interpretationsrahmen des Betrachters. Das Bedürfnis nach Vergebung hat für einen religiösen Menschen sicherlich eine andere Bedeutung als für einen areligiösen, der dennoch den Wunsch nach psycho-emotionaler Entlastung haben kann.

Religiöse Bedürfnisse Die *religiösen Bedürfnisse* umfassen sowohl private als auch organisierte Aktivitäten, also Beten (für sich, für andere und mit anderen), die Teilnahme an religiösen Feiern, das Lesen religiöser/spiritueller Schriften/Bücher, aber auch Beziehungsbedürfnisse, wie sich an eine „höhere Präsenz" (Gott) wenden zu können oder dass sich jemand aus der Gemeinde (Seelsorger, Pfarrer) kümmert. Diese religiösen Bedürfnisse sind bei den deutschen Patienten mit chronischen Erkrankungen zumeist sehr gering ausgeprägt; die meisten hatten diese Bedürfnisse entweder gar nicht oder nur gering ausgeprägt (Score 0–1), lediglich das Bedürfnis, selber zu beten ist für 27 % von Bedeutung (Score 2–3) (◘ Tab. 1.1). Eine geringe Ausprägung in einer Gruppe von Patienten heißt aber nicht, dass diese Dimension für den Einzelnen nicht große Bedeutung haben kann. Hier steht selbstverständlich das Individuum im Vordergrund, das der Unterstützung bedarf.

Existenzielle Bedürfnisse Die *existenziellen Bedürfnisse* umfassen zum einen individuelle reflexive Aspekte (z. B. Lebensrückblick und Klärung bestimmter Aspekte, Vergebung und Sinnfindung), zum anderen kommunikative Aspekte, bei dem im Gespräch mit anderen die Auseinandersetzung mit den Fragen zum Sinn im Leben, zu eigenen Ängsten und Sorgen oder ein mögliches Leben nach dem Tod gesucht wird, aber eben auch eine größere (empfangende) Zuwendung durch andere. Am stärksten ausgeprägt war das Bedürfnis nach Zuwendung und mit anderen über die eigenen Ängsten und Sorgen zu reden, am schwächsten das Bedürfnis nach Gesprächen über den Sinn im Leben oder ein mögliches Leben nach dem Tod sowie das Bedürfnis, Vergebung zu erlangen (◘ Tab. 1.1).

Bedürfnis nach innerem Frieden Bedürfnisse nach *innerem Frieden* thematisieren die Suche nach inne-

◘ Tab. 1.1 Ausprägung psychosozialer und spiritueller Bedürfnisse chronisch Kranker

Item #	Kate-gorie	Bedürfnis …	Ausprägung der entsprechenden Bedürfnisse			
			Nicht	Gering	Mittel	Groß
N1	ExB	Größere Zuwendung (durch andere)	47	6	60	17
N2	ExB	Mit jemandem über Ihre Ängste und Sorgen reden zu können?	31	14	33	22
N10	ExB	Einen Sinn in Ihrer Krankheit oder Leiden sehen zu können?	59	12	12	17
N11	ExB	Mit jemandem die Frage nach dem Sinn im Leben ansprechen zu können?	68	12	11	9
N12	ExB	Mit jemandem über die Möglichkeit eines Lebens nach dem Tod reden zu können?	75	11	7	7
N16	ExB	Jemandem aus einem bestimmten Abschnitt Ihres Lebens vergeben zu können?	67	9	13	11
N17	ExB	Dass Ihnen vergeben wird?	67	12	11	11
N4	ExB	Auf Ihr bisheriges Leben zurückzuschauen?	40	17	27	16
N5	(ExB)	Ungelöste Dinge aus Ihrem Leben zu klären?	52	13	17	19
N14	(ExB)	Etwas von sich verschenken zu wollen?	55	11	19	15
N6	InF	In die Schönheit der Natur eintauchen zu können?	29	11	25	35
N7	InF	An einem Ort der Ruhe und des Friedens verweilen zu können?	34	13	21	33
N8	InF	Inneren Frieden finden zu können?	36	11	18	35
N25	(GeG)	Mit der Familie verbunden zu sein.	23	10	18	49
N26	GeG	Ihre Lebenserfahrungen weitergeben zu können?	34	15	26	25
N27	GeG	Gewissheit zu haben, dass das eigene Leben sinn- und wertvoll war?	39	13	22	27
N13	GeG	Sich jemandem liebevoll zuwenden zu können?	32	13	25	30
N15	GeG/ExB	Jemandem Trost spenden zu können?	43	18	23	16
N18	ReB	Mit jemandem zu beten?	82	9	5	5
N19	ReB	Dass jemand für Sie betet?	73	13	7	8
N20	ReB	Selber zu beten?	63	11	13	14

Kategorien: ExB – Existenzielle Bedürfnisse, GeG – Geben/Generativität, InF – Bedürfnis nach Innerem Frieden, ReB – Religiöse Bedürfnisse

Der Datensatz bezieht sich auf 392 Patienten (Altersmittel 56 ± 14 years; 67 % Frauen, 33 % Männer) mit chronischen Schmerz- (86 %) und Krebserkrankungen (14 %) [Büssing et al. 2013a]. Hiervon lebten 68 % mit einem Partner zusammen; 61 % hatten einen Haupt- oder Realschulabschluss, 23 % Abitur und 16 % andere. 61 % hatten eine christliche Religionszugehörigkeit, 3 % andere und 36 % keine.

◘ **Tab. 1.1** *(Fortsetzung)* Ausprägung psychosozialer und spiritueller Bedürfnisse chronisch Kranker

Item #	Kate-gorie	Bedürfnis …	Ausprägung der entsprechenden Bedürfnisse			
			Nicht	Gering	Mittel	Groß
N21	ReB	An einer religiösen Feier (z. B. Gottesdienst) teilnehmen zu können?	72	11	8	8
N22	ReB	Religiöse/spirituelle Bücher/Schriften zu lesen?	77	10	6	6
N23	ReB	Sich an eine höhere Präsenz (z. B. Gott, Engel) wenden zu können?	66	11	8	14
N3	ReB	Dass sich jemand aus Ihrer Gemeinde (z. B. Seelsorger, Pfarrer) um sie kümmert?	88	6	4	3

Kategorien: ExB – Existenzielle Bedürfnisse, GeG – Geben/Generativität, InF – Bedürfnis nach Innerem Frieden, ReB – Religiöse Bedürfnisse
Der Datensatz bezieht sich auf 392 Patienten (Altersmittel 56 ± 14 years; 67 % Frauen, 33 % Männer) mit chronischen Schmerz- (86 %) und Krebserkrankungen (14 %) [Büssing et al. 2013a]. Hiervon lebten 68 % mit einem Partner zusammen; 61 % hatten einen Haupt- oder Realschulabschluss, 23 % Abitur und 16 % andere. 61 % hatten eine christliche Religionszugehörigkeit, 3 % andere und 36 % keine.

rem Frieden, das Bedürfnis, an einem Ort der Ruhe und des Friedens verweilen sowie in die Schönheit der Natur eintauchen zu können. Gerade die entlastende Komponente eines Ausweichens oder Rückzugs von der Krankheitssymptomatik in die Natur bzw. an einen konkreten Ort, an dem Ruhe und innerer Frieden gesucht werden, war für die Patienten bedeutungsvoll (54–60 % mit Scores 2–3) (◘ Tab. 1.1). Die entsprechenden Bedürfnisse werden zunächst „außen" gesucht, damit sich ein „innerer" Zustand einstellt.

Bedürfnis nach eigener Zuwendung und Generativität Bedürfnisse nach *Geben/Generativität* thematisieren eine eigenaktive liebevolle Zuwendung zu anderen, die man auch trösten, denen man etwas von sich schenken und denen man die eigenen Lebenserfahrungen weitergeben möchte – alles mit dem Bedürfnis verbunden, Gewissheit zu haben, dass das eigene Leben sinn- und wertvoll war. Zu diesem Themenkomplex gehört auch das Bedürfnis, mit der Familie verbunden zu sein, an die scheinbar Elemente des eigenen Lebens ideell übertragen werden sollen. Diese Aspekte entsprechen Eriksons Lebensphase des reifen Erwachsenenalters, in dem das Individuum eine gewisse Integrität erreichen und im eigenen Lebenszyklus Sinn finden kann,

auch angesichts des Scheiterns oder von Krankheit (Erikson 1966). Von diesen Bedürfnissen war besonders ausgeprägt, sich jemandem liebevoll zuwenden zu können, die eigenen Lebenserfahrungen weitergeben zu können und zu wissen, dass das eigene Leben (rückblickend) sinn- und wertvoll war (◘ Tab. 1.1), was wiederum eine psycho-emotionale Entlastung darstellt. Hier klingt ein Zitat von Cicely Saunders (1918–2005), der Mitbegründerin der Hospizbewegung und Palliativmedizin, an, die Sterben zusprach: „Du zählst, weil du du bist, und du wirst bis zum letzten Augenblick deines Lebens eine Bedeutung haben" (Saunders 1976).

1.2.2 Soziodemografische Variablen mit Einfluss auf die Ausprägung spiritueller Bedürfnisse

❯ Fasst man diese entsprechenden Einzelbedürfnisse zu Faktoren zusammen, so zeigt sich, dass religiöse Bedürfnisse und existenzielle Bedürfnisse, die bei chronisch Kranken aus Deutschland von eher geringer und Bedürfnisse nach innerem Frieden und

Geben/Generativität von deutlich größerer Bedeutung sind (Büssing et al. 2013a), bei Frauen signifikant stärker ausgeprägt sind als bei Männern (außer Bedürfnisse nach Geben/Generativität).

Es zeigte sich außerdem, dass allein lebende Personen (Singles, geschieden oder verwitwet) signifikant stärker ausgeprägte *existenzielle Bedürfnisse* hatten als Patienten, die mit einem Partner zusammenleben. Hier scheint der haltgebende Aspekt einer Partnerschaft für die Fragen nach Sicherheit und Sinnfindung von Bedeutung zu sein (Büssing et al. 2013a). Es fanden sich jedoch keine signifikanten Unterschiede in der Ausprägung der Bedürfnisse in Bezug zum Alter der untersuchten Patienten.

Generell hatten Patienten mit Tumorerkrankungen signifikant stärker ausgeprägte spirituelle Bedürfnisse als Patienten mit chronischen Schmerzerkrankungen (Büssing et al. 2013a). Die Implikationen der Tumorerkrankung scheinen hier für die Betroffenen deutlich verunsichernder, aber auch mit mehr Hoffnung auf einen „guten Ausgang" verbunden zu sein als bei Patienten mit chronischen Schmerzerkrankungen.

Von den untersuchten Patienten fühlten sich jedoch 36 % keiner Religionsgruppe zugehörig, sodass insbesondere *religiöse Bedürfnisse* auch aus diesen Gründen gering ausgeprägt sein werden; jedoch waren auch *existenzielle Bedürfnisse* und Bedürfnisse nach *Geben/Generativität* bei Patienten ohne Religionszugehörigkeit signifikant geringer ausgeprägt – lediglich hinsichtlich den Bedürfnissen nach *innerem Frieden* fanden sich keine signifikanten Unterschiede (Büssing et al. 2013a).

Auch bei chronisch Kranken aus Schanghai, welche überwiegend keine Religionszugehörigkeit hatten, war das Ausprägungsmuster der entsprechenden Bedürfnisfaktoren mit dem deutscher Patienten zu vergleichen (Büssing et al. 2013b). Stark ausgeprägt waren also Bedürfnisse nach *innerem Frieden* sowie *Geben/Generativität*, während *religiöse Bedürfnisse* und *existenzielle Bedürfnisse* (hier: *Reflection/Release Needs*) von deutlich geringer Relevanz waren (Büssing et al. 2013b). Bei diesen Patienten zeigen sich geschlechts- und religionszugehörigkeitsassoziierte Unterschiede nur in Bezug auf die *religiösen Bedürfnisse*, während sich für die nichtreligiösen weiteren

Bedürfnisse keine signifikanten Unterschiede zeigten. Auch hier zeigten sich, außer für die *religiösen Bedürfnisse*, die mit dem Beten assoziiert waren, keine relevanten altersbedingten Unterschiede.

Spielen die dezidiert *religiösen Bedürfnisse* möglicherweise in Gesellschaften eine größere Rolle, die noch stärker von ihrer Religionstradition durchdrungen sind? In der Tat waren bei polnischen Patienten mit chronischen Erkrankungen, die alle eine christliche Religionszugehörigkeit hatten, die *religiösen Bedürfnisse* sowie die *existenziellen Bedürfnisse* deutlich stärker ausgeprägt als bei Patienten aus Deutschland, jedoch hatten auch bei den polnischen Patienten die Bedürfnisse nach *innerem Frieden* sowie *Geben/Generativität* die größte Bedeutung (Büssing et al. 2014). Wie auch bei den deutschen Patienten hatten polnische Frauen stärker ausgeprägte spirituelle Bedürfnisse als polnische Männer (außer hinsichtlich der Dimension des *inneren Friedens*); bei den polnischen Patienten jedoch hatten ältere Menschen signifikant mehr *religiöse Bedürfnisse* und solche nach *Geben/Generativität* als jüngere, was entweder für einen kulturellen Wandel spricht, bei dem jüngere weniger Interesse an Dimensionen der Spiritualität/Religiosität zeigen – was auch belegbar wäre –, und/oder aber dafür, dass ältere mehr Vertrauen in eine helfende göttliche Instanz setzen (müssen), weil sie im Laufe ihres Lebens erfahren haben, dass trotz großem medizinischen Fortschritt nicht alles machbar ist, was machbar sein sollte, und dass Gott für sie eine größere Ressource der Hoffnung und Zuversicht darstellt, als es der Rückhalt der Familie oder Freunde (die auch versterben) kann.

1.2.3 Psychologische und gesundheitsbezogene Variablen mit Einfluss auf die Ausprägung spiritueller Bedürfnisse

Untersuchungen bei Patienten mit chronischen Schmerzerkrankungen ergaben, dass die empfundene Schmerzbeeinträchtigung sowie eine Schmerzsymptomatik selbst nicht notwendigerweise dazu führen, dass ein Mensch spirituelle Bedürfnisse äußert. Hier waren keine signifikanten Zusammenhänge zu beobachten (Büssing et al. 2013a).

Für die Intention, am liebsten vor der Krankheit weglaufen zu können, fand sich jedoch ein schwacher Zusammenhang mit den *existenziellen Bedürfnissen*, während die (multidimensionale) Lebenszufriedenheit nur schwach positiv mit *religiösen Bedürfnissen* zusammenhing, jedoch schwach negativ mit *existenziellen Bedürfnissen* und solchen nach *innerem Frieden* (Büssing et al. 2013a).

> In dieser Gegenläufigkeit deutet sich an, dass die einen Bedürfnisse aufgrund eines „Mangels" (geringe Lebenszufriedenheit und Flucht vor Krankheit) artikuliert werden, während die anderen geäußert werden, weil die Patienten auf eine Ressource zurückgreifen können, die sich im Laufe des Lebens als tragfähig erwiesen hat – oder auf die begründet Hoffnung gesetzt wird (Vertrauen in Gott, Gebet).

In der Tat lässt sich dieser vermutete Zusammenhang prinzipiell bestätigen, da „spirituelles Wohlbefinden" in den Dimensionen Friede sowie Sinn/Bedeutung bei diesen Patienten invers mit ihren Bedürfnissen nach *innerem Frieden* sowie *existenziellen Bedürfnissen* assoziiert war, während „spirituelles Wohlbefinden" in der Dimension Glaube stark positiv mit ihren *religiösen Bedürfnissen* korrelierte (Büssing et al. 2013a).

Hinsichtlich einer individuellen Suche nach sinngebender Rückbindung bzw. Zugang zu einer spirituellen Ressource sowie einem (religiösen) Vertrauen in eine höhere Führung auf der einen Seite und einer positiven Krankheitsinterpretation im Sinne einer Lebensreflexion auf der anderen Seite finden sich ebenfalls moderat positive Zusammenhänge mit den verschiedenen Dimensionen der spirituellen Bedürfnisse, insbesondere mit *religiösen Bedürfnissen* (Büssing et al. 2013a). Gerade die Dimension der Lebens- und Krankheitsreflexion erscheint bedeutsam, da hiermit oft auch ein Vorsatz zur Veränderung der Lebensumstände und des Verhaltens verbunden ist, auch mit neuen Priorisierungen im Leben.

> Dementsprechend sind die Beobachtungen von Relevanz, dass insbesondere positive Sichtweisen von Krankheit (also Krankheit als Herausforderung oder als etwas Wertvolles,

an dem man innerlich wachsen kann), aber auch strategieassoziierte Krankheitsbewertungen (Krankheit als Hilferuf oder entlastende Unterbrechung) mit religiösen und existenziellen Bedürfnissen assoziiert waren, während fatalistisch negative Krankheitsbewertungen (Bestrafung oder Schwäche/Versagen) keine wesentlichen Zusammenhänge zeigten (Büssing et al. 2013a).

> Spiritualität ist also mit einer anderen Sichtweise von Krankheit verbunden, die eher positiv und herausfordernd als negativ/resignativ ist (Büssing et al. 2009).

Wenn also diese *religiösen* und *existenziellen Bedürfnisse* bestehen, sucht der Patient genau bei diesen Ressourcen Hilfe bei der Bewältigung der entsprechenden Probleme; der entsprechende „Hilferuf" kann sich dann also im bittenden Gebet an Gott ausdrücken.

1.2.4 Spirituelle Bedürfnisse von areligiösen Skeptikern

Es zeigt sich, dass die Bedürfnisse nach *innerem Frieden* und *Generativität* sowohl in eher säkular als auch in religiös geprägten Gesellschaften von besonderer Bedeutung sind und eine religionsunabhängige Möglichkeit der Gesprächsaufnahme und Unterstützung durch z. B. Angehörige der Gesundheitsberufe darstellen. Nichtsdestotrotz bestehen auch bei Patienten in eher säkularen Gesellschaften *religiöse* und *existenzielle Bedürfnisse*, die der Begleitung und Unterstützung bedürfen. Hier ist sicherlich die vornehmliche Rolle des Seelsorgers zu sehen.

Es ist jedoch bedeutsam, dass auch Personen, die sich (aus den unterschiedlichsten Gründen) von der Kirche als Institution abgewendet haben und sich als weder religiös noch spirituell einschätzen würden und daher bei Gesprächsangeboten durch konfessionelle Seelsorger eher zögerlich reagieren würden, dezidierte spirituelle und sogar religiöse Bedürfnisse zeigen können, wenn man nach diesen fragt (Büssing et al. 2013a). In einer Gruppe von Menschen mit chronischen Schmerzerkrankungen ließen sich Personen identifizieren, die sich als rational eingestellt einschätzten und daher keinerlei Glauben bräuchten. Sogar bei diesen äußerten 10–13 % dezidierte religiöse Bedürfnisse, z. B. für sich beten zu können, dass jemand für sie betet und sogar an einer religiösen Feier (Gottesdienst) teilnehmen zu können (Büssing et al. 2013a). Auch das Bedürfnis nach Vergebung (24 %) und jemandem zu vergeben (27 %) wurde geäußert. Auch wenn der Aspekt der Vergebung zwar nicht notwendigerweise Ausdruck eines religiösen Bedürfnisses sein muss, ist er jedoch ein wichtiges Motiv der Klärung und des Loslassenkönnens, der zu einer psycho-emotionalen Stabilisierung beiträgt.

> **Es haben also auch areligiöse „Skeptiker" umschriebene spirituelle Bedürfnisse, die einer besonderen Berücksichtigung bedürfen, da sie nicht ohne Weiteres benannt werden, und die sich von denen religiöser Menschen in bestimmten Facetten unterscheiden.**

1.2.5 Wer kümmert sich um die spirituellen Bedürfnisse?

Wer ist für die spirituellen Bedürfnisse „zuständig"? Der professionelle Seelsorger, das Pflegeteam, Ärzte, Psychologen – andere Erkrankte?

Das Spiritual Care Concept Im Rahmen des Spiritual-Care-Konzepts wird diese Frage nicht mehr durch ein Entweder-oder beantwortet, sondern durch ein interdisziplinäres und transdisziplinäres Diskursmodell. Was ist darunter zu verstehen?

> **Spiritual Care ist nicht die Aufgabe *einer* Disziplin (z. B. Krankenhausseelsorge oder Psychotherapie), auch kein neues, erst noch zu entwickelndes Berufsbild. Vielmehr handelt es sich um eine Querschnittsaufgabe *aller* therapeutischen Berufe, die *interdisziplinär* wahrgenommen wird.**

Alle haben eine spirituelle Basiskompetenz – oder sollten sie zumindest entwickeln – und alle tragen aus ihrer eigenen beruflichen Qualifikation heraus eine spezifische Kompetenz bei. Basiskompetenz („spirituelle Antenne") ist die Sensibilität für die Dimension des Geheimnisses mitten im materialistisch-technokratisch anmutenden Alltag einer Klinik, einer Arztpraxis, einer Ambulanz. Die Dimension des Geheimnisses entlastet von der Allmachtsfantasie, alles erklären, beeinflussen und kontrollieren zu müssen. Sie sieht den kranken Menschen als ein Wesen, das trotz aller Diagnostik und Therapie Geheimnis bleibt, das zu respektieren ist. Zugleich hilft die Geheimniskategorie, unsere Ohnmacht angesichts von Krankheit, Leiden und Tod zu deuten und anzunehmen (Weiher 2012).

Spirituelle Bedürfnisse in der Anamnese erfragen Im klinischen Alltag zeigt sich die Basiskompetenz unter anderem auch darin, dass Spiritualität in der Routineanamnese berücksichtigt wird. Wenn spirituelle Bedürfnisse identifiziert sind – entweder mit einer Hilfe zur systematischen Erfassung (z. B. der *Spiritual-Needs*-Fragebogen) oder mit einem strukturierten, anamnestischen Kurzinterview (z. B. FICA/SPIR) –, dann können konkrete und gezielte Reaktionen erfolgen. Dem Signalisieren einer Gesprächsbereitschaft durch die Angehörigen eines therapeutischen Teams kommt oft schon eine große „lösende" Bedeutung zu. Es ist das Signal: Das Tabuthema Spiritualität ist nicht nur ein Problem, das vermieden wird, sondern eine mögliche Ressource in der Krankheitsverarbeitung. Auf diese Basiskompetenz bauen Spezialkompetenzen auf, z. B. die rituelle Kompetenz der Seelsorgenden, die biografisch-narrative der Psychotherapeuten, die haltende, leibnahe der Pflegenden, der integrierende, psychosomatisch geschulte Blick des Internisten usw.

Transdisziplinärer Gedanke Spiritual Care ist nicht nur eine interdisziplinär wahrgenommene Querschnittsaufgabe, sondern auch ein *transdisziplinärer* Bereich. Der ausdifferenzierte Umgang der Gesundheitsberufe mit Bedürfnissen und Symptomen kranker Menschen ist wichtig und effektiv. Aber Spiritual Care geht über die Erfüllung von Bedürfnissen hinaus und damit auch über den Bereich des Gesundheitswesens. In einer transdisziplinären, gesellschaftlichen und sozialphilosophischen Perspektive haben Emmanuel Levinas (1905–1995), Jacques Lacan (1901–1981) und andere französische Denker

Bedürfnis (besoin) und Sehnsucht/Begehren (désir) unterschieden. Ein Begehren aus der Erfahrung der „Unvollständigkeit" sucht die Begegnung, will den anderen, ist aber im Unterschied zum Bedürfnis unstillbar. Das Begehren vertieft sich in der Begegnung, erfüllt sich jedoch letztlich nicht. Die philosophische Unterscheidung zwischen besoin und désir schützt vor der Vereinnahmung der Spiritualität als einer quasitherapeutischen Maßnahme und respektiert die dem Menschen eigene Transzendenz, d. h. das Überschreitenwollen von Grenzen des Wissbaren, Machbaren, Beeinflussbaren, Erfüllbaren.

> Transzendenz heißt nicht, dass wir unsere Begrenztheit leugnen, auch nicht unsere Bedürftigkeit. Transzendenz meint eine Offenheit für das größere Ganze, wie sie nicht nur von der Religion, sondern auch von Kunst, Dichtung und Musik wachgehalten wird.

1.3   Zusammenfassung

Die Kompetenz zur Beschreibung des spirituellen Feldes liegt heute nicht mehr bei der Theologie oder einer anderen Einzelwissenschaft alleine, sondern bei einem gesellschaftlichen *Diskurs*, innerhalb dessen um Argumente, Ressourcen, Deutungshoheit gerungen wird (Kunz 2012). Spiritualität ist sowohl innerkirchlich und innertheologisch als auch gesamtgesellschaftlich ein Zeichen der Zeit (Frick 2014).

Die in die Versorgung des Patienten eingebundenen Personen sind also ausdrücklich Begleiter eines Prozesses der Genesung, eines Werdens mit offenem Ende, bei dem jeder etwas beisteuern kann, wenn er sich auf die Begegnung einlässt („Mit jedem Schritt gehen viele Schritte mit,/mit jedem Dank gehen viele Gedanken mit", wie Armin Juhre einmal sagte).

Die psychosozialen und spirituellen Bedürfnisse chronisch Kranker wahrzunehmen und auf diese reagieren zu können, sollte mit zu den Kompetenzen von Angehörigen der Gesundheitsberufe gehören, da sie zum einen nicht primär mit einer Religionsgemeinschaft assoziiert werden, die möglicherweise von einigen Patienten abgelehnt wird, und diese Personen zum anderen oft die ersten Ansprechpartner in Zeiten der Not sind. Eine interdisziplinäre Begleitung der Betroffenen erscheint aufgrund der Vielfältigkeit der entsprechenden Bedürfnisse als essenziell, sodass Ärzte, Pflegende, Psychologen/Psychotherapeuten, Sozialarbeiter, Seelsorger etc. (möglicherweise unter Einbezug der Angehörigen, die oftmals selber am Kranksein des Partners, der Eltern, der Kinder leiden und dezidierte psychosoziale und spirituelle Bedürfnisse haben) als „barmherzige Samariter" gefragt sind, die sich vom Leidenden berühren lassen, obschon sie doch eigentlich gerade etwas anderes vorhatten.

Literatur

Alderfer CP (1972) Existence, Relatedness, and Growth; Human Needs in Organizational Settings. Free Press, New York

Balboni TA, Vanderwerker LC, Block SD, Paulk ME, Lathan CS, Peteet JR, Prigerson HG (2007) Religiousness and spiritual support among advanced cancer patients and associations with end-of-life treatment preferences and quality of life. J Clin Oncol 25:555–560

Balboni TA, Paulk ME, Balboni MJ, Phelps AC, Loggers ET, Wright AA, Block SD, Lewis EF, Peteet JR, Prigerson HG (2010) Provision of spiritual care to patients with advanced cancer: associations with medical care and quality of life near death. J Clin Oncol 28:445–452

Büssing A (2014) Spiritual Needs of Those with Chronic Diseases. In: Michalos AC (Hrsg) Encyclopedia of Quality of Life and Well-Being Research. Springer, Dordrecht, Netherlands, S 6269–6274

Büssing A, Koenig HG (2010) Spiritual needs of patients with chronic diseases. Religions 1:18–27

Büssing A, Michalsen A, Balzat HJ, Grünther RA, Ostermann T, Neugebauer EA, Matthiessen PF (2009) Are spirituality and religiosity resources for patients with chronic pain conditions? Pain Medicine 10(2):327–339

Büssing A, Balzat JH, Heusser P (2010) Spiritual needs of patients with chronic pain diseases and cancer – Validation of the Spiritual Needs Questionnaire. European Journal of Medical Research 15:266–273

Büssing A, Lux EA, Janko A, Kopf A, Frick E (2012) Zusammenhänge zwischen psychosozialen und spirituellen Bedürfnissen und Bewertung von Krankheit bei Patienten mit chronischen Erkrankungen. Spiritual Care 1:57–73

Büssing A, Janko A, Baumann K, Hvidt NC, Kopf A (2013a) Spiritual needs among patients with chronic pain diseases and cancer living in a secular society. Pain Medicine 14:1362–1373

Büssing A, Zhai XF, Peng WB, Ling CQ (2013b) Psychosocial and spiritual needs of patients with chronic diseases: validation of the Chinese version of the Spiritual Needs Questionnaire. J Integr Med 11(2):106–115

Büssing A, Pilchowska I, Surzykiewicz J (2014) Spiritual Needs of Polish patients with chronic diseases. Journal of Religion and Health (Online first: DOI 10.1007/s10943-014-9863-x)

Erikson EH (1966) Identität und Lebenszyklus. Suhrkamp, Frankfurt

Frick E (2014) Spiritual Care – Ein Zeichen der Zeit? Geist und Leben,

Frick E, Riedner C, Fegg MJ, Hauf S, Borasio GD (2006) A clinical interview assessing cancer patients' spiritual needs and preferences. Eur J Cancer Care 5:238–243

Koenig HG, McCullough ME, Larson DB (2001) Handbook of religion and health. Oxford University Press, New York

Koenig HG, King DE, Carson VB (2012) Handbook of religion and health, 2. Aufl. Oxford University Press, New York

Kunz R (2012) Spiritualität im Diskurs. Ein diskurskritischer Versuch. In: Kunz R, Kohli-Reichenbach C (Hrsg) Spiritualität im Diskurs – Spiritualitätsforschung in theologischer Perspektive. TVZ, Zürich, S 211–226

Moadel A, Morgan C, Fatone A, Grennan J, Carter J, Laruffa G, Skummy A, Dutcher J (1999) Seeking meaning and hope: self-reported spiritual and existential needs among an ethnically-diverse cancer patient population. Psychooncology 8:378–385

Pearce MJ, Coan AD, Herndon JE 2nd, Koenig HG, Abernethy AP (2011) Unmet spiritual care needs impact emotional and spiritual well-being in advanced cancer patients. Support Care Cancer 20(10):2269–2276

Saunders C (1976) Care of the Dying: The Problem of Euthanasia. Nursing Times 72(26):1003–1005

Weiher E (2012) Wenn das Geheimnis die Lösung ist. Spiritual Care 1:82–83

Religiosität/Spiritualität und Psychotherapie: Passt das zusammen?

Christian Zwingmann

A. Büssing, J. Surzykiewicz, Z. Zimowski (Hrsg.), *Dem Gutes tun, der leidet,*
DOI 10.1007/978-3-662-44279-1_2, © Springer-Verlag Berlin Heidelberg 2015

Lange Zeit galten – zumindest im deutschsprachigen Bereich – Religiosität/Spiritualität (RS) und Psychotherapie geradezu als Gegensätze. Dies mag vor allem daran liegen, „dass die professionelle Psychotherapie in der säkularisierten Gesellschaft das Erbe der Seelsorge übernommen hat" (Hardt und Springer 2012, S. 210) und im Zuge dessen – als „Kind der Aufklärung" – mit der Religion brechen musste (Helbig-Lang und Schindler 2012). Hinzu kommt, dass – auch vor dem Hintergrund freudscher und behavioristischer Religionskritik (s. hierzu z. B. Klein 2008) – bis in die 1980er-Jahre hinein vor allem negative Auswirkungen von Religion auf psychische Gesundheit diskutiert wurden.

Ist inzwischen eine unbefangenere Zusammenarbeit von RS und Psychotherapie möglich, gar ein Einbezug von RS in Psychotherapie denkbar? Der vorliegende Beitrag geht dieser Fragestellung in mehreren Schritten nach. Zunächst werden empirische Befunde zum Zusammenhang zwischen RS und psychischer Gesundheit zusammengefasst und mögliche Wirkwege von RS auf psychische Gesundheit in ein heuristisches Rahmenmodell eingeordnet. Zu diesen Wirkwegen zählen auch religiöse/spirituelle Bewältigungsstrategien, die gesondert vorgestellt werden, weil sie gute Ansatzpunkte für psychotherapeutische Interventionen darstellen können. Nach einem kurzen Zwischenfazit werden neuere Umfragedaten gesichtet, um zu prüfen, ob in Deutschland Psychotherapeuten weniger religiös sind als die Allgemeinbevölkerung, und in Anlehnung an Grom (2007, 2012) vier typische Bezüge von RS und Psychotherapie dargestellt und diskutiert. Der Beitrag endet mit Fazit und Ausblick.

2.1 Religiosität/Spiritualität und psychische Gesundheit

Seit den 1990er-Jahren hat – vor allem in den USA – die sozialwissenschaftliche und medizinische Forschung zum Themenbereich „RS und psychische Gesundheit" stark zugenommen.[1] In diesem Forschungskontext wird „Religiosität" in der Regel substanziell (also nicht funktional) definiert und beinhaltet zumindest den Glauben an eine transzendente Wirklichkeit (Moosbrugger et al. 1996). Überwiegend wird der Begriff auf spezifische – meist christliche – Traditionen verengt. Viele Studien heben außerdem die Bedeutung einer „verinnerlichten/intrinsischen" Religiosität hervor. Damit ist gemeint, dass Religiosität für den Gläubigen einen Wert an sich darstellt und im persönlichen Leben eine große Rolle spielt (Allport und Ross 1967). Verinnerlichte Religiosität wird deshalb auch als „Zentralität" bezeichnet (Huber 2003). Seit einigen Jahren findet sich neben der Bezeichnung „Religiosität" auch der vergleichsweise unscharfe Begriff „Spiritualität" (Koenig 2008). Das Verhältnis von Religiosität und Spiritualität wird kontrovers diskutiert (Zinnbauer und Pargament 2005). In der Literatur wird derzeit überwiegend „Spiritualität" als Oberbegriff mit einer auf spezifische Traditionen Bezug nehmenden „Religiosität" als Teilmenge verwendet. Im vorliegenden Beitrag wird unter „Religiosität" vor allem der subjektive, nicht notwendigerweise institutionell gebundene Transzendenzglauben verstanden, sodass die Begriffe „Religiosität" und „Spiritualität" nah zueinander rücken.

Bezieht man sich auf die inzwischen recht zahlreich verfügbaren Reviews und Metaanalysen, welche mit unterschiedlichem Fokus und zeitlichem Bezug die empirischen Erträge des Themenbereichs „RS und psychische Gesundheit" ordnen

---

1   Eine Literaturrecherche in der Datenbank MEDLINE (Suchbegriffe: (religio* or spirit*) and health) ergibt für den 5-Jahres-Zeitraum 1986–1990 lediglich durchschnittlich 315 Nachweise jährlich, für den 5-Jahres-Zeitraum 2009–2013 hingegen bereits durchschnittlich 1600 Nachweise jährlich. Die Anzahl der jährlichen Publikationen zu diesem Themenbereich hat sich also seit Anfang der 1990er-Jahre mehr als verfünffacht. Über die Gründe für diese Zunahme kann spekuliert werden: Neben ermutigenden oder überraschenden Forschungsergebnissen und der Herausbildung eines Forschungstrends spielt sicherlich auch die in den 1990er-Jahren einsetzende Forschungsförderung namentlich durch die John Templeton Foundation eine wichtige Rolle (Murken 1999; Schüle 2006). Bezogen auf sämtliche Forschungsaktivitäten stellt der Bereich „Religiosität/Spiritualität und Gesundheit" natürlich dennoch eher einen Randbereich sozialwissenschaftlicher und medizinischer Forschung dar, auch in den USA.

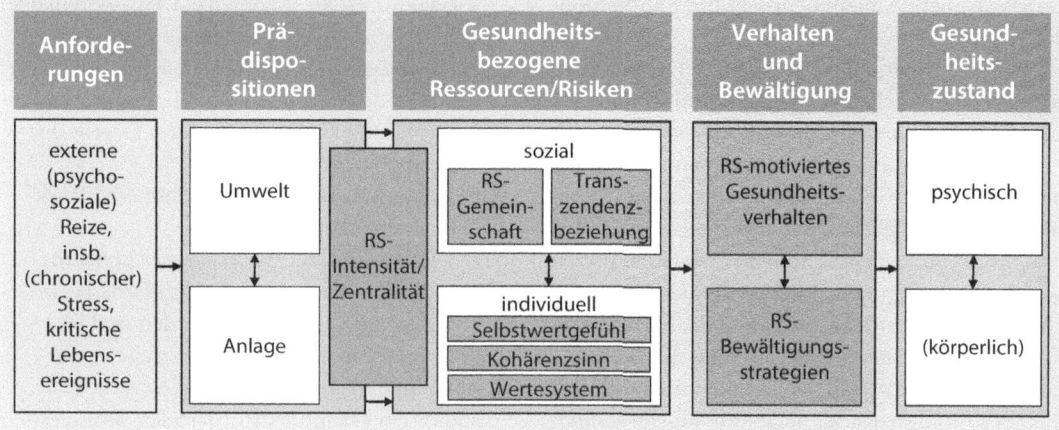

◘ Abb. 2.1 Heuristisches Rahmenmodell zur Veranschaulichung möglicher Wirkwege von Religiosität/Spiritualität auf Gesundheit (nach Zwingmann und Klein 2013)

und zusammenfassen, dann lässt sich feststellen: Die meisten Studien ergeben – anders als früher im deutschsprachigen Bereich diskutiert – positive Assoziationen. Insbesondere verinnerlichte, persönlich relevante, konstruktiv-positive RS geht offenbar mit subjektivem Wohlbefinden und geringen psychischen Beschwerden einher (zusammenfassend z. B. Zwingmann und Klein 2013). Allerdings sind die Korrelationen überwiegend gering. Auch stammen die meisten Studien aus den USA und können wegen des stark differenten religiös-kulturellen Hintergrunds[2] nicht ohne Weiteres auf den deutschsprachigen Bereich übertragen werden. Und schließlich: Es kann – wenn auch weniger häufig – ebenfalls beobachtet werden, dass RS mit Einschränkungen der psychischen Gesundheit einhergeht. Dies ist vor allem bei religiös/spirituell begründeten Schuldgefühlen und Strafängsten der Fall sowie bei ärgerlichen und hadernden Gefühlen bzw. anklagendem Verhalten gegenüber Gott bzw. einer höheren Wirklichkeit (Exline und Rose 2013).

Zwar sind die meisten Studienergebnisse zum Themenbereich „RS und psychische Gesundheit" korrelativ, sodass die Wirkrichtung offen bleibt.

> **❯ Dennoch wird überwiegend – zumindest implizit – angenommen, dass RS die psychische Gesundheit beeinflusst (und nicht, dass es sich umgekehrt verhält oder dass Drittvariablen sowohl RS als auch die psychische Gesundheit beeinflussen).**

---

2   Der „Glaube an Gott" ist in den USA mit seit 1944 nahezu konstanten Zustimmungsraten über 95 % viel verbreiteter als im deutschsprachigen Bereich (Österreich: 84 %, Schweiz: 77 %, Westdeutschland: 63 %, Ostdeutschland: 13 %), der überdies durch eine fortschreitende Abnahme religiöser Bindung gekennzeichnet ist. Entsprechende Unterschiede finden sich auch bei anderen Indizes persönlicher Religiosität (Bertelsmann Stiftung 2008a). Außerdem ist mit religiöser Praxis in den USA – anders als hierzulande – eine viel stärkere soziale Komponente verbunden. Die große Anzahl verschiedener Denominationen (darunter evangelikale und Pfingstbewegungen mit hoher Dynamik), die größere Selbstverständlichkeit eines Konfessionswechsels und die kleinen, überschaubaren Gemeinden erleichtern eine individuelle „Auswahl" der religiösen Bezugsgemeinschaft und ein enges Netz religionsbezogener sozialer Unterstützung. Schließlich stellen religiöse Überzeugungen in den USA einen bedeutenden politischen Faktor dar; öffentliche religiöse Rhetorik nimmt einen zentralen Stellenwert ein (Bertelsmann Stiftung 2008b).

2.2 Wirkwege von Religiosität/ Spiritualität auf psychische Gesundheit

Wie aber kann man sich einen Einfluss von RS auf psychische Gesundheit vorstellen? Die verschiedenen Erklärungsansätze nehmen zwischen den beiden Konstrukten unterschiedliche vermittelnde Variablen (Mediatoren) an, die sich – wie in ◘ Abb. 2.1

veranschaulicht – in ein heuristisches Rahmenmodell einordnen lassen.

Das Rahmenmodell in ◻ Abb. 2.1 geht davon aus, dass der psychische (und zumindest teilweise auch der körperliche) *Gesundheitszustand* einer Person das Ergebnis ihrer Reaktionen auf externe belastende *Reize und Anforderungen* ist, insbesondere auf alltägliche oder chronische Stressoren und kritische Lebensereignisse. Die Reaktionen bestehen aus mehreren interagierenden Faktoren: Hierzu zählen zunächst individuelle, entweder in der Sozialisation erworbene oder durch Vererbung bestimmte *Prädispositionen*. Darüber hinaus beeinflussen sowohl soziale als auch individuelle *gesundheitsbezogene Ressourcen bzw. Risikofaktoren*, wie die Person auf die Anforderungen reagieren kann. Der konkrete Umgang mit gesundheitlichen Belastungen schließlich zeigt sich im (eher präventiven) *Gesundheitsverhalten* und in (eher intervenierenden) *Bewältigungsstrategien*. RS kann bei verschiedenen Faktoren des Rahmenmodells eine – positive oder negative – Rolle spielen:

- Zentralität der Religiosität/Spiritualität:
  Angesichts der Fülle der Befunde zur gesundheitlichen Bedeutung verinnerlichter Religiosität ist zunächst die Zentralität prominent im Modell verankert – zwischen Prädispositionen und gesundheitsbezogenen Ressourcen, weil sie beiden Variablengruppen zugeordnet werden kann. Alle weiteren Faktoren des Modells können bei höherer Zentralität vielfältiger und differenzierter zum Tragen kommen (Huber 2003).
- Soziale Unterstützung durch religiöse/spirituelle Gemeinschaft:
  Soziale Unterstützung ist als wichtiger Gesundheits- und Protektivfaktor belegt (Bengel und Lyssenko 2012). Deshalb ist es plausibel, dass auch die Einbindung in das soziale Netz einer religiösen/spirituellen Gemeinschaft gesundheitsfördernde Effekte hat – durch konkrete Hilfe und Unterstützung bei Krankheit und in Krisensituationen, durch das Erleben vertrauensvoller Beziehungen oder durch das Gefühl des Aufgehobenseins in einer Gemeinschaft. In Extremfällen kann soziale Unterstützung durch die Glaubensgemeinschaft aber auch negativ wirken – z. B. wenn sie als

soziale Kontrolle erlebt wird, wenn Mitglieder einer religiösen/spirituellen Gemeinschaft bei Nichtbefolgen von Regeln ausgegrenzt werden oder wenn sich die religiöse/spirituelle Gruppierung als Ganzes von der Gesellschaft stark abgrenzt.

- Beziehung zu Gott bzw. einer höheren Wirklichkeit und Selbstwertgefühl:
  Die Beziehung zu Gott bzw. einer höheren Wirklichkeit kann als eine spezifische Form von Bindung interpretiert werden und im günstigen Fall Gefühle des Vertrauens und unbedingten Angenommenseins vermitteln, sodass ein gesundheitsförderndes, positives Selbstwertgefühl entsteht. Im ungünstigen Fall kann die Beziehung zu Gott bzw. einer höheren Wirklichkeit negative Gefühle vermitteln, Ängste vor Versuchungen, Sünde und Strafe befördern und somit einen Vulnerabilitätsfaktor für Selbstwertgefühl und psychische Gesundheit darstellen.
- Kohärenzsinn:
  Auch der von Antonovsky (1987) beschriebene Kohärenzsinn gilt als wichtiger Protektivfaktor (Bengel und Lyssenko 2012). Es handelt sich dabei um eine Grundhaltung, die Welt als verstehbar, handhabbar und sinnvoll zu erleben. Religiöse/spirituelle Traditionen stellen umfassende Erklärungen und einen kognitiven Bedeutungsrahmen bereit, durch den komplexe Anforderungen und Lebensbelastungen sinnvoll eingeordnet und interpretiert werden können (Jeserich 2014). Gefahren religiöser/spiritueller Wirklichkeitsdeutungen liegen darin, dass sie bedrohliche Elemente enthalten, sich zu rigiden Deutungen verdichten oder eine Verschiebung der Lebensgestaltung ins Jenseits betonen können.
- Religiös/spirituell motiviertes Gesundheitsverhalten und alternatives Wertesystem:
  Religiöse/spirituelle Normen vermitteln gesundheitsbezogene und alternative soziale Verhaltensregeln. Religiös/spirituell begründete Ernährungs-, Reinigungs- und Sexualvorschriften können – direkt oder indirekt – gesundheitsschädigendes Verhalten reduzieren und gesundheitspräventive Einstellungen fördern. Religiöse/spirituelle Normen betonen

außerdem häufig alternative Wertvorstellungen – z. B. Demut, Verzicht und soziales Engagement statt Macht, Genuss und Selbstverwirklichung. Die sich daraus ergebenden sozialen Handlungsanweisungen können Vergebensbereitschaft oder Dankbarkeit unterstützen und so dazu beitragen, soziale Stressoren zu reduzieren. In der Regel sind die Gesundheitsimplikationen religiöser/spiritueller Richtlinien wohl positiv. Grundsätzlich kann aber auch das Gegenteil vorkommen: So werden in einigen kleineren religiösen Gemeinschaften bestimmte medizinische Interventionen abgelehnt, was u. U. sogar vermeidbare Todesfälle nach sich zieht.

- Religiöse/spirituelle Bewältigungsstrategien (Coping):
RS kann eine bedeutende Rolle bei der Bewältigung von Stress und kritischen Lebensereignissen spielen. Copingstrategien stellen im Rahmen einer Psychotherapie bevorzugte Ansatzpunkte für Interventionen dar. Deshalb soll dieser Aspekt im folgenden Abschnitt gesondert erläutert werden.

2.3 Religiöse/spirituelle Bewältigungsstrategien (Coping)

> In ihrem einflussreichen theoretischen Copingansatz gehen Lazarus und Folkman (1984) davon aus, dass eine Grundvoraussetzung psychischer Gesundheit die erfolgreiche Bewältigung von Stress ist.

Stressbewältigung erfolgt durch mehrere sequenziell und wiederholt durchlaufene kognitive Bewertungen und daran anschließendes Bewältigungsverhalten – zusammenfassend als „Coping" bezeichnet. Coping wird dabei als transaktionaler Prozess aufgefasst, nämlich als kontinuierliche, wechselseitige Beeinflussung von Person und Situation. Die Rolle von RS wurde im Copingansatz ursprünglich nicht gesondert hervorgehoben. Erst Folkman (1997) nahm eine entsprechende Erweiterung vor, indem sie verschiedene, auf Sinnfindung basierende Bewältigungsstrategien, zu denen auch

religiöses/spirituelles Coping gehört, explizit integrierte. Nach diesem modifizierten Modell wird *meaning-based coping* zur Aufrechterhaltung des Verarbeitungsprozesses eingesetzt, wenn durch andere Bewältigungsstrategien keine Lösung erreicht wird. Es war dann das Verdienst von Pargament (1997) und seiner Arbeitsgruppe, die religiöse/spirituelle Ausweitung des Copingansatzes vorangetrieben zu haben.

2.3.1 Forschungsstand zum religiösen/spirituellen Coping

In den letzten 20 Jahren wurde religiöses/spirituelles Coping (RS-Coping) sehr umfangreich untersucht (zusammenfassend: Ano und Vasconcelles 2005; Pargament et al. 2013), vor allem in amerikanischen, aber auch in einigen deutschen Studien. Der derzeitige Forschungsstand kann folgendermaßen zusammengefasst werden:

- RS-Coping wird gegenüber anderen Bewältigungsstrategien vor allem in stark belastenden Bedrohungs- und Verlustsituationen bevorzugt, wenn es also um die Grenzen – und nicht um die Möglichkeiten – menschlicher Existenz geht.
- Obwohl die Befundlage nicht ganz einheitlich ist, scheint RS-Coping nicht funktionell redundant gegenüber nichtreligiösem/-spirituellem Coping zu sein: Zwar finden sich in der Regel moderate Zusammenhänge zwischen diesen beiden Bewältigungsarten, d. h. es gibt einen gewissen Überlappungsbereich. RS-Coping hat aber zumeist eine zusätzliche statistische Vorhersagekraft für die psychische Gesundheit.
- RS kann sich nicht nur positiv, sondern auch negativ im Bewältigungsprozess auswirken. Zu den positiven Strategien gehören: Rückbesinnung auf die eigene RS, Intensivierung der Beziehung zu Gott bzw. einer höheren Wirklichkeit, Besinnung auf transzendente Liebe und Fürsorge, kooperative Problemlösung gemeinsam mit Gott bzw. einer höheren Wirklichkeit, Neubewertung als transzendente Herausforderung oder Stärkung sowie Bitten um transzendente Vergebung und um die

eigene Bereitschaft zur Vergebung.[3] Zu den negativen Strategien gehören: Unzufriedenheit und Enttäuschung mit der religiösen/spirituellen Gemeinschaft, Unzufriedenheit und Enttäuschung mit Gott bzw. einer höheren Wirklichkeit, Infragestellung der transzendenten Wirkmächtigkeit, Neubewertung als transzendente Strafe, Neubewertung als antagonistisches transzendentes (z. B. teuflisches oder dämonisches) Wirken.[4]

- Positives RS-Coping ist deutlich verbreiteter und erleichtert die Belastungsbewältigung. Negatives RS-Coping ist recht selten, aber wenn es vorliegt, beeinträchtigt es die Belastungsbewältigung deutlich.
- Positives und negatives RS-Coping können parallel eingesetzt werden.

2.4   Gehört Religiosität/Spiritualität in die Psychotherapie?

Aus den bisherigen Ausführungen lässt sich die Empfehlung ableiten, dass RS in der Psychotherapie schon allein deshalb thematisiert werden sollte, damit sie ggf. als Ressource psychischer Gesundheit therapeutisch genutzt bzw. als Belastung psychischer Gesundheit erkannt werden kann. Da in Deutschland RS meist als sehr privater Persönlichkeitsbereich angesehen wird, kann allerdings nicht davon ausgegangen werden, dass sie vom Klienten[5] spontan angesprochen wird.

---

3   In ihren Interviews mit Brustkrebspatientinnen finden Murken und Müller (2007) das folgende Beispiel einer 64-jährigen katholischen Patientin für positives RS-Coping: „Ich hatte das Gefühl, also Gott hat mich auch so ausgestattet, dass ich den Weg gehen, die Herausforderung annehmen kann."

4   Als Beispiel für negatives RS-Coping verweisen Murken und Müller (2007) auf die Äußerungen einer 51-jährigen russisch-orthodoxen Patientin: „Da hab ich gedacht, vielleicht hat der liebe Gott mich bestraft ... und dann hab ich die ganze Zeit ... im Krankenhaus dann überlegt, was hast du falsch gemacht und so. Aber ich kann nicht, ich finde keine Antwort."

5   Hier und im Folgenden wird aus sprachästhetischen und -ökonomischen Gründen das generische Maskulinum verwendet. Frauen sind natürlich immer mitgemeint.

❯ Deshalb sollten Psychotherapeuten – und zwar unabhängig von der eigenen weltanschaulichen Überzeugung – RS im Rahmen einer religiös-spirituellen Anamnese zumindest kurz gezielt erfragen; hierfür stehen inzwischen auch in deutscher Sprache Hinweise und Leitfäden zur Verfügung (z. B. Koenig 2012; Riedner und Hagen 2011).

Typische Leitfragen sind dabei (Albani und Klein 2011; Richards und Bergin 2005):
- Welche religiösen/spirituellen Überzeugungen mit welchem Platz im Leben hat der Klient?
- Sind die religiösen/spirituellen Überzeugungen hilfreich oder belastend?
- Erhält der Klient soziale Unterstützung durch eine religiöse/spirituelle Gemeinschaft?
- Welche religiösen/spirituellen Wünsche und Bedürfnisse hat der Klient in Bezug auf die Psychotherapie?

Auf welche Weise RS dann ggf. in die Psychotherapie einbezogen werden sollte – dazu gibt es unterschiedliche Vorstellungen, die weiter unten typisiert werden.

2.4.1   Bedürfnisse und Erwartungen der Klienten

Als weiteres Argument für den Einbezug von RS in die Psychotherapie sei auf Bedürfnisse und Erwartungen der Klienten hingewiesen: So wünschten in einer amerikanischen Studie von Rose et al. (2001) über die Hälfte der befragten Klienten von Beratungseinrichtungen eine Thematisierung von RS im Rahmen der Gespräche. Zwar gibt es in Deutschland keine vergleichbaren Studien, und die amerikanischen Ergebnisse können sicherlich nicht ohne Weiteres übertragen werden. Allerdings zeigen zumindest Untersuchungen an Patienten mit verschiedenen chronischen Erkrankungen, die ja Anlass auch für psychotherapeutische Maßnahmen sein können, recht ausgeprägte religiöse und spirituelle Bedürfnisse (z. B. Büssing et al. 2012). Zudem müssen bei hochreligiösen Klienten deren besondere Bedürfnisse mit Respekt und Sachkennt-

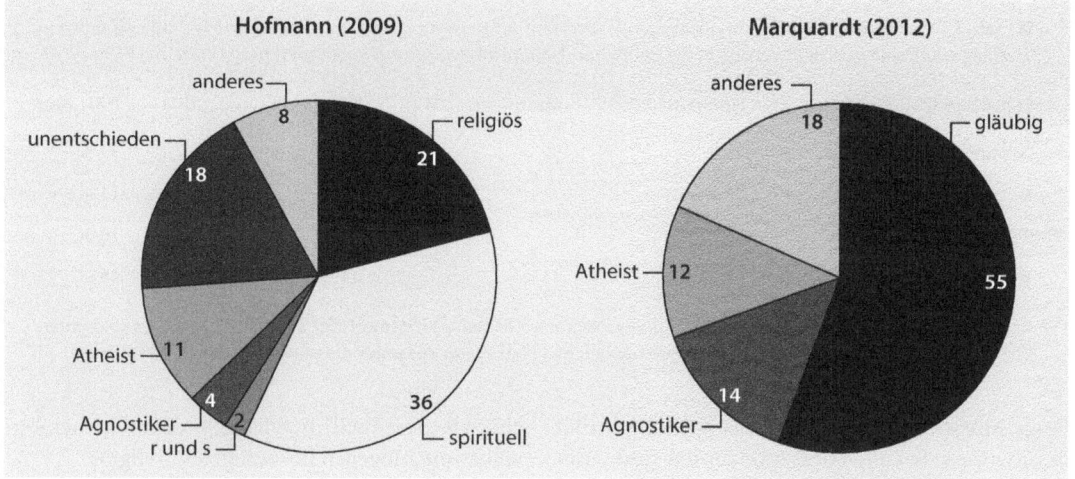

Hofmann (2009)

anderes

8

religiös

21

unentschieden

18

Atheist — 11

4

36

Agnostiker

r und s

spirituell

Marquardt (2012)

anderes

18

gläubig

Atheist — 12

55

14

Agnostiker

■ **Abb. 2.2** Selbstbezeichnungen hinsichtlich Religiosität/Spiritualität bei deutschen bzw. fränkischen Psychotherapeuten

nis aufgegriffen werden (Albani und Klein 2011; Richard und Freund 2012): Nach amerikanischen Studien (Ripley et al. 2001; Worthington et al. 1996) haben hochreligiöse Patienten zu Beginn einer Psychotherapie häufig Bedenken, dass ihr religiöser Hintergrund ignoriert oder missachtet wird, und legen deshalb besonderen Wert auf eine weltanschauliche Klienten-Therapeuten-Passung. Auch äußern sie zuweilen Wünsche nach Interventionen, die mit ihrer eigenen Glaubenspraxis kompatibel und kongruent sind (z. B. gemeinsames Beten).

Obwohl also RS durchaus in die Psychotherapie gehört, um ggf. ein vollständigeres Verständnis des Erlebens und Verhaltens der Klienten zu ermöglichen, könnte es andererseits sein, dass deutsche Psychotherapeuten überwiegend eine RS-indifferente oder gar RS-kritische Haltung vertreten und diese Thematik nicht adäquat aufgreifen. Als Hinweise dafür können gelten, dass RS in der akademischen Psychologie nach wie vor kaum vorkommt (Grom 2010) und auch in den Psychotherapieausbildungen eine untergeordnete Rolle spielt. Zu erinnern ist ferner an die freudsche und behavioristische Religionskritik, die zwar historisch ist, möglicherweise aber immer noch nachwirkt. Deshalb soll im folgenden Abschnitt gefragt werden, ob in Deutschland Psychotherapeuten weniger religiös/spirituell sind als die Allgemeinbevölkerung.

2.5 Religiosität/Spiritualität bei deutschen Psychotherapeuten: Gibt es eine Religiositäts-/Spiritualitätslücke?

In mehreren amerikanischen Studien (zuletzt: Delaney et al. 2007) erwiesen sich Psychotherapeuten als weniger religiös/spirituell als die Allgemeinbevölkerung; Bergin und Jensen (1990) sprachen in diesem Zusammenhang von einer „Religiositätslücke" (*religiosity gap*), die sich ungünstig auf die Klienten-Therapeuten-Beziehung auswirken könne. Gibt es auch hierzulande ein solches Gefälle, das als Religiositäts-/Spiritualitätslücke bezeichnet werden kann?

Dieser Frage kann anhand der Daten aus zwei kürzlich durchgeführten Befragungsstudien nachgegangen werden: Die Untersuchung von Hofmann (2009; Hofmann und Walach 2011) kann – mit Einschränkungen – als repräsentativ für Psychologische Psychotherapeuten in Deutschland gelten (N = 895, bereinigter Rücklauf: 53 %); die Untersuchung von Marquardt (2012) als repräsentativ für niedergelassene Ärztliche und Psychologische Psychotherapeuten in Franken (N = 691, bereinigter Rücklauf: 64 %). In beiden Studien sollten die Befragten u. a. sich hinsichtlich ihrer RS selbst bezeichnen und ihre Konfessionszugehörigkeit angeben, nur bei Marquardt (2012) außerdem eine

◘ Tab. 2.1 Selbstbezeichnungen als religiös und/oder spirituell bei deutschen bzw. fränkischen Psychotherapeuten (Hofmann 2009; Marquardt 2012) und in der deutschen Allgemeinbevölkerung (modifiziert nach Utsch und Klein 2011)

Selbstbezeichnung[a]	Hofmann (2009)	Marquardt (2012)	Religionsmonitor 2008	ISSP 2008
Religiös	21 %	55 %	29 %	31 %
Spirituell	36 %		10 %	11 %
Religiös und spirituell	2 %		17 %	10 %
Weder religiös noch spirituell	41 %	45 %	44 %	48 %

Anmerkungen: ISSP = International Social Survey Program. [a]Die Befragungsmodi der Studien und Surveys sind unterschiedlich. Bei den vier Selbstbezeichnungen handelt es sich u. U. um Zusammenfassungen mehrerer Kategorien.

Frage hinsichtlich des Ausmaßes der Religiosität beantworten. Bei allen drei Indikatoren sind – mit Einschränkungen – Vergleiche mit der Allgemeinbevölkerung möglich.

Zunächst zeigt ◘ Abb. 2.2 die bei Hofmann (2009) und Marquardt (2012) ermittelten Selbstbezeichnungen im Vergleich. Obwohl Hofmann (2009) differenziertere Kategorien vorgab, insbesondere eine Unterscheidung zwischen „religiös" und „spirituell" vorsah, sind die groben Ergebnisse durchaus ähnlich: In beiden Studien bezeichnen sich deutlich über die Hälfte der Befragten (59 % bzw. 55 %) als „religiös"/„spirituell" bzw. „gläubig" und höchstens ein gutes Viertel (15 % bzw. 26 %) als „Agnostiker"/„Atheist". Daraus lässt sich ableiten, dass der Themenbereich RS für die Mehrheit der Psychotherapeuten in Deutschland bzw. Franken keineswegs irrelevant ist.

In ◘ Tab. 2.1 werden die Daten aus ◘ Abb. 2.2 weiter aggregiert und mit (ebenfalls zusammengefassten und gerundeten) Befragungsergebnissen in der deutschen Allgemeinbevölkerung verglichen.

▸ Aus diesem Vergleich geht zunächst hervor, dass der Anteil jener, die sich weder als religiös noch als spirituell bezeichnen, bei den Psychotherapeuten (41 % bzw. 45 %) ähnlich hoch bzw. sogar etwas geringer ist als in der Allgemeinbevölkerung (44 % bzw. 48 %). Dieser Befund spricht nicht für eine Religiositäts-/Spiritualitätslücke.

Darüber hinaus liefert der Vergleich allerdings einen Hinweis darauf, dass sich Psychotherapeuten eher als „spirituell" bezeichnen, die Allgemeinbevölkerung hingegen bevorzugt als „religiös".

In ◘ Abb. 2.3 wird der Frage nach einer Religiositätslücke anhand der Konfessionszugehörigkeit nachgegangen. Die Untersuchungen von Hofmann (2009) und Marquardt (2012) zeigen recht ähnliche Verteilungen: Demnach sind die meisten Psychotherapeuten konfessionslos (41 % bzw. 39 %) und – im Falle konfessioneller Gebundenheit – eher evangelisch (36 % bzw. 32 %) als katholisch (19 % bzw. 27 %). Während diese Verteilung mit jener in der deutschen Allgemeinbevölkerung grob übereinstimmt (Hofmann 2009), weist der Vergleich mit der fränkischen Allgemeinbevölkerung auf eine erhebliche Religiositätslücke hin (Marquardt 2012): Psychotherapeuten in Franken sind deutlich häufiger konfessionslos (39 % vs. 15 %) und viel seltener katholisch (27 % vs. 55 %) als die fränkische Allgemeinbevölkerung. Dieser Befund deutet – am Beispiel der katholisch geprägten Region Franken – darauf hin, dass es in Deutschland regional durchaus eine Religiositätslücke zwischen Psychotherapeuten und Allgemeinbevölkerung geben kann, obwohl dies im bundesdeutschen Durchschnitt nicht so ist. ◘ Abbildung 2.4 verdeutlicht diese regionale Religiositätslücke nochmals, diesmal anhand der (zusammengefassten) Antworten auf die Frage „Wie religiös sind Sie?" (bzw. auf ein bedeutungsanaloges Item): Psychotherapeuten in Franken bezeichnen sich deutlich häufiger als „nicht religiös" (27 % vs. 16 %) und deutlich seltener als „überwiegend religiös" (22 % vs. 36 %) als die fränkische Allgemeinbevölkerung.

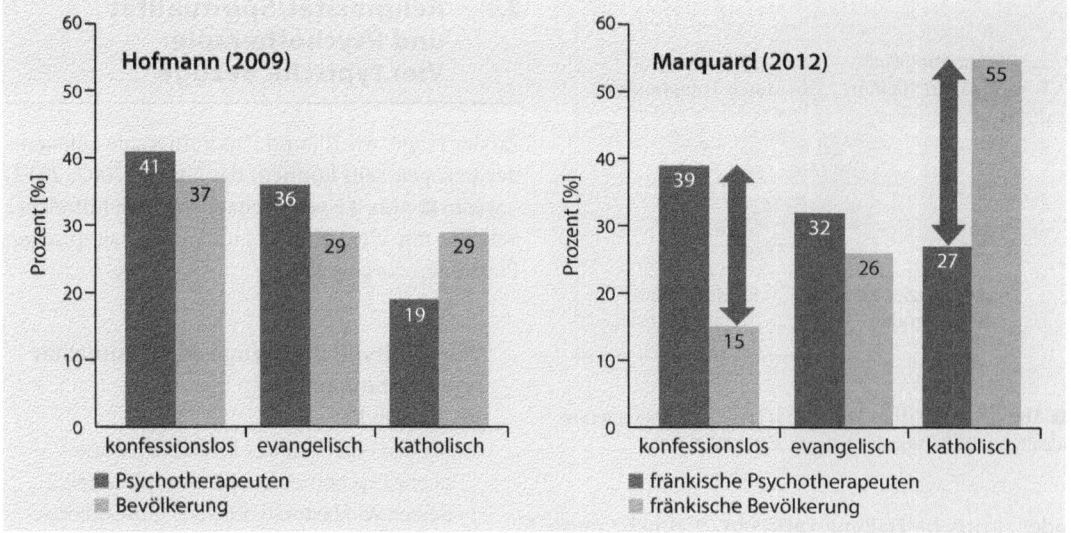

Abb. 2.3 Konfessionszugehörigkeit bei deutschen bzw. fränkischen Psychotherapeuten (Hofmann 2009; Marquardt 2012) im Vergleich zur deutschen bzw. fränkischen Allgemeinbevölkerung (im Jahr 2010: Forschungsgruppe Weltanschauungen in Deutschland 2014; Diekmann et al. 2010) (zu 100 % fehlende Prozent = andere Konfession; Pfeile verdeutlichen die Religiositätslücke)

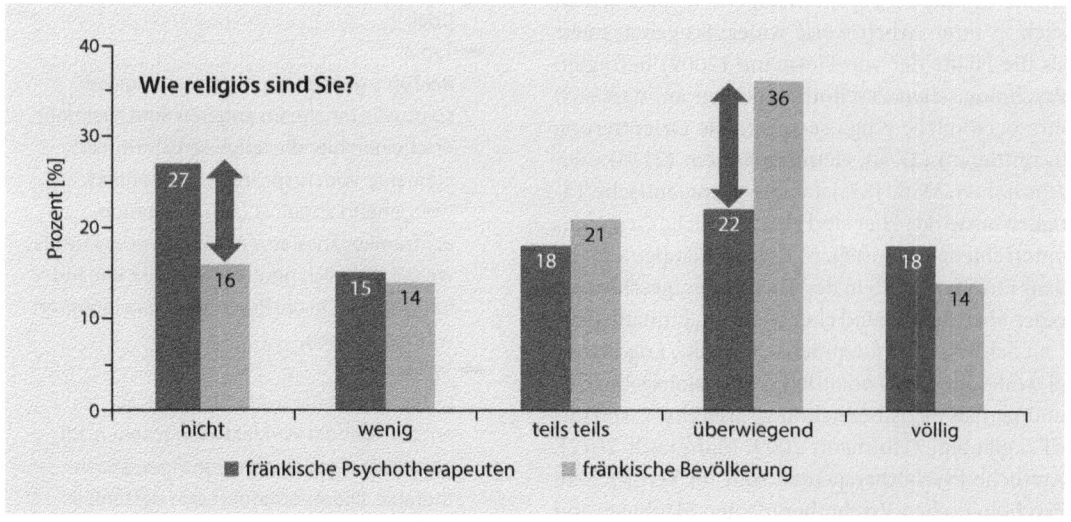

Abb. 2.4 (Zusammengefasste) Antworten auf die Frage „Wie religiös sind Sie?" (bzw. auf ein bedeutungsanaloges Item) bei fränkischen Psychotherapeuten (Marquardt 2012) im Vergleich zur fränkischen Allgemeinbevölkerung (Diekmann et al. 2010) (Pfeile verdeutlichen die Religiositätslücke)

2.5.1 Zusammenfassende Ergebnisse zur Religiosität/Spiritualität bei Psychotherapeuten

Zusammenfassend muss festgestellt werden: Obwohl es regional – wie z. B. in Franken – durchaus eine Religiositäts-/Spiritualitätslücke geben kann und sich Psychotherapeuten in Deutschland stärker als „spirituell" denn als „religiös" zu bezeichnen scheinen, widersprechen die vorgestellten Daten insgesamt der Annahme, dass Psychotherapeuten in Deutschland überwiegend eine RS-indifferente

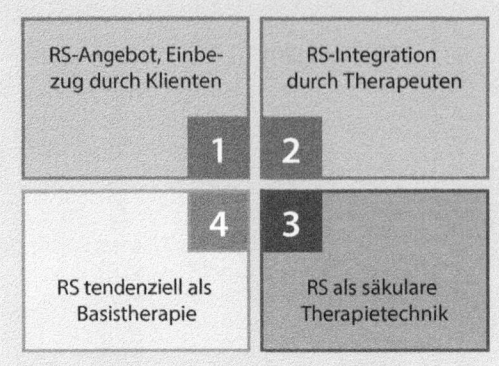

◘ Abb. 2.5 Religiosität/Spiritualität und Psychotherapie: Vier idealtypische Bezüge (nach Grom 2007, 2012)

oder -kritische Haltung vertreten. Vielmehr muss davon ausgegangen werden, dass Psychotherapeuten im Durchschnitt genau so religiös/spirituell wie die Allgemeinbevölkerung sind. Die hohe Relevanz der RS bei Psychotherapeuten spiegelt sich auch in ihrer Arbeitsweise wider: So gaben mehr als die Hälfte der von Hofmann (2009) befragten Psychologischen Psychotherapeuten an, dass sich ihre persönliche religiöse/spirituelle Orientierung in mittlerem (27 %), ziemlich hohem (21 %) oder sehr hohem Maße (8 %) auf ihre therapeutische Tätigkeit auswirke. Hier sind aber deutliche Gruppenunterschiede festzustellen: Psychotherapeuten, die dem Einsatz von RS in der Therapie aufgeschlossen gegenüber stehen, sind eher weiblich, humanistisch (mit Schwerpunkt Gesprächs-, Gestalt-, Logotherapie) oder integrativ orientiert, konfessionsgebunden und gemäß Selbstbezeichnung „religiös"/„spirituell"/„gläubig" (Hofmann 2009; Marquardt 2012). Ärztliche Psychotherapeuten sind im Vergleich zu Psychologischen Psychotherapeuten gläubiger und arbeiten eher mit Seelsorgern zusammen; Psychologische Psychotherapeuten hingegen geben häufiger an, religiöse/spirituelle Ressourcen zu aktivieren (Marquardt 2012). Die meisten der befragten Psychotherapeuten (Hofmann 2009: 67 %, Marquardt 2012: 54 %) wünschen sich eine stärkere Berücksichtigung von RS in der Aus-, Fort- und Weiterbildung.

2.6 Religiosität/Spiritualität und Psychotherapie: Vier typische Bezüge

Zu der Frage, wie RS und Psychotherapie aufeinander bezogen sein können, hat Grom (2007, 2012) – wie in ◘ Abb. 2.5 veranschaulicht – ein hilfreiches Schema mit vier unterscheidbaren idealtypischen Positionen vorgestellt.

> **Vier idealtypische Bezüge von Spiritualität und Psychotherapie**
>
> ▬ Typ 1 und 2:
> Bei den Typen 1 und 2 bleibt die professionelle Psychotherapie das Bezugsmodell, dessen Wirkfaktoren durch religiöse/spirituelle Inhalte ergänzt, verstärkt oder für den Klienten anschlussfähiger gestaltet werden. Die Typen 1 und 2 sind mit den Konstrukten der akademischen Psychologie gut kompatibel.
>
> ▬ Typ 3:
> Bei Typ 3 geht es gar nicht um religiöse/spirituelle Inhalte im engeren Sinn. Vielmehr erscheinen hier die religiösen/spirituellen Elemente vom ursprünglichen Kontext weitgehend abgelöst (z. B. Meditation, achtsamkeitsbasierte Ansätze), sodass sie als weltanschaulich neutrale, säkulare Behandlungsformen in die Psychotherapie integriert werden können.
>
> ▬ Typ 4:
> In Typ 4 schließlich wird RS selbst als entscheidender Wirkfaktor angesehen, RS konstituiert sozusagen eine eigene Basistherapie. Dieser orientiert sich bestenfalls bedingt an Konstrukten der professionellen Psychotherapie, sondern konstituiert meist – ohne Wirksamkeitsnachweise – einen eigenen, parawissenschaftlichen Bezugsrahmen. Es liegt auf der Hand, dass sich in diesem Bereich Konflikte mit professioneller Psychotherapie ergeben: „Insgesamt birgt diese Art von spiritueller Intervention die Gefahr, den Therapeuten zum geistlichen Begleiter/Lehrer zu erheben, ihr Potenzial zu

> überschätzen und eine Heilung zu verspre-
> chen, die sich die mühsame Bearbeitung von
> Konflikten meint ersparen zu können" (Grom
> 2012, S. 199).

Die mit professioneller Psychotherapie gut verein-
baren Typen 1 und 2 unterscheiden sich voneinander dahin gehend, wer die Integration religiöser/
spiritueller Elemente maßgeblich vornimmt: der
Klient (Typ 1) oder der Psychotherapeut (Typ 2):

- Bei Typ 1 werden durch den Therapeuten oder
  den Kontext, z. B. einer christlich orientierten
  Fachklinik, zwar religiöse/spirituelle Anregun-
  gen gegeben; diese muss der Klient aber von
  sich aus in den Therapieprozess einbeziehen.
  RS und professionelle Psychotherapie erscheinen hier als eigenständige, aber kooperative
  Ressourcen. Die Aufgabe des Therapeuten
  besteht darin, einen offenen, wertschätzenden
  Umgang mit RS zu signalisieren und ggf. auch
  mit Seelsorgern zusammenzuarbeiten.[6]
- Bei Typ 2 wird unter aktiver Anleitung des
  Therapeuten eine konkrete Integration von RS
  in die Therapie vorgenommen mit dem Ziel,
  die Wirkfaktoren der professionellen Psychotherapie zu verstärken. Zu den Aufgaben des
  Therapeuten gehört hier auch, eine religiöse/
  spirituelle Anamnese und dann ggf. explizit re-
  ligiöse/spirituelle Interventionen durchzufüh-
  ren. Solche Interventionen können sein: Beten
  mit und für den Klienten; Kontemplation/
  Meditation; Lesen von religiösen/spirituellen
  Texten; Reue, Schuld und Vergebung; religi-
  öse/spirituelle Rituale; Aktivieren von religi-
  ösen/spirituellen Copingressourcen (Bucher
  2014; Kaiser 2007; Richards und Bergin 2005).
  Dabei muss aber stets der Behandlungsauftrag
  gewahrt bleiben: Es geht um die Verbesserung

der psychischen Befindlichkeit, nicht um reli-
giöses/spirituelles Wachstum.[7]

2.7 Fazit und Ausblick

Zurück zur Titelfrage: Selbstverständlich passen
RS und Psychotherapie zusammen, nämlich immer
dann, wenn die RS eines Klienten nützliche oder
gar notwendige Elemente beinhaltet, welche dazu
beitragen können, die psychische Befindlichkeit des
Klienten zu verbessern. Dies wird vor allem (aber
nicht nur) dann der Fall sein, wenn der Klient eine
hohe Zentralität aufweist, wenn also RS in seinem
Leben eine bedeutsame Rolle spielt. Etwaige damit
einhergehende religiöse/spirituelle Bedürfnisse
müssen vom Psychotherapeuten wahr- und ernst
genommen werden, wenn er seinen Klienten verstehen will. Eine religiös-spirituelle Anamnese kann
dabei helfen.

Eine so verstandene Passung von RS und Psychotherapie bleibt stets der psychischen Befindlichkeit des Klienten bzw. dem jeweiligen therapeutischen Auftrag verpflichtet.

> ❯ Es darf also nicht primäre Zielsetzung sein,
> beim Klienten religiöse/spirituelle Prozesse
> anzustoßen oder weiterzuentwickeln. Auch
> vor dem Hintergrund überwiegend positiver
> empirischer Zusammenhänge zwischen RS
> und psychischer Gesundheit kann es immer
> nur darum gehen, an die beim Klienten ggf.
> bereits vorhandenen religiösen/spirituellen
> Ressourcen anzuknüpfen – und nicht darum,
> RS zu „verordnen" (Sloan et al. 2000) oder den
> Klienten von einer bestimmten religiösen/spi-
> rituellen Weltsicht zu überzeugen.

---

6   Zu diesem letzten Aspekt geben die von Marquardt (2012)
befragten niedergelassenen Psychotherapeuten in Franken Folgendes an: Mindestens einmal haben 70 % die Kon-
sultation eines Seelsorgers empfohlen, 24 % sich mit einem
Seelsorger kollegial beraten und 13 % an einen Seelsorger
vermittelt.

7   Die von Marquardt (2012) befragten niedergelassenen
Psychotherapeuten in Franken erfragen kontextabhängig
(78 %) oder immer (18 %) die religiösen/spirituellen Überzeugungen ihrer Klienten. Hinsichtlich religiöser/spiritu-
eller Interventionen geben sie Folgendes an: Mindestens
einmal haben 73 % versucht, religiöse/spirituelle Copingressourcen zu aktivieren, 30 % ein Gebet für den Klienten
gesprochen, 5 % ein Gebet mit dem Klienten gesprochen
und 23 % eine andere, nicht näher benannte religiöse/spi-
rituelle Intervention durchgeführt.

Neuere Befragungsergebnisse widerlegen die These, dass deutsche Psychotherapeuten generell weniger religiös/spirituell sind als die Allgemeinbevölkerung; von einer Religiositäts-/Spiritualitätslücke kann wohl allenfalls regional die Rede sein. Obwohl es deutliche Gruppenunterschiede gibt, scheinen Psychotherapeuten außerdem der Integration von RS in die Psychotherapie aufgeschlossener gegenüberzustehen, als die mangelnde Berücksichtigung von RS in akademischer Psychologie und Psychotherapieausbildung vermuten lassen. Grundsätzlich scheinen RS und Psychotherapie also auch in der tatsächlichen psychotherapeutischen Arbeit zueinander zu passen.

Die ausgeprägten Wünsche der befragten Psychotherapeuten nach einer stärkeren Berücksichtigung von RS in der Aus-, Fort- und Weiterbildung zeigen aber, dass dies noch systematischer angegangen werden könnte und sollte. Ein aktuelles Lehrbuch versucht zwar bereits, diesem Bedarf zu begegnen (Utsch et al. 2014). Darüber hinaus wären aber im Rahmen der Aus-, Fort- und Weiterbildungsangebote der verschiedenen psychotherapeutischen Schulen Module wünschenswert, die als Grobziel „weltanschauliche Kompetenz" vermitteln (Albani und Klein 2011; Utsch 2005). Hierzu gehören vor allem: die Reflexion des eigenen religiösen/spirituellen Hintergrundes und der Wertesysteme der therapeutischen Theorien, die Wertoffenheit und Sensibilität für religiöse/spirituelle Vorstellungswelten, das Wissen über religiöse/spirituelle Gruppen und Überzeugungen, das Wissen über die Bedeutung von RS für die psychische Gesundheit, das Training von religiöser/spiritueller Anamnese und religiösen/spirituellen Interventionen sowie die Differenzierung zwischen therapeutischen und religiösen/spirituellen Zielen. All dies könnte nicht nur helfen, Klienten in ihren religiösen/spirituellen Überzeugungen ernst zu nehmen, positive RS als psychische Ressource zu nutzen und negative RS zu erkennen, sondern auch dazu beitragen, interkulturelle Besonderheiten besser zu verstehen.

In einigen vornehmlich amerikanischen Studien hat sich zudem gezeigt, dass bei religiösen Klienten mit Angst und Depression eine explizit religiöse Psychotherapie im Vergleich zu einer Standardpsychotherapie zwar lediglich genauso gut, aber signifikant schneller hilft (Berry 2002; Paukert et al.

2009), möglicherweise zum Teil vermittelt durch die Reduktion von religiösem/spirituellem Stress. Weitere Untersuchungen belegen die Wirksamkeit verschiedener religiös adaptierter Therapieansätze (Worthington et al. 2011), aber keine generelle Überlegenheit gegenüber herkömmlicher Psychotherapie (Wade et al. 2007). Ob diese Ergebnisse auch für den deutschsprachigen Bereich gelten, muss mangels entsprechender Untersuchungen allerdings offen bleiben.

Literatur

Albani C, Klein C (2011) Religiosität/Spiritualität in somatischer Behandlung, Pflege und Psychotherapie. In: Klein C, Berth H, Balck F (Hrsg) Gesundheit – Religion – Spiritualität. Konzepte, Befunde und Erklärungsansätze. Juventa, Weinheim, S 375–406

Allport GW, Ross JM (1967) Personal religious orientation and prejudice. J Pers Soc Psychol 5:432–443

Ano GG, Vasconcelles EB (2005) Religious coping and psychosocial adjustment to stress: A meta-analysis. J Clin Psychol 61:1–20

Antonovsky A (1987) Unraveling the mystery of health. How people manage stress and stay well. Jossey-Bass, San Francisco, CA

Bengel J, Lyssenko L (2012) Resilienz und psychologische Schutzfaktoren im Erwachsenenalter. Bundeszentrale für gesundheitliche Aufklärung, Köln

Bergin AE, Jensen JP (1990) Religiosity of psychotherapists: A national survey. Psychotherapy 27:3–7

Berry D (2002) Does religious psychotherapy improve anxiety and depression in religious adults? A review of randomized controlled studies. Int J Psychiatr Nurs Res 8:875–890

Bertelsmann Stiftung (Hrsg) (2008a) Religionsmonitor. 2. Aufl. Bertelsmann Stiftung, Gütersloh

Bertelsmann Stiftung (Hrsg) (2008b) Religionsmonitor 2008. USA. Überblick zu religiösen Einstellungen und Praktiken. Bertelsmann Stiftung, Gütersloh

Bucher AA (2014) Psychologie der Spiritualität. Handbuch. 2. Aufl. Beltz, Weinheim

Büssing A, Janko A, Kopf A, Lux EA, Frick E (2012) Zusammenhang zwischen psychosozialen und spirituellen Bedürfnissen und Bewertung von Krankheit bei Patienten mit chronischen Erkrankungen. Spiritual Care 1(1):57–73

Delaney HD, Miller WR, Bisonó AM (2007) Religiosity and spirituality among psychologists: A survey of clinical members of the American Psychological Association. Prof Psychol Res Pr 38:538–546

Diekmann A, Kühnel S, Fetchenhauer D, Liebig S, Schmitt-Beck R, Trappe H, Wagner M (2010) Allgemeine Bevölkerungsumfrage der Sozialwissenschaften 2010 (ALLBUS 2010; Studiennummer: ZA4610, Erhebungszeitraum 05.2010–

11.2010). GESIS – Leibniz-Institut für Sozialwissenschaften, Mannheim/Köln/Berlin

Exline JJ, Rose RE (2013) Religious and spiritual struggles. In: Paloutzian RF, Park CL (Hrsg) Handbook of the psychology of religion and spirituality. 2. Aufl. New York, Guilford, S 380–398

Folkman S (1997) Positive psychological states and coping with severe stress. Soc Sci Med 45:1207–1221

Forschungsgruppe Weltanschauungen in Deutschland Datenblatt „Religionszugehörigkeit. Deutschland. Bevölkerung 1990–2013". www.fowid.de. Zugegriffen: 03.03.2014

Grom B (2007) Spirituelle Psychotherapien? Stimmen der Zeit 225:531–542

Grom B (2010) Stiefkind Religionspsychologie. Plädoyer für mehr wissenschaftliche Unbefangenheit. Psychol Rundsch 61:101–102

Grom B (2012) Religiosität/Spiritualität – eine Ressource für Menschen mit psychischen Problemen? Psychotherapeutenjournal 11:194–201

Hardt J, Springer A (2012) Psychotherapie und Religion – einige kulturgeschichtliche Anmerkungen. Psychotherapeutenjournal 11:210–212

Helbig-Lang S, Schindler H (2012) Redaktionelle Vorbemerkung [zum Thema: Psychotherapie und Religion/Spiritualität – Eröffnung einer Diskussion]. Psychotherapeutenjournal 11:194

Hofmann L (2009): Spiritualität und Religiosität in der psychotherapeutischen Praxis. Eine bundesweite Befragung von Psychologischen Psychotherapeuten. Unveröff Diss, Carl von Ossietzky Universität Oldenburg

Hofmann L, Walach H (2011) Spirituality and religiosity in psychotherapy – a representative survey among German psychotherapists. Psychother Res 21:179–192

Hook JN, Worthington EL, Davis DE, Jennings DJ, Gartner AL, Hook JP (2010) Empirically supported religious and spiritual therapies. J Clin Psychol 66:46–72

Huber S (2003) Zentralität und Inhalt. Ein neues multidimensionales Messmodell der Religiosität. Opladen, Leske & Budrich

Jeserich F (2014) The coherence hypothesis: Critical reconsideration, reception history and development of a theoretical model. Arch Psychol Relig 36:1–51

Kaiser P (2007) Religion in der Psychiatrie. Eine (un-)bewusste Verdrängung. Vandenhoeck & Ruprecht, Göttingen

Klein C (2008) Religiosität als Gegenstand der Psychologie. Rahmenbedingungen einer empirischen Religionspsychologie. VDM, Saarbrücken

Koenig HG (2008) Concerns about measuring "spirituality" in research. J Nerv Ment Dis 196:349–355

Koenig HG (2012) Spiritualität in den Gesundheitsberufen. Ein praxisorientierter Leitfaden. Kohlhammer, Stuttgart

Lazarus RS, Folkman S (1984) Stress, appraisal, and coping. Springer, New York

Marquardt M (2012) Psychotherapie und Religion: Eine aktuelle Erhebung unter fränkischen Psychotherapeuten. Unveröff Diss, Friedrich-Alexander-Universität Erlangen-Nürnberg

Moosbrugger H, Zwingmann C, Frank D (1996) Psychologische Aspekte von Religiosität. In: Moosbrugger H, Zwingmann C, Frank D (Hrsg) Religiosität, Persönlichkeit und Verhalten. Beiträge zur Religionspsychologie. Waxmann, Münster, S 3–8

Murken S (1999) Die John Templeton Foundation. EZW Materialdienst 62:313–315

Murken S, Müller C (2007) „Gott hat mich so ausgestattet, dass ich den Weg gehen kann." Religiöse Verarbeitungsstile nach der Diagnose Brustkrebs. Lebendiges Zeugnis 62:115–128

Pargament KI (1997) The psychology of religion and coping. Theory, research, practice. Guilford, New York

Pargament KI, Falb MD, Ano GG, Wachholtz AB (2013) The religious dimensions of coping: Advances in theory, research, and practice. In: Paloutzian RF, Park CL (Hrsg) Handbook of the psychology of religion and spirituality. 2. Aufl. New York, Guilford, S 560–579

Paukert AL, Phillips L, Cully JA, Loboprabhu SM, Lomax JW, Stanley MA (2009) Integration of religion into cognitive-behavioral therapy for geriatric anxiety and depression. J Psychiatr Pract 15:103–112

Richard M, Freund H (2012) Religiosität und Spiritualität in der Psychotherapie. Psychotherapeutenjournal 11:202–210

Richards SP, Bergin AE (Hrsg) (2005) A spiritual strategy for counselling and psychotherapy. American Psychological Association. 2. Aufl. Washington, DC

Riedner CH, Hagen T (2011) Spirituelle Anamnese. In: Frick E, Roser T (Hrsg) Spiritualität und Medizin. Gemeinsame Sorge für den kranken Menschen, 2. Aufl. Kohlhammer, Stuttgart, S 234–241

Ripley JS, Worthington EL, Berry JW (2001) The effects of religiosity on preferences and expectations for marital therapy among married Christians. Am J Fam Ther 29:39–58

Rose EM, Westefeld JS, Ansley TN (2001) Spiritual issues in counseling: Clients' beliefs and preferences. J Couns Psychol 48:61–71

Schüle C (2006) Geld lehrt beten. Wie die amerikanische Templeton Foundation ihren Reichtum einsetzt, um die Wissenschaft auf den rechten Weg des Glaubens zu bringen. Die Zeit; 19/2006, online: http://www.zeit.de/2006/19/templeton1_xml.

Sloan RP, Bagiella E, VandeCreek L, Hover M, Casalone C, Hirsch TJ, Hasan Y, Kreger R, Poulos P (2000) Should physicians prescribe religious activities? N Engl J Med 342:1913–1916

Utsch M (2005) Religiöse Fragen in der Psychotherapie. Psychologische Zugänge zu Religiosität und Spiritualität. Kohlhammer, Stuttgart

Utsch M, Klein C (2011) Religion, Religiosität, Spiritualität. Bestimmungsversuche für komplexe Begriffe. In: Klein C, Berth H, Balck F (Hrsg) Gesundheit – Religion – Spiritualität. Konzepte, Befunde und Erklärungsansätze. Juventa, Weinheim, S 25–45

Utsch M, Bonelli RM, Pfeifer S (2014) Psychotherapie und Spiritualität. Mit existenziellen Konflikten und Transzendenzfragen professionell umgehen. Springer, Berlin

Wade NG, Worthington EL, Vogel DL (2007) Effectiveness of religiously tailored interventions in Christian therapy. Psychother Res 17:91–105

Worthington EL, Kurusu TA, McCullough ME (1996) Empirical research on religion and psychotherapeutic processes and outcomes: A 10-year review and research prospectus. Psychol Bull 119:448–487

Worthington EL, Hook JN, Davis DE, McDaniel MA (2011) Religion and spirituality. J Clin Psychol 67:204–214

Zinnbauer BJ, Pargament KI (2005) Religiousness and spirituality. In: Paloutzian RF, Park CL (Hrsg) Handbook of the psychology of religion and spirituality. Guilford, New York, S 21–42

Zwingmann C, Klein C (2013) Sind religiöse Menschen gesünder, und wenn ja, warum? Ergebnisse empirisch-sozialwissenschaftlicher Forschung. Spiritual Care 2(2):21–38

Auf dem Lebensweg angesichts von Leid und Glaube

Die religiöse Deutung der Krankheit

Eberhard Schockenhoff

A. Büssing, J. Surzykiewicz, Z. Zimowski (Hrsg.), *Dem Gutes tun, der leidet*,
DOI 10.1007/978-3-662-44279-1_3, © Springer-Verlag Berlin Heidelberg 2015

In modernen Gesellschaften gilt die Medizin als erste und wichtigste Instanz, der die gesellschaftliche Aufgabe des Heilens und Helfens im Krankheitsfall anvertraut ist. Daneben beschäftigen sich aber auch andere Wissenschaften mit dem Phänomen des Krankseins. Ihnen entsprechen jeweils verschiedene Erfahrungszugänge, die den *homo patiens* aus einem besonderen Blickwinkel heraus betrachten. Die medizinische Soziologie fragt nach dem gesellschaftlichen Rollenverständnis des kranken Menschen und nach dem Funktionswandel der klassischen Helferberufe sowie der medizinischen Institutionen der Gesellschaft. Nationalökonomie und Arbeitsmedizin erforschen die volkswirtschaftlichen Verluste der Krankheit und ihre beruflichen Folgen im Arbeitsprozess. Die Versicherungswirtschaft schließlich befasst sich mit der finanziellen Absicherung des Krankheitsfalles. Die Gesundheitsökonomie, die in den letzten Jahrzehnten zu einer zentralen Querschnittsdisziplin zwischen Medizin, Volkswirtschaftslehre und Sozialwissenschaft wurde, befasst sich mit der langfristigen Finanzierbarkeit des Gesundheitswesens und der gerechten Allokation knapper medizinischer Ressourcen.

In den verschiedenen psychologischen Forschungsansätzen tritt bereits mehr die Person des Kranken und sein subjektives Erleben der Krankheit in den Mittelpunkt; in den letzten Jahren erweitert sich diese Perspektive auf das breitere Handlungsfeld, in dem der Patient und seine Helfer miteinander agieren. Damit rücken nicht nur die seelische Verarbeitung der Krankheit durch den Kranken, sondern auch sein psychisches und soziales Verhalten als Patient und die Einstellung seiner Helfer ihm gegenüber in den Mittelpunkt. Die Krankheit verändert, sofern sie nicht nur eine kurzfristige Unterbrechung des gewohnten Lebensrhythmus erzwingt, das gesamte Interaktionsgefüge, in dem ein Mensch bis zu ihrem Ausbruch gelebt hat. Entsprechend vielgestaltig sind die Antworten und Reaktionsweisen, durch die der Kranke selbst sein Schicksal aufnimmt. „Krankheit wird als Möglichkeit der Sinnerfüllung wie der Sinngefährdung empfunden, sie kann in ein Lebenskonzept konstruktiv eingefügt werden, sie kann ebenso vollkommene Verzweiflung hervorrufen, sie kann als Instrument

benutzt werden, andere Menschen zu beherrschen, menschliche Zuwendung zu gewinnen und Selbstbestätigung zu finden" (von Engelhardt und Schipperges 1980, S. 59).

Die Versuche einer religiösen Sinndeutung der Krankheit fügen diesen unterschiedlichen Reaktionen des Kranken, die nach dem Stadium seiner Krankheit oder der Differenz zwischen akuter und chronischer Erkrankung noch weiter aufzufächern wären, nicht nur ein weiteres Erlebnissegment hinzu, das auf sein unmittelbares Gottesverhältnis beschränkt bleibt. Vielmehr betrachtet die religiöse Deutung Gesundheit und Krankheit als entgegengesetzte und doch komplementäre Weisen der menschlichen Kreatürlichkeit, die sich, auf das Wesentliche des Daseins bezogen, nicht grundsätzlich voneinander unterscheiden. Sowohl die natürliche Hochschätzung der Gesundheit als auch die jedem Menschen vertraute Furcht vor dem Kranksein bleiben von dem Wissen um die Unzulänglichkeit des Lebens getragen, das sowohl eine vorschnelle Annahme als auch einen verzweifelten, bis in die letzte Ablehnung des eigenen Todes durchgehaltenen Kampf gegen die Krankheit verbietet.

Eine religiöse Deutung von Gesundheit und Krankheit wird so von vornherein zwei Extreme zu vermeiden suchen, denen das religiöse Krankheitsverständnis im Lauf seiner Geschichte nach der einen oder anderen Seite hin häufig erlegen ist. Sie wird weder die Gesundheit als den höchsten Wert und das immanente Ziel des Lebens ansehen noch die Krankheit als seine äußerste Bedrohung fürchten, die alle Möglichkeiten der Sinnfindung menschlichen Daseins zunichtemacht. Ebenso wenig wird sie jedoch dem anderen Extrem einer Mystifizierung des Leidens verfallen und die Krankheit verklären oder ihr gar einen eigenständigen Erlösungswert zuschreiben. Dem gläubigen Menschen erscheinen vielmehr beide, Gesundheit und Krankheit, als ineinandergreifende Wegabschnitte seines irdischen Daseins, die ihn in verschiedener Weise auf seine eigentliche Bestimmung und sein letztes Ziel verweisen. Darin trifft sich die religiöse Deutung mit der anthropologischen Medizin unserer Tage, deren ganzheitliche Sicht von Gesundheit und Krankheit sie in ihren eigenen Glaubensquellen, besonders in den biblischen Schriften, bestätigt findet.[1]

3.1 Krankheit und Heilung im Alten Testament

Die biblischen Schriften schildern in vielfältiger Weise die Situation der Krankheit und ihre Überwindung durch Heilungen und Wunder. Aber sie sind nicht in erster Linie an spektakulären Ereignissen und der Krankheit als solcher interessiert, sondern an den menschlichen Grunderfahrungen, die mit ihr verbunden sind. Sie beschreiben vor allem die körperliche und seelische Not der Krankheit, die nach dem Stand des damaligen medizinischen Wissens allerdings noch keine exakte Diagnose in unserem modernen Sinn zuließ. Die Schilderung des Leidens und seiner sozialen Folgen für die Betroffenen ist in der Regel so allgemein gehalten, dass wir kaum Rückschlüsse auf bestimmte Krankheiten ziehen können. In den Krankheitspsalmen verwischt sich zudem die Grenze zwischen körperlicher Krankheit und allgemeiner Not, sodass die Schilderung von Krankheitssymptomen häufig in die Klage über anderes Leid übergeht, das der Mensch in Verfolgung, Misserfolg und Enttäuschung erdulden muss. Kranksein wird so zu einer Metapher des Lebens, die auf Leid und Not als menschliches Schicksal überhaupt verweist. Krankheit und Heilung gehören zu den „Grundparadigmen der biblischen Theologie", die die lebenspraktische Bedeutung der biblischen Heilsbotschaft erschließen (Kostka 2000, S. 5).

Die Heilkunst des alten Israel steht hinter der altägyptischen oder griechischen Medizin weit zurück; die Heroisierung der Ärzteschaft oder die besondere politische Stellung der königlichen Leibärzte, von der die altorientalische Literatur sonst häufig berichtet, ist den biblischen Schriften fremd. Die Unkenntnis der inneren Anatomie des menschlichen Körpers verhinderte das Entstehen einer inneren Medizin; der altisraelitische Arzt war, sofern man in Israel vor der hellenistischen Zeit überhaupt von einem ärztlichen Stand sprechen kann, vor allem ein Wundarzt, der äußere Verletzungen behandelte. Darüber hinaus bleibt die altisraelitische Heilkunde im Leben des Volkes von Anfang an auf einen bestimmten Raum beschränkt, der sie von der Medizin anderer Kulturräume unterscheidet. „Ihre Bedeutung liegt nicht im Medizinischen, sondern im Religiösen, insofern sie Ausfluß und Ausdruck des Gottesglaubens des Alten Testaments gewesen ist" (Hempel 1965, S. 271, vgl. auch S. 241–244).[2]

Die religiöse Interpretation des Krankseins, die auf dem Boden des Alten Testaments entsteht, bestimmt zum Teil auch heute noch die Stellung gläubiger Menschen zu ihrer eigenen oder zu fremder Krankheit. Sie unterscheidet sich von der säkularen Krankheitsdeutung der Gegenwart vor allem durch drei charakteristische Züge, die unter der Oberfläche eines rationalen Medizinverständnisses freilich noch lange weiterwirken können (vgl. dazu vor allem Seybold und Müller 1978, S. 78 f.).

3.1.1 Die religiöse Isolation des Kranken

Die Situation eines Kranken im alten Israel war nicht nur deshalb überaus beklagenswert, weil es noch keine Einrichtungen zur Krankenpflege oder Altersfürsorge gab. Obwohl der Krankenbesuch zu den selbstverständlichen Pflichten der Nächstenliebe zählte (vgl. 2 Kön 8,29; 9,16; Ijob 2,11–13; Ps 41,7), verschärfte sich die körperliche und seelische Not des Kranken durch die soziale Isolierung, in die er durch seine Krankheit geriet.[3] Diese

---

1   Allerdings kann ein „ganzheitliches" Verständnis von Gesundheit auch dazu tendieren, diese dem religiösen Begriff des Heils anzunähern. Gegenüber solchen Versuchen einer modischen „Gesundheitsreligion" bestehen *Honecker* (2006, S. 33–54, bes. 53) und *Karle* (2009, S. 543–556, bes. 550 f.) zu Recht darauf, dass Gesundheit nicht mit Heil und Krankheit, nicht mit Unheil gleichzusetzen ist. Zur Kritik an der These von der Gesundheitsreligion vgl. auch *Baltes* (2008, S. 151–176, bes. 162 ff.).

2   Die Monografie von *Ebstein* (1965, S. 71–168) gibt dagegen einen auf die medizinhistorische Sicht beschränkten Überblick über die damals bekannten Krankheiten und Heilversuche.

3   Der Exeget *Janowski* (2006b, S. 47) überträgt deshalb den Begriff des „sozialen Todes" auf die Situation der Kranken im alten Israel. Vgl. auch *Janowski* (2006a, S. 47–66, bes. 61).

Vernachlässigung der Kranken wurde durch eine religiöse Ideologie noch zusätzlich untermauert, die Krankheit unmittelbar als *Strafe Gottes* und als *Folge der eigenen Sünden* sah. Das alttestamentliche Tat-Folge-Gesetz, das in der Exegese auch als „Vergeltungsdogma" bezeichnet wird, führte alle Krankheiten ebenso wie anderweitiges menschliches Leid unmittelbar auf den Willen Jahwes zurück. Die Pest gehört zu den Plagen, die Jahwe den Ägyptern schickt (vgl. Ex 9,14). Seinem eigenen Volk droht Jahwe Schwindsucht und Fieber an, wenn es seine Satzungen missachtet (vgl. Lev 26,16). Als Mirjam am Aussatz erkrankte, weil sie Jahwe durch ihre böswilligen Reden über seinen Knecht erzürnt hatte, sprach Aaron: „Mein Herr, ich bitte dich, lass uns nicht die Folgen der Sünde tragen, die wir leichtfertig begangen haben" (Num 12,11). Der Preis, den Israel für die religiöse Unmittelbarkeit seines Gesundheits- und Krankheitsverständnisses zahlen musste, ist hoch. Er trägt die Ambivalenz von gesund und krank, Heil und Unheil, Güte und Zorn in das Gottesbild selbst hinein. Deshalb kann Gott nicht mehr nur als der Urheber des Guten gedacht werden. Auch das Schlechte, das er seinem Volk androhte, geht aus seinem unergründlichen Willen hervor, in dem Segen und Fluch, Güte und Zorn beieinanderliegen. So verheißt das Buch Deuteronomium zum Abschluss der Verkündigung des Gesetzes Segen für den Fall des Gehorsams und göttlichen Fluch dem Ungehorsam. „Der Herr klebt dir die Pest auf den Leib, bis er dich ausgemerzt hat aus dem Land, in das du hineinziehst, um es in Besitz zu nehmen. Der Herr schlägt dich mit Schwindsucht, Fieber und Brand, mit Glut und Trockenheit, Versengung und Vergilbung. Sie verfolgen dich, bis du ausgetilgt bist" (Dtn 28,22 f.).

Mehr als das Fehlen hygienischer Maßnahmen und medizinischer Heilverfahren hat diese religiöse Deutung das Erleben der Krankheit für den Israeliten zu einer furchtbaren Last gemacht. Die Krankheit zeigt den Zorn Gottes an, sie ist nichts anderes als die natürliche Folge früherer Sünden und Vergehen, die Jahwe nun rächt. Gegenüber der archaischen Fremdkörpertheorie und den magischen Deutungen des Krankseins stellt diese moralische Schuldzuweisung zwar insofern eine erste Rationalisierungsstufe dar, als sie die Verantwortung des Einzelnen für seine Lebensführung be-

tont. Das Gefährliche an dieser religiösen Deutung ist jedoch, dass sie den Kranken in den Augen seiner Umgebung isoliert und ihn als Sünder erscheinen lässt, der Gottes Strafe erdulden muss und durch sein individuelles Versagen die Heiligkeit des ganzen Bundesvolkes befleckt. Die Krankheit zeigt den Zorn Gottes an, der über dem ganzen Volk liegt; sie ist nichts anderes als die natürliche Folge früherer Vergehen, die sich über die Verantwortlichkeit des Einzelnen hinaus bis in vergangene Generationen zurückverfolgen lässt. Erst das Buch Ijob lehnt sich gegen das populäre Vergeltungsdenken auf, das in den Reden der Freunde Ijobs nochmals aufgegriffen wird (Ijob 8,1–7). Zusammen mit den Krankheitspsalmen führt dieses bewegende Buch des Alten Testaments zu einer vertieften Deutung, die schweres Kranksein als eine existenzielle und religiöse Krise versteht, die den Menschen nach Gott fragen und seine Klage vor Gottes Angesicht ausschütten lässt. In Ijob selbst ringen Glaube und Unglaube, Vertrauen und Empörung miteinander; die existenzielle Not, aus der die Frage nach Gottes Gerechtigkeit angesichts eines unerklärlichen Krankheitsschicksals gestellt wird, deckt die Unzulänglichkeit einer am Vergeltungsdenken orientierten Schuldzuweisung an den Kranken auf. „Gerade die Spannung zwischen dem Standhalten in der Rahmenerzählung und dem Klagenden, seelisch Leidenden in den Reden, zwischen dem Gottesfreund und dem Gotteskritiker zeigt die ganze Bandbreite eines nach dem Sinn in der Krankheit Suchenden" (Hagen 1999, S. 131).

3.1.2 Das Heilungsmonopol Jahwes

Weil das Alte Testament die Krankheit direkt in Gott verankert sieht und als von ihm verhängte Strafe deutet, muss auch die Heilung auf Gott selbst zurückgeführt werden. Die Ablehnung der medizinischen Heilkunst und die Klagen über das Versagen der Ärzte sind nur die Rückseite der Ansicht, dass die Heilung allein Jahwes Werk sein kann. Das „Heilungsmonopol Jahwes" lässt alles menschliche Bemühen um eine Überwindung der Krankheit fragwürdig erscheinen. Jahwe ist der einzige „Arzt", von dem der Mensch Heilung erwarten kann (vgl. Ex 15,26; Jes 19,22; Jer 3,22); er schlägt Wunden und heilt sie wieder (vgl. Ijob 5,18). Wenn ein menschlicher Arzt zu heilen vermag, dann nur, weil Jahwe ihm die Kraft dazu gegeben hat. So heißt es im Buch Jesus Sirach, in dem sich erstmals eine rationale Betrachtung der Krankheit und ein Lob der ärztlichen Kunst findet: „Schätze den Arzt, bevor er nötig ist, denn auch ihn hat Gott erschaffen. Von Gott hat der Arzt die Weisheit" (38,1). Kranksein wird nun nicht mehr ausschließlich als ein Zustand der Sünde angesehen, aus dem nur Buße und Sündenbekenntnis befreien können. Die Krankheit lässt sich auch mit medizinischen Mitteln bekämpfen und auf natürlichen Wegen heilen. „Mein Sohn, in Krankheit säume nicht; bete zu Gott, denn er macht gesund … Doch auch dem Arzt gewähre Zutritt, denn auch er ist nötig. Zu gegebener Zeit liegt in seiner Hand der Erfolg; denn auch er betet zu Gott, er möge ihm die Untersuchung gelingen lassen und die Heilung zur Erhaltung des Lebens" (38,9–14). Auch die Propheten werden als heilende Boten Jahwes verstanden, die über heilkundliche Kenntnisse verfügen, die sie im Auftrag Jahwes ausüben (vgl. Dörnemann 2003, S. 16).

Zwischen dem Heilungsmonopol Jahwes und der medizinischen Heilkunst wird nun ein Ausgleich geschaffen. Der menschliche Arzt erhält Anteil an dem Vorrecht Gottes, zu heilen, aber die ärztliche Heilkunst ist noch ganz in der Verlängerung des göttlichen Wirkens gesehen. Im Zweifelsfall verdrängt die religiöse Deutung der Krankheit ihre Erklärung aus natürlichen Ursachen: „Wer gegen seinen Schöpfer sündigt, muss die Hilfe des Arztes in Anspruch nehmen" (38,15). Das geringe Interesse an einer rationalen Erklärung der Krankheitsursachen zeigt sich sogar noch im Buch der Sprichwörter, das trotz seiner Hochschätzung des alltäglichen Erfahrungswissens allein von der Weisheit Heilung erwartet (vgl. 4,22; 12,18; 13,3). Erst der Talmud schärft die Pflicht zur gesundheitlichen Hygiene und zu einer rationalen Lebensweise ein; das Vertrauen zu den menschlichen Ärzten steht nun nicht mehr in Konkurrenz zu dem göttlichen Heilungsmonopol. Die Hochschätzung der Ärzteschaft, die sich seitdem auch im Judentum ausbreitet, führt im außerbiblischen Schrifttum sogar zu dem Verbot, in einer Stadt zu leben, in der es keine Ärzte gibt (z. B. Sanhedrin 17b; vgl. dazu Dorff 1986, S. 5–39, hier: S. 9). Ohne die Abkehr von den altis-

raelitischen Ursprüngen, die das religiöse Heilungsmonopol Jahwes durchbrach, hätten jüdische Ärzte später nicht die einflussreichen Stellungen erreicht, die ihnen in der mittelalterlichen Gesellschaft offenstanden.

3.1.3 Die Grenze des alttestamentlichen Krankheitsverständnisses

Die Konzentration auf das Heilungsmonopol Jahwes hatte ursprünglich zur Folge, dass medizinische Hilfe und Linderung körperlicher Not vor allem auf kultischem Weg gesucht werden mussten. Die liturgische Begleitung des Heilungsgeschehens bestand vor allem in einem Buß- und Klageritual *vor* der Heilung und in einem Dank- und Sühneritual am Heiligtum *nach* erfolgter Heilung. Auch der Besuch der Priester beim Kranken, von dem das Buch Ijob (vgl. 32,1–22) berichtet, gehört zu den bekannten Formen kultischer Bewältigung der Krankheit. In manchen Krankheitspsalmen (Ps 32, 39, 73) wird ebenso wie im Buch Ijob jedoch bereits die Grenze dieser kultischen und religiösen Deutung sichtbar. In der Spätzeit nach dem Exil fiel es Israel offenbar immer schwerer, sich mit der überkommenen Theologie der Krankheit abzufinden, die in der Lage des Kranken ein von Jahwe gewolltes und direkt von ihm bewirktes Geschick sah. Die Unmittelbarkeit, die jede Form des Krankseins auf Gott zurückführte, ließ sich nicht mehr länger durchhalten; das traditionelle Vergeltungsdenken gab keine befriedigende Antwort mehr auf die Frage nach dem Woher und Warum der Krankheit. Das offenkundige Missverhältnis zwischen der Lebensführung eines gerechten Menschen wie Ijob und seinem beklagenswerten irdischen Lebensschicksal zeigt, dass gerade ein gläubiges Verständnis nicht jede Krankheit als von Gott geschickte Prüfung, als Läuterung oder Strafe Jahwes verstehen kann. So bleibt das Verständnis des Krankseins auf dem Boden des Alten Testaments am Ende offen. Das Zerbrechen religiöser Antworten führt zu einer Verschärfung der Frage nach dem Sinn und der Tiefe menschlichen Leidens, das sich in den äußeren Symptomen körperlicher und seelischer Krankheit nur besonders deutlich manifestiert (vgl. Scharbert 1990).

Zugleich stößt der Glaube Israels in eine zuvor unerreichte Dimension der Gotteserfahrung vor, da im Leiden Ijobs eine „Verbergungsgestalt seines Gesegnetseins als Frommer" anschaulich wird, die auf die Rätselhaftigkeit und Unverfügbarkeit des *Deus absconditus* hindeutet und so die unübersteigbare Grenze eines anthropomorphen Redens über Gott markiert (Kaiser und Mathys 2006, S. 17, vgl. auch S. 101). Aus der Infragestellung des Gottesgedankens, die alle Vorstellungen von Gott als dem Hüter einer gerechten Weltordnung und dem Garanten von Wohlergehen, Leben und Gesundheit zerbrechen lässt, erwächst aber zugleich die Ahnung einer verborgenen Nähe Gottes zum leidenden und kranken Menschen, die auf das Neue Testament vorausweist. Ijob erhält von Gott keine passgenaue Antwort auf seine bohrenden Fragen, doch wird ihm in der Zurechtweisung durch Gott eine Gewissheit zuteil, die weiterhilft, als es jede nur gedankliche Antwort je könnte, da sie trotz der Ijob verweigerten Auflösung seiner Fragen an der Zusammengehörigkeit zwischen Gott und ihm festhält. Der ewige, undurchschaubare und allmächtige Gott ist dem Menschen allzeit zugewandt; er ist in jeder Not bei ihm, auch wenn dieser das Wie und Warum seines Leids nicht zu erklären vermag. Die Reden Gottes an Ijob (38,2–40; 40,7–41) geben darauf keine Antwort; sie erläutern nicht die Zielsetzungen des göttlichen Handelns, sodass Ijob sie durchschauen könnte.

Doch erhält Ijob eine Antwort, die sein Fragen verwandelt und auf einer anderen Ebene aufgreift, mit der Ijob nicht gerechnet hat. „Im Kern besteht die Antwort Gottes nämlich darin, dass dieser sich als der schlechthin Unfassbare, Unbegreifliche und Allmächtige zeigt, der in seiner erhabenen Größe, Macht und Weisheit zwar den Horizont menschlichen Fragens und Sinnverstehens unendlich übersteigt, zugleich aber auch das menschliche Leben in all seinen Schichten – Krankheit und Not nicht ausgeschlossen – trägt und umfängt" (Brantl 2007, S. 231; vgl. auch Hagen 1999, S. 132). Der Trost, den Ijob durch die Selbstoffenbarung des geheimnisvollen Gottes erhält, besteht allein in der Erkenntnis, dass die Gemeinschaft mit Gott in aller Krankheit, aller Not und allem Elend erhalten bleibt. Dieses Wissen kann und muss Ijob genügen, denn er weiß darin mehr als er erfragt hatte: dass die Gemein-

schaft mit Gott das Höchste ist, das ein Mensch erlangen kann.

Im Ringen Ijobs mit seinem Gott deuten sich so die Konturen einer neuen Erlösungsvorstellung an, die auch aus den Erzählungen vom Leiden des Gottesknechtes (vgl. Jer 52,13–53,12) spricht und eine innerbiblische Kontinuitätslinie zu den neutestamentlichen Aussagen über das stellvertretende Leiden Jesu am Kreuz andeutet. Gott erlöst den Menschen nicht, indem er durch ein machtvolles Eingreifen in seine Schöpfung Krankheit, Tod und alle Negativität des Daseins aufhebt, sondern indem er den Menschen auch im äußersten Leid in seiner Liebe nahe bleibt, ja indem er selbst Krankheit, Tod und Leid freiwillig auf sich nimmt und so ihr Durchleiden selbst zu einem Akt erlösender Liebe macht. Wo es Menschen gelingt, das Los ihrer Krankheit in dieser Haltung anzunehmen, da wird ihr Kranksein selbst verwandelt. Die Situation der Krankheit wird dann, auch wenn die körperliche und seelische Heilung ausbleibt, zu einem existenziellen Verweis auf die erlösende und unbegreifliche Liebe Gottes, der im Kreuzestod seines Sohnes das Los aller Menschen auf sich genommen hat (vgl. dazu ausführlicher Schockenhoff 2001, S. 84 ff.).

3.2 Krankheit und Heilung im Neuen Testament

Das neutestamentliche Verständnis der Krankheit unterscheidet sich in charakteristischer Weise von der alttestamentlichen Gleichgültigkeit gegenüber dem Einzelschicksal des kranken Menschen. Die synoptischen Evangelien berichten auf Schritt und Tritt von der besonderen Vorliebe Jesu für die Kranken. Das Wort, mit dem er sich gegenüber den Pharisäern verteidigt, bezeichnet geradezu das Motto, unter dem sein ganzes Wirken steht: „Nicht die Gesunden brauchen den Arzt, sondern die Kranken" (Mt 9,12). Die Überwindung der Krankheit wird in den Evangelien als besonderes Signum der messianischen Heilszeit dargestellt (vgl. Mt 8,16; Lk 7,21), das auf den Anbruch des Reiches Gottes verweist. Die bevorzugte Zuwendung Jesu zu den Kranken ermöglicht es, die Situation des Krankseins auch in einem positiven Licht zu sehen. Diese neue Deutung, die auf dem Boden des Evangeliums erwächst, zeigt sich vor allem in drei Zügen, die über das alttestamentliche Verständnis hinausführen (vgl. dazu Seybold und Müller 1978, S. 95–126).

3.2.1 Die Krankenheilungen Jesu

Wenn die Wundergeschichten, die von Dämonenaustreibungen und anderen Heilungen Jesu handeln, auch in starkem Maß vom Glauben der nachösterlichen Gemeinde geprägt sind, so lassen sie doch keinen Zweifel daran, dass Jesus Kranke geheilt und als Exorzist gewirkt hat. Diese historische Tatsache gehört zu den zuverlässigsten Nachrichten, die uns vom Wirken Jesu überliefert sind; sie muss deshalb als der *erste* Ausgangspunkt einer biblischen Theologie des Krankseins gelten (vgl. Pesch 1970, S. 140).

Dämonenaustreibungen Die Exegese unterscheidet zwei Hauptgruppen von Heilungswundern, die untereinander fließende Grenzen aufweisen. Zur ersten Gruppe zählen die vielen *Dämonenaustreibungen*, die zum historisch sicheren Kern der Jesusüberlieferung gehören (vgl. Mk 3,27; Lk 10,18; 11,20). Diese Berichte verstehen die Krankheit der „Besessenheit" als ein Befallensein von Dämonen, die in dem Besessenen hausen und ihn völlig beherrschen. Die Erzählungen der Dämonenaustreibungen durch Jesus folgen einem bekannten literarischen Schema, das in der palästinensischen Umwelt Jesu häufig begegnet. Neu und religionsgeschichtlich singulär ist jedoch die das dämonologische Krankheitsverständnis sprengende Deutung, die Jesus selbst von seinem exorzistischen Wirken gibt. Er versteht den Sieg über die Dämonen als *Beginn der messianischen Heilszeit*, als ein eschatologisches Zeichen, das den Anbruch des Reiches Gottes verkündet. „Wenn ich mit dem Finger Gottes die Dämonen austreibe, dann ist das Reich Gottes schon zu euch gekommen" (Lk 11,20). Besonders das Lukasevangelium deutet diese Wundererzählungen als äußere Dokumentation des Sieges, den Jesus über die widergöttlichen, dämonischen Mächte errungen hat, die das Kommen des Reiches Gottes aufhalten. Mit jedem Dämon, der vernichtet wird, fällt eine der Herrschaftsbastionen Satans und wird seine Machtsphäre in dieser Welt verringert.

Das dämonologische Verständnis der Krankheit verfolgt das Ziel, eine tiefere Verfallenheit des Menschen an die Sünde als die eigentliche Wurzel seines Krankseins aufzudecken. Entsprechend verweist auch die äußere Heilung darauf, dass der Sieg Gottes bis in die letzte unsichtbare Wirklichkeit des menschlichen Daseins hinabreicht. Die äußeren Wunder dienen der sichtbaren Bezeugung, dass die innere Heilung des Menschen in der Begegnung mit dem rettenden Wort des Evangeliums bereits geschehen ist. „Diese innere Befreiung von der Sünde ist das eigentliche Wunder, das sich in dem äußeren manifestiert" (Hempel 1965, S. 299).

Heilungswunder Die zweite Gruppe der Wundergeschichten bilden die eigentlichen *Heilungswunder*, die von der Heilung tauber, blinder, aussätziger oder gelähmter Menschen berichten. In ihrem Mittelpunkt steht die heilende Wirkung, die von Jesus ausgeht und die durch körperliche Berührung (vgl. Mk 6,56) oder durch Mittel, die eine besondere Kraft ausstrahlen (z. B. den Speichel Mk 7,33 und 8,23) verstärkt wird. Das Vertrauen in die Heilungsgabe charismatischer Wunderheiler, die durch unmittelbare Berührung oder auf einem anderen Weg der Kraftübertragung hervorgerufen wird, verrät auch in diesem literarischen Schema den Einfluss hellenistischer Thaumaturgie (= Wunderheilung). Dabei fällt jedoch auf, dass von Jesus keine Heilungen unter Handauflegung und Gebet berichtet werden; charismatische Heilungsversuche unserer Tage können sich deshalb zwar auf eine urkirchliche Gemeindepraxis, aber nicht auf das historische Vorbild Jesu berufen. Das Neue der Krankenheilungen Jesu gegenüber ihren rabbinischen und hellenistischen Parallelen wird wiederum in dem engen Zusammenhang greifbar, in dem sie mit seiner Reich-Gottes-Verkündigung stehen. Sie sind sichtbare Zeichen für den Anbruch der Heilszeit, die den umfassenden Anspruch des Heils zum Ausdruck bringen, der bis in die leibliche Dimension des Krankseins hineingreift und den Menschen dort verwandelt, wo er seiner Not am sichtbarsten ausgeliefert ist.

Die Krankenheilungen Jesu dürfen daher nicht nur als bildhafte Einkleidungen oder äußere Hinzufügungen zu der eigentlichen Heilsbotschaft des Evangeliums angesehen werden. Da Jesus kraft der Sendung, die er vom Vater erhalten hat, in göttlicher

Vollmacht handelt, sind sie vielmehr selbst reale Vorzeichen des Reiches Gottes, ein unmittelbarer Hinweis auf den Anbruch der neuen Heilszeit. Die Vorwegnahme der kommenden Vollendung in der Jetztzeit des Heils, deutet sich in der Befreiung von körperlichen Gebrechen an, die mehr als nur die Aufhebung eines körperlichen Defektes ist. Vielmehr verweisen die Krankenheilungen Jesu in ihrer leiblichen Dimension auf eine umfassende „Restitution des Menschen an sich", auf eine Wiederherstellung der gefallenen Schöpfung in der neuen Welt Gottes, an der die Geheilten Anteil erhalten (Kostka 2000, S. 206).[4] Die neutestamentlichen Heilungserzählungen sind daher nicht als neutrale Berichterstattung über mirakulöse Vorgänge zu verstehen. Vielmehr soll der Nachweis, dass in den Machttaten Jesu die Schwelle zu einer neuen Zeit überschritten wird, die Geheilten selbst und alle Umstehenden, die den größeren Adressatenkreis des Evangeliums repräsentieren, zur Annahme der Reich-Gottes-Botschaft auffordern. Zugleich stellen sie die Verkündigung Jesu, sein Auftreten in Wort und Tun als Erfüllung der menschlichen Sehnsucht nach Gesundheit, Leben und Heil dar. Wie sich der Frühling durch seine Vorboten ankündigt, ja in ihnen bereits anbricht, so ereignet sich in den Krankenheilungen Jesu der leibliche Anfang des Heils, der als Rettung, als Überwindung von Not und als Entmachtung der widergöttlichen Mächte beschrieben wird, die den Menschen zu Unrecht versklaven.

3.2.2   Der Glaube der Geheilten

An einer medizinischen Diagnose oder der exakten Beschreibung des Heilverfahrens im heutigen Sinn sind die synoptischen Heilungserzählungen nicht interessiert. Ihre eigentliche Absicht, in der ein *zweiter* Grundzug der neutestamentlichen Theologie der Krankheit hervortritt, besteht vielmehr darin, dass sie im Glauben der Geheilten die menschliche Antwort auf die zuvorkommende Tat Gottes dokumentieren.

---

4   Diese Studie bietet in ihrem ersten Teil (Kostka 2000, S. 5–215) die derzeitig sorgfältigste Auswertung der biblischen Texte zum Verständnis von Krankheit, Heilung und Gesundheit.

Wenn Exegeten wie *Joachim Jeremias* diese Heilungsvorgänge als eine Art psychologischer „Überwältigungstherapie" beschreiben, dann versuchen sie eine rationale Erklärung, die unser heutiges Kausaldenken auf die psychologischen Vorgänge im Inneren des gläubigen Menschen überträgt (Jeremias 1971, S. 96). Der notwendige Zusammenhang von *Heilung* und *Glaube*, den die biblischen Wunderberichte voraussetzen, darf jedoch nicht ohne Weiteres als eine psychologische Verbindung in unserem modernen Sinn verstanden werden. Das Wort Jesu an die Tochter des Jairus oder den Blinden von Jericho „Dein Glaube hat dir geholfen" (Mk 5,34; 10,52) will die erfolgte Heilung gerade nicht psychologisch erklären. Die Heilung wird vielmehr als ein Wunder verstanden, das nur durch den Einbruch göttlicher Kraft in die körperliche Schwäche des Menschen möglich ist.

Die neutestamentlichen Wunderberichte bezeichnen den aufseiten des Kranken vorausgesetzten Glauben zwar durchweg als *pistis*, aber sie verstehen dieses Wort noch nicht in dem zugespitzten christologischen Sinn, als Bekenntnis zum Tod und zur Auferstehung des erhöhten Herrn, den es später bei Paulus hat. Sie sehen im Glauben vielmehr das Zutrauen zu einer übermenschlichen Macht, das als eine Grundhaltung menschlicher Existenz aus der Situation körperlicher Not erwachsen kann (vgl. Seybold und Müller 1978, S. 137). Weil die Krankheit den Menschen in die Todesnähe führt, in der alles menschliche Selbstvertrauen an sein Ende kommt, richtet sich die Hoffnung des Glaubens darauf, dass in der aussichtslosen Lage des Kranken durch die Kraft Gottes das eigentlich nicht mehr Mögliche doch noch geschieht. Bereits im hellenistisch geprägten Judentum verband sich diese Hoffnung mit der Gestalt des Messias. Die in ihn gesetzte Hoffnung, die Macht des Bösen, die sich in Krankheit und Leid manifestiert, in der Kraft seiner göttlichen Sendung zu überwinden, bildet den religiösen Vorstellungshintergrund, vor dem das Auftreten Jesu und seine Verkündigung in Wort und Tun zu sehen ist (vgl. Kirschläger 2005, S. 31–45, bes. 35 ff.).

Der Glaube an die messianische Sendung Jesu ist ein wichtiger Unterschied zu den Heilungen, die im Umfeld des Asklepios-Kultes berichtet werden. Die eschatologische Ausrichtung der Krankenheilungen Jesu, die den Asklepios zugeschriebenen Wundertaten fehlt, zeigt sich darin, dass sie den Glauben der Geheilten voraussetzen und bei den Adressaten dieser Erzählungen Glauben erwecken wollen. „Jesus wirkte die Heilungswunder nicht als Demonstration eigener Machtfülle, wie viele seiner zeitgenössischen Wundertäter, sondern als Bekundung des Willens Gottes, der das Heil der Menschen ganzheitlich versteht als körperliche, seelische und geistige Gesundheit" (Dörnemann 2003, S. 62). Dafür fehlt die für die antiken Heilungskulte typische spektakuläre Inszenierung des wundersamen Ablaufs der Heilung bei den Wunderheilungen Jesu völlig. Um falschen Erwartungen vorzubeugen oder eine populäre Wundersucht abzuwehren, begegnet in vielen synoptischen Heilungsberichten das Motiv, dass Jesus den Geheilten verbietet, von dem Wunder, das an ihnen geschehen ist, zu erzählen (vgl. Mk 7,36; 8,26; Mt 9,30; Lk 5,14).

3.2.3 Die Kritik am Vergeltungsdenken

Als *drittes* Charakteristikum der neuen Sicht von Krankheit und Heilung muss die *scharfe Kritik* gelten, die Jesus am *jüdischen Vergeltungsdenken* und seinen grausamen Auswirkungen auf die menschliche Situation der Kranken übt. Ihr körperliches Leiden wurde ja durch die religiöse Verurteilung noch verschlimmert, die ihre Krankheit als gerechte Strafe für frühere Sünden versteht. Es ist uns zwar kein direktes Wort Jesu gegen diese religiöse Deutung der Krankheit überliefert, aber in Lk 13,1–5 liegt uns eine Stellungnahme von ihm vor, die dem jüdischen Vergeltungsdenken in vergleichbaren Unglücksfällen den Boden entzieht.

Die Nachricht, dass Pilatus unter den galiläischen Pilgern in Jerusalem wahllos einige herausgegriffen hatte und hinrichten ließ, führte unter den Leuten zu der Frage, ob diese vielleicht besonders schwer gesündigt hätten. Ähnliche Überlegungen mögen in den Köpfen der Zuhörer Jesu herumgegangen sein, als sie vom Unglück jener 18 Menschen hörten, die beim Einsturz eines Turmes am Teich Siloach ums Leben kamen. Nach dem Bericht des Lukas, der diese beiden spektakulären Vorfälle miteinander verbindet, antwortet Jesus seinen Zu-

hörern: „Meint ihr, dass nur diese Galiläer Sünder waren, weil das mit ihnen geschehen ist, alle anderen Galiläer aber nicht? Nein, im Gegenteil: Ihr alle werdet genau so umkommen, wenn ihr euch nicht bekehrt" (13,2–5). Die johanneische Erzählung einer Blindenheilung überträgt diese Ablehnung des Vergeltungsdenkens durch Jesus später noch unmittelbarer auf die religiöse Deutung der Krankheit als einer Strafe Gottes. Jesus weist die Frage der Jünger: „Rabbi, wer hat gesündigt? Er selbst? Oder haben seine Eltern gesündigt, so dass er blind geboren wurde?" (Joh 9,2) zurück und heilt den Kranken: „Weder er noch seine Eltern haben gesündigt, sondern das Wirken Gottes soll an ihm offenbar werden" (9,3).

Die neutestamentlichen Wunderberichte leugnen keinesfalls, dass die Krankheit ihren letzten Ursprung in der Sünde der Menschen hat. Die Heilungsvollmacht Jesu ist für sie keine eigenständige thaumaturgische Kraft, sondern eng mit dem Auftrag des Menschensohnes verbunden, Menschen zur Umkehr zu rufen und ihre Sünden zu vergeben. Das Neue Testament bestreitet jedoch, dass der unheilvolle Zusammenhang von Krankheit und Sünde dem einzelnen Kranken im Sinne einer individuellen Verfehlung persönlich zugeschrieben werden kann (vgl. aber 1 Kor 11,30; vgl. dazu Amundsenn und Ferngren 1986, S. 40–64, bes. S. 45). Der Kritik Jesu geht es allerdings nicht in erster Linie um eine theoretische Leugnung des Zusammenhangs von Tun und Ergehen, der dem alttestamentlichen Vergeltungsdogma zugrunde liegt. Vielmehr deckt Jesus vor allem die unbarmherzigen praktischen Konsequenzen auf, die sich daraus für den Kranken ergeben. Die Jünger lassen sich nicht durch die Not des Kranken anrühren, sondern sie diskutieren die Frage, ob er nicht selbst schuld an seinem Elend ist! Das zeigt, welch gefährliche Auswirkungen der Vergeltungsglaube im Umgang der Menschen untereinander haben kann.

Der Versuch, Krankheit und Schuld gegeneinander aufzurechnen, verleitet dazu, sich von der Solidarität mit dem Kranken zu dispensieren. Man umgeht die Verpflichtung, ihm zu helfen, und verschafft sich selbst ein reines Gewissen, indem man den Kranken als schuldig verurteilt. Die Gesunden werden so auf billige Weise ihrer Verantwortung für die Kranken enthoben und diese in ihrer aussichtslosen Lage alleingelassen. Umgekehrt fühlt sich der Gesunde in seiner Selbstgerechtigkeit noch bestätigt, denn seine Gesundheit verweist ja nur auf sein gutes, ungestörtes Verhältnis zu Gott. Die Gefährlichkeit des Vergeltungsdenkens liegt deshalb nicht nur in der trostlosen Einsamkeit, in die sie einen Kranken verstößt, sondern auch in dem leichtfertigen Trost, den sich die Gesunden verschaffen. Wer sich von keinem besonderen Unglück betroffen sieht, der darf sich nach der verhängnisvollen Logik des Vergeltungsglaubens in der Gewissheit wiegen, kein großer Sünder zu sein und deshalb auch nicht der Umkehr zu bedürfen. Gegen diese oberflächliche Selbstgerechtigkeit der Gesunden richtet sich die Kritik Jesu an einer auf dem Vergeltungsgedanken ausgebauten moralischen Ordnung: Weil vor Gott *alle* Menschen Sünder sind, wird der Unterschied zwischen Kranken und Gesunden vor ihm bedeutungslos. Die Abwehr eines religiösen Privilegienbewusstseins der Gesunden verweist auf den zentralen Inhalt der Botschaft Jesu, dass angesichts des angebrochenen Reiches Gottes jeder Einzelne, gleichgültig, ob gesund oder krank, nur durch persönliche Umkehr gerettet werden kann (vgl. Seybold und Müller 1978, S. 105, 143 f.).

Die Bedeutung der Krankenheilungen Jesu lässt sich in drei Punkten festhalten: Sie sind *erstens* Ausdruck der besonderen Zuwendung Jesu zu den Armen, Sündern und Kranken, die er aus ihrer gesellschaftlichen Randstellung befreit und sie in die Mitte des Lebens zurückholt. Mit der neuen gesellschaftlichen Anerkennung, die sie in der heilenden Begegnung mit Jesu erfahren, ist in vielen Fällen die Aufforderung verbunden, sich der Jesusbewegung anzuschließen und in die neue Gemeinschaft der Jesusjünger einzutreten. Die leibliche und seelische Heilung des kranken Menschen verdeutlicht *zweitens* die ganzheitliche Dimension der biblischen Heilsbotschaft. Die äußere Heilung steht einer spiritualisierenden Entleerung des Heils entgegen; zudem verweist sie darauf, dass die Macht Gottes bis in die letzte Wirklichkeit des menschlichen Daseins hinabreicht. Die äußeren Wunder dienen der sichtbaren Bezeugung, dass die innere Heilung des Menschen in der Begegnung mit dem rettenden Wort des Evangeliums geschieht, die diesen in den schöpfungsgemäßen Zustand der Übereinstimmung mit Gott zurückversetzt, der durch die Sünde

gestört war. Die Krankenheilungen Jesu deuten *drittens* auf den Anbruch des Reiches Gottes und die eschatologische Neuschöpfung der Welt hin. Es geht in ihnen nicht nur um eine Restitution verlorener körperlicher Fähigkeiten oder die Wiedererlangung seelischer Gesundheit, sondern um die Beauftragung zu einem neuen Lebenswandel unter dem Zeichen der Gottesherrschaft. „In diesem Sinn bedeutet Gesundheit nicht nur die Wiederherstellung des ursprünglichen Schöpfungszustandes, sondern die Neuschöpfung des Menschen als Mitglied des Reiches Gottes, das in und mit Jesus anbricht" (Kostka 2000, S. 65).

3.2.4   Das Mitleiden mit Christus

Die besondere Zuwendung Jesu zu den Kranken führt bei Paulus zu dem Gedanken, dass sich in der Krankheit die Nähe Gottes und die Kraft des gekreuzigten Christus in besonderer Weise offenbaren. Diese Aussage entspricht der auch sonst im Neuen Testament begegnenden jüdischen Vorstellung, wonach Gott den Gerechten durch Prüfung und Leiden zur Vollendung führt; sie hat in der Theologie des Apostels jedoch einen besonderen biografischen Hintergrund. Paulus deutet darin seine eigene, offenbar chronisch gewordene Krankheit, unter der er ein Leben lang gelitten und die ihn in der Aufgabe seines Apostelamtes schwer behindert hat.

Die beiden Stellen, an denen Paulus von seiner Krankheit als der „Schwäche" des Fleisches und dem „Stachel" im Fleisch spricht (Gal 4,13–15; 2 Kor 12,7), erlauben allerdings keine exakte Diagnose im medizinischen Sinn. Die von Paulus erwähnten Augenkrämpfe und die „Schläge des Satanengels" verführten die Exegeten lange Zeit dazu, sich fachfremd als Ärzte an einem Patienten zu betätigen, der bereits seit über 1900 Jahren tot ist; sie dachten dabei abwechselnd an epileptische Anfälle, an schwere Hysterie, an Augenmigräne oder endogene Depressionen. Alle diese Vermutungen stützen sich jedoch mehr auf die Einbildungskraft der Fantasie als auf eine gesicherte exegetische Textbasis. Nur so viel scheint gewiss, dass die äußeren Begleitumstände seiner Krankheit den Galatern Gelegenheit geboten hätten, den Apostel zu verachten und vor ihm auszuspeien, wie dies vor Besessenen üblich war.

Vielleicht haben einige Gegner des Paulus sich dieses dämonologische Missverständnis seiner Krankheit zunutze gemacht und ihm seine armselige körperliche Gestalt vorgeworfen. Paulus greift diese Argumentation auf, um sie in souveräner, entwaffnender Weise umzudeuten. Was in den Augen seiner Gegner ein körperlicher Makel ist, wird ihm vor den Augen Gottes zur besonderen Auszeichnung. Er rühmt sich seiner Schwachheit, denn gerade in ihr erweist sich die Kraft Christi. Paulus überwindet die Anfechtung, die seine Krankheit für ihn persönlich und für sein Wirken als Apostel bedeutet, weil er darin eine verborgene Möglichkeit sieht, wie sich die Macht Christi angesichts seines Leidens offenbaren kann. Er schreibt den Korinthern, er habe lange darum gebetet, dass der Bote Satans von ihm ablassen und seine Krankheit ein Ende haben möge. Aber er erhielt vom Herrn die Antwort: „Meine Gnade genügt dir; denn sie erweist ihre Kraft in der Schwachheit" (2 Kor 12,9).

Aus diesem Trost zieht Paulus die Konsequenz für sein Verhalten gegenüber der Gemeinde. Seine körperliche Hilflosigkeit wird nun geradezu zur stärksten Waffe, weil sie ihm das Vertrauen der Schwachen und Kleinen erwirbt. „Viel lieber also will ich mich meiner Schwachheit rühmen, damit die Kraft Christi auf mich herabkommt. Deswegen bejahe ich meine Ohnmacht, alle Misshandlungen und Nöte, Verfolgungen und Ängste, die ich für Christus ertrage; denn wenn ich schwach bin, dann bin ich stark" (2 Kor 12,10). Als allgemeine menschliche Erfahrungsweisheit verstanden, bleibt dieser Satz eine unbewiesene Behauptung, eine leere Paradoxie, die jeder menschlichen Erwartung widerspricht und einer ideologischen Verklärung des Leidens zum Verwechseln ähnlich sieht. Paulus gelangt zu dieser Einsicht nur im Glauben an das Geheimnis Christi, der in seiner Schwachheit gekreuzigt wurde, aber nach seiner Auferweckung aus Gottes Kraft lebt (vgl. 2 Kor 13,4). Diesem Mysterium, das im Kreuz und in der Auferstehung Jesu von den Toten einen Anhalt an der geschichtlichen Wirklichkeit hat, unterstellt er sein ganzes Leben. Aus diesem Glauben heraus findet er zu einer theologischen Deutung seiner eigenen Krankheit, die in den kommenden Jahrhunderten das christliche Verständnis des Krankseins entscheidend geprägt hat.

Die Krankheit erscheint nun nicht mehr als Strafe Gottes oder als von ihm zur Läuterung geschickte Prüfung, sondern als eine ausgezeichnete Möglichkeit, der Nähe Gottes gewiss zu werden. Mit der Krankheit verbindet sich kein herausgehobener Zweck der göttlichen Pädagogik, aber in ihr weiß sich der Christ in besonderer Weise in Gemeinschaft mit dem leidenden Christus, in der auch sein eigenes Leiden Sinn erhält. Dieses wird zum Mitleiden mit Christus, das unter der Verheißung steht, auch an seiner Herrlichkeit Anteil zu erlangen (vgl. Röm 8,17). Der Gedanke des Mitleidens mit Christus wird innerhalb der neutestamentlichen Botschaft als ein Korrektiv gegenüber einem vordergründigen Verständnis der Krankenheilungen Jesu wirksam, indem er diese in die Perspektive des Kreuzes stellt. Jesus heilt die Menschen nicht nur als Wundertäter, sondern durch sein Leiden und seine „Wunden", wie es im ersten Petrusbrief (2,24) in Anspielung auf die Figur des Gottesknechtes (vgl. Jes 53,5) heißt (vgl. Brantl 2007, S. 180). Der Kolosserbrief versteht dieses Mitleiden mit dem Herrn sogar als eine Ergänzung dessen, was an dem Leiden Christi noch fehlt zum Nutzen seines Leibes, der die Kirche ist (vgl. 1,24). An die Stelle der sozialen Ausgrenzung der Kranken aus der Gemeinschaft der Gesunden tritt nun der Gedanke, dass die Leiden der Kranken für das Leben der Kirche fruchtbar werden, so wie umgekehrt deren Gebet und deren Fürbitte den Kranken hilft, ihre Krankheit zu bestehen (vgl. Mk 6,13; Jak 5,14). Diese neue soziale Integration der Kranken führte in den nachapostolischen Gemeinden zu festen organisatorischen Formen der Krankendiakonie, die innerhalb der antiken Gesellschaft schon bald als ein institutionelles Unterscheidungsmerkmal des Christentums galten.

3.3 Religiöse Deutungsmuster des Krankseins

Im Mittelpunkt der biblischen Botschaft steht nicht die Situation des Krankseins, sondern die Überwindung des Todes durch die Liebe und das neue Leben der Auferstehung. Vom Kreuz Jesu Christi und seiner Auferweckung von den Toten fällt allerdings auch ein neues Licht auf die körperliche und seelische Not des Krankseins, mit der die meisten Menschen vor dem Sterben konfrontiert sind. Die vielfältigen Antworten, die im Umkreis des biblischen Gottesglaubens auf diese existenzielle Urerfahrung des Menschen entstanden sind, beschreiben die unterschiedlichen Wege, auf denen sich gläubige Menschen dem Schicksal ihrer Krankheit stellten und ihm einen Sinn abzuringen versuchten. Die religiösen Antworten der jüdisch-christlichen Tradition entstanden in einer Zeit, in der die Allgegenwart der Krankheit zum gewohnten Erscheinungsbild des öffentlichen und privaten Lebens gehörte. Aus der Perspektive der Gegenwart führte die intensive Auseinandersetzung mit Krankheit, Schmerz und Tod deshalb häufig zu einer Verklärung des Leidens und einer mystifizierenden Überhöhung des Krankseins. Die religiösen Antworten der Vergangenheit bedürfen daher heute einer theologischen Sachkritik, die ihr Recht und ihre Grenze von der Mitte des Evangeliums her bemisst.

Die Grundaussagen der biblischen Schriften lassen sich um zwei Pole gruppieren, zwischen denen sich ein theologisch legitimes Verständnis des Krankseins bewegen muss. Danach sind die körperlichen und seelischen Krankheiten des Menschen einerseits widergöttliche Mächte, die dem Reich Gottes entgegenstehen; sie haben kein Recht auf den Menschen und widersprechen der messianischen Heilszeit, deren Anbruch Jesus verkündet. Andererseits gibt es, seitdem er am Kreuz den Tod der Gottferne gestorben ist und alle menschliche Auswegslosigkeit durchlitten hat, keine Einsamkeit, kein Leid und keinen Schmerz mehr, die ein Mensch von Gott verlassen durchleiden müsste. Diese beiden theologischen Eckdaten schreiben jeder religiösen Antwort von vornherein eine strikte Grenze vor: Eine mit dem Geist des Evangeliums übereinstimmende Deutung des Krankseins kann immer nur auf eine *individuelle Sinnfindung* im Leiden zielen, aber keine Aussagen über die *immanente Sinnhaftigkeit* der Krankheit machen. Legt man dieses Kriterium an die Typologie heutiger religiöser Krankheitsdeutungen an, so lassen sich theologisch falsche und seelsorgerlich verhängnisvolle Antworten von anderen unterscheiden, die einen Weg zur versöhnten Annahme des eigenen Todes aufzeigen können. Nach dieser Typologie wird Krankheit erstens noch immer als Strafe für begangene Sünden und als Erziehungsmittel in der Hand Gottes ver-

standen. Häufiger wird sie jedoch in einem zweiten Modell als undurchschaubares Schicksal gedeutet, das der gläubige Mensch vertrauensvoll aus Gottes Hand entgegennehmen muss. Schließlich kann er einem dritten Antworttypus zufolge in dem Gedanken Trost finden, dass er durch seine Krankheit in eine besondere Nähe zu Gott berufen ist und sein Leiden als Mitleiden mit Christus verstehen darf.

Der *erste* Versuch, die Krankheit als göttliche *Strafe für zurückliegende Schuld* zu verstehen, gilt einem aufgeklärten Glaubensverständnis als längst überwundenes religionsgeschichtliches Relikt, das auf dem Boden des Neuen Testaments kein Heimatrecht beanspruchen darf. Die Reaktion fundamentalistischer Kreise auf die steigende Zahl der Aidserkrankungen zeigt jedoch, dass solche archaischen Vorstellungen noch immer latent weiterwirken und in Phasen der Verunsicherung an die Oberfläche des gesellschaftlichen Bewusstseins gespült werden. Dabei liegt dieser vormodernen Deutung der Aidskrankheit, die in ihr nicht nur ein individuelles Krankheitsphänomen, sondern eine soziale Gefährdung der Gesellschaft sieht, durchaus eine richtige Ahnung zugrunde. Die tödliche Gefahr des HIV-Virus trifft das moderne Lebensgefühl einer aufgeklärten Gesellschaft in seinem Nerv, weil es die Illusion der Folgenlosigkeit sexueller Freiheit und die Abdrängung des Erotischen in die Sphäre privater Beliebigkeit infrage stellt (vgl. dazu Sontag 1989, S. 49, 76; Hösle 2009, S. 13–35, bes. 22 ff.). Dennoch ist es ein Missbrauch der religiösen Sprache, wenn die gesellschaftskritische Diagnose zur persönlichen Anklage wird, wie es überall dort geschieht, wo fromme Christen Aids als eine „Geisel Gottes" oder als Strafe für allgemeine „Zügellosigkeit" bezeichnen. Dies stellt nicht nur eine moralische Disqualifizierung der Aidspatienten dar, die ohne eigenes Verschulden infiziert wurden, sondern es wird auch den Opfern nicht gerecht, deren Erkrankung die Folge ihres eigenen Lebensstiles ist. Die Kritik Jesu am jüdischen Vergeltungsdenken hat einer moralischen Verurteilung des kranken Menschen jedes Recht entzogen. Auch dürfen seitdem soziale Isolation und Ausgrenzung nicht mehr unser Verhältnis zu kranken Menschen bestimmen. Vielmehr sind gerade dort Verständnis und Hilfe gefordert, wo der Kranke von seiner Umgebung stigmatisiert wird.

Die Deutung der Krankheit als Strafe für begangene Sünden setzt sich daher selbst ins Unrecht, weil sie den Kranken mit seinen Selbstzweifeln allein lässt und ihn in einer Situation äußerster Hilflosigkeit obendrein noch moralisch verurteilt. Solche Selbstzweifel begegnen als unbewusste Konflikte bei vielen schweren Erkrankungen, die den Kranken aus seiner gewohnten Lebensbahn werfen und ihn den aufdringlichen oder auch unausgesprochenen Fragen seiner Umgebung ausliefern. Warum trifft es gerade mich? Was habe ich falsch gemacht? Für welche Verfehlungen muss ich dies erdulden? Solche Ängste und Verunsicherungen können auch bei Menschen aufbrechen, die nicht besonders religiös sind oder sich selbst als ungläubig betrachten. Aufgeklärte Menschen, die eine religiöse Deutung der Krankheit als Strafe für begangene Sünden als irrational zurückweisen würden, beginnen dann in einer selbstzweiflerischen Suche nach biografischen Wurzeln zu forschen, die den Ausbruch ihrer Krankheit erklären sollen. Auch ein falsches Verständnis der psychosomatischen Medizin und ihrer Ganzheitlichkeitsvorstellungen kann zu diesem quälerischen Durchleuchten der eigenen Lebensgeschichte führen.

Wo der Seelsorger im Umgang mit Kranken auf solche Ängste und Schuldzuweisungen stößt, muss er sie behutsam aufgreifen, weil die Menschen sich solcher Gedanken meist schämen.[5] Aber er darf keinen Zweifel daran lassen, dass die Krankheit nicht von Gott zur Strafe für ein verfehltes Leben geschickt wird. Allerdings verrät diese archaische religiöse Deutung in einem entscheidenden Punkt noch eine tiefere Sicht des Krankseins als unser modernes Verständnis. Sie setzt nämlich ein umfassendes Konzept der Gesundheit voraus, das nicht nur körperliches Funktionieren meint, sondern auch die moralische Integrität und die Verantwortung für eine eigene Lebensführung in die Vorstellung vom gesunden Leben aufnimmt. Das ganzheitliche Gesundheitsverständnis und das Wissen um die psychosomatischen Entstehungsbedingungen der Krankheit dürfen jedoch nicht der Fehlhaltung Vorschub leisten, die vorgibt, das Versagen ande-

rer Menschen in ihrer Lebensgeschichte genau lokalisieren und daraus Schuldvorwürfe ableiten zu können.

Die anderen religiösen Sinndeutungen, die Krankheit als *undurchschaubares Schicksal*, als Weg *der Reifung und Läuterung* oder als *Ort intensiver Christusgemeinschaft* verstehen, zeigen dagegen einen Weg auf, der den Kranken mit seiner Krankheit versöhnen kann. Sie behaupten keine von vornherein feststehende und mit der moralischen Weltordnung übereinstimmende objektive Sinnhaftigkeit der Krankheit, sondern sie wollen den Kranken zur persönlichen Sinngebung in seinem letzten, von der Krankheit gezeichneten Lebensabschnitt anleiten. Aber auch solche Antworten, die der eigenen Deutung des Kranken aus der persönlichen Trosterfahrung seines Glaubens nicht vorgreifen, dürfen nicht vorschnell gegeben werden, weil sie sonst zur Resignation gegenüber der Krankheit verleiten können. „Es ist die Gefahr jeder religiösen Sinndeutung von Krankheit, daß sie dem Kranken zur Integration der Krankheit in das eigene Lebensgefüge verhilft, aber um den Preis, daß sie ihn gleichzeitig zur Kapitulation vor der Krankheit zwingt" (Josuttis 1975, S. 12–19, hier: S. 15). Wenn die Krankheit leichtfertig als gottgewolltes Schicksal, als Weg der Läuterung oder Prüfung durch Gott verstanden wird, kommt es zu einer ergebenen Anpassung an die Krankheit, wo Widerstand und Kampf gegen sie nötig wären. Gegenüber diesen Gefahren einer religiös motivierten Kapitulation vor der Krankheit ist nochmals daran zu erinnern: Die biblischen Aussagen bezeugen klar, dass die Krankheit zwar Macht über den Menschen, aber kein Recht auf ihn hat. Auch die Macht der Krankheit wird durch die Zeichen begrenzt, die den Anbruch der Gottesherrschaft verkünden. Deshalb hat Jesus die Menschen nicht gelehrt, den Sinn ihrer Krankheiten zu verstehen, sondern sie von ihrem Leiden geheilt, um sie für die Botschaft des Glaubens zu öffnen (vgl. nochmals Seybold und Müller 1978, S. 164 f.).

In der Theologie der Gegenwart hat insbesondere *Karl Barth* darauf hingewiesen, dass die Krankheit nicht auf der Seite Gottes steht, sondern dass Gott immer die Gesundheit des Menschen will, die er im umfassenden Sinn als die „Kraft zum Menschsein" bestimmt (KD III/4, S. 406). Weil die Krankheit nicht von Gott kommt, sondern wie der Tod

---

5   Zum Umgang mit derartigen Schuldvorwürfen in der spirituellen Wegbegleitung durch die Krankheit vgl. *Weiher* (2008, S. 226–236).

selbst „reine Unnatur und Unordnung, ein Moment des Aufstandes des Chaos gegen Gottes Schöpfung" ist, verlangt der christliche Glaube nicht Ergebung, sondern „Widerstand bis aufs Letzte" gegen die Krankheit (KD III/4, S. 417 f.).[6] Jede seelsorgerliche Begleitung eines Kranken wird deshalb zunächst immer seinen Willen zur Gesundheit und seine Widerstandskraft gegen die Krankheit zu stärken versuchen. Doch kommt die Stärkung seines Lebenswillens spätestens dort an ihre Grenzen, wo der Mensch mit einer unheilbaren Krankheit konfrontiert ist, die ihm sein Todesschicksal vor Augen führt. Auch in diesem äußersten Ernstfall darf eine religiöse Antwort dem Menschen nicht lieblos verordnet und gleichsam als die seelische Leistung abverlangt werden, die er nun als gläubiger Mensch zu erbringen hat. „Eine Sinndeutung der Krankheit kommt für eine am Evangelium orientierte Theologie nur insoweit in Frage, als sie den Kranken zur inneren und äußeren Bewältigung der Krankheit verhilft" (Josuttis 1975, S. 14). Dabei kann die Bewältigung einer unheilbaren Krankheit oder eines chronischen Leidens nur noch in ihrer inneren Überwindung bestehen, durch die der Kranke in die Freiheit des Glaubens hineinwächst, die auch die seinem Leben nunmehr verfügten Grenzen annehmen kann. Die innere Überwindung der Krankheit befreit den Menschen von falschen Erwartungen an das Leben und lässt in ihm eine Haltung der Gelassenheit und Indifferenz entstehen, die ihn zur Einsicht führt, dass auch chronische Krankheit und langes Leiden das Leben nicht sinnwidrig oder gar würdelos machen (vgl. Birkhofer 2008, S. 301 ff.; Arntz 2005, S. 55–71, bes. 70; Brantl 2007, S. 180 f.).

Zum Umgang des reifen Menschen mit der eigenen Krankheit gehört deshalb beides: der Wille zum Gesundwerden und die Bereitschaft, die dem eigenen Leben gesetzten Grenzen anzunehmen. Die Fähigkeit, Leiden zu ertragen und mit ihnen zu wachsen, gehört zu einem wirklich gesunden Leben, wenn dieses die Kraft zum Menschsein in guten und in schlechten Tagen meint. Deshalb richtet sich das Gebet des Christen primär auf die Bewahrung der eigenen Gesundheit, doch bittet er bereits in gesunden Tagen auch um den rechten Umgang mit der Krankheit, von dem *Pascal* in seinen Gebeten gesprochen hat (vgl. Schockenhoff 2001, S. 146 f.).

Der Gedanke des Kolosserbriefes, wonach wir in unserem Leiden ergänzen, was an den Leiden Christi noch fehlt (vgl. 1,24), spricht dem Leiden eine heilsame Wirkung für den Kranken und für die Kirche als ganze zu. In dieser theologischen Deutung, die das Kranksein als Teilnahme am Leiden Christi versteht, wird eine verborgene Würde des kranken Menschen sichtbar, für die das leistungsorientierte Gesundheitsideal unserer Gesellschaft blind bleibt. Angewiesensein auf fremde Hilfe und körperliche Schwäche sind nicht menschenunwürdig, sondern eine Signatur des menschlichen Lebens, die im kranken Menschen besonders deutlich wird. Die Kranken „leisten" deshalb auch an den Gesunden einen Dienst, indem sie nämlich zeigen, dass Leistungsfähigkeit nicht alles ist. Sie erfüllen geradezu eine gesellschaftlich notwendige Aufgabe, weil sie die jungen und gesunden Menschen an die Begrenztheit des menschlichen Daseins erinnern. „Kranke und behinderte Menschen leisten nämlich – was freilich nicht funktionalistisch missverstanden werden darf – einen wichtigen Dienst am Gesunden, indem sie angesichts eines tendentiell unbarmherzigen Gesundheits- und Leistungsideals moderner Gesellschaft das Bewusstsein für den wahren Wert und die umfassende Würde menschlicher Existenz wach halten" (Brantl 2007, S. 240). Wo kranke und sterbende Menschen nicht aus dem gesellschaftlichen Lebenszusammenhang ausgesiedelt sind, da stellt ihr bloßes Dasein einen heilsamen Protest gegen die unheilige kultische Allianz von Gesundheit, Schönheit und Jugendlichkeit dar, die den Menschen vergessen lässt, worin seine Würde besteht: dass er nämlich als endliches Wesen in seinen Grenzen leben darf.

In der Glaubensgemeinschaft des Volkes Gottes gewinnt das Leben der Kranken für die Gesunden noch eine tiefere Bedeutung. Das Beispiel der Kranken stärkt den Glauben der ganzen Kirche, weil sie sichtbar machen, was das Vertrauen auf Gott und seine Gnade vermag. Sie erinnern den Gesunden daran, dass auch er nur in seiner Schwachheit

---

6   Zur spannungsvollen Dialektik von Widerstand und Ergebung gegenüber der Krankheit vgl. *Körtner* (2009, S. 526–542, bes. 539 ff.).

stark ist, weil er der Hilfe Gottes im Grunde genauso bedarf, wie der kranke Mensch in seiner äußeren Hilflosigkeit. Eine theologische Grenze dieser christlichen Sinngebung des Krankseins ist jedoch dort erreicht, wo aus den Leiden Christi ein eigenständiger Sinn aller Krankheiten abgeleitet wird. Der Gedanke des Mitleidens mit Christus ist vor der Gefahr einer religiösen Überhöhung der Krankheit nicht geschützt; er darf vor allem nicht so verstanden werden, als entspreche die Krankheit in besonderer Weise dem Willen Gottes oder als sei sie gegenüber dem gesunden Leben die bessere Möglichkeit, sich dem Willen Gottes zu ergeben.[7] Der Christ will seinem Schöpfer auch in der Situation des Krankseins gehorsam sein, aber dieser Gehorsam gewinnt seinen Wert nur daraus, dass er den Willen Gottes schon zuvor zur Richtschnur seines Lebens gemacht hat. Wenn die Krankheit und das Sterben als letzte Grenze zum Leben selbst gehören, dann kann auch ihre Bewältigung durch den Glauben nur der Ernstfall der Haltung sein, in der ein Christ das ganze Leben hindurch seinen Glauben, seine Hoffnung und seine Liebe zu leben versucht. Die Krankheit ist dann nicht mehr nur der Verlust der Gesundheit oder die Gefährdung des Lebenssinnes, sondern sie wird dem Menschen zur „Etappe auf dem Weg zu seiner letzten Bestimmung" (von Weizsäcker 1987, S. 401), der gerecht zu werden auch der gesunde Mensch ein Leben lang versuchen muss.

---

7   Die Aussagen des „Grünen Katechismus" aus dem Jahr 1955 belegen, wie leicht die katechetische Sprache einem solchen Missverständnis erliegen kann: „Gott läßt Leid über uns kommen, um uns dadurch *zum Heile zu führen.* Bei allem hat Gott eine heilige Absicht, auch wenn wir sie nicht verstehen. Gott will uns durch das Leid dazu führen, daß wir uns *vom Bösen bekehren.* Das Leid kann eine heilsame Strafe sein, durch die wir zur Erkenntnis unserer Schuld kommen sollen. Gott schickt uns auch Leid, um uns zu *läutern,* wie man Gold im Feuer läutert. Durch Krankheit, Armut und andere Mühsal will er uns von Fehlern und Unvollkommenheiten reinigen. Gott läßt Leid auch dazu über uns kommen, daß wir uns *im Guten bewähren.* Das Leid ist gleichsam eine Prüfung: Wir sollen zeigen, daß wir auch im Leiden Gottes heiligen Willen erfüllen. Wenn wir das Leiden gottergeben tragen, werden wir Christus ähnlich … Christus hat durch sein Leiden und Sterben die Sünden der Welt *gesühnt.*" Vgl. dazu die kritischen Anmerkungen von *Kramer* (1992, S. 121–133, bes. 126 f.).

Literatur

Amundsenn DW, Ferngren GB (1986) The Early Christian Tradition. In: Numbers RL, Amundsen DW (Hrsg) Caring and Curing. Health and Medicine in the Western Religious Tradition. University Press, New York, London

Arntz K, Medizinische Prävention und ignatianische Indifferenz (2005) Zwei Alternativen aus theologisch-ethischer Sicht zum gegenwärtig vorherrschenden Gesundheitsverständnis. In: Lederhilger SJ (Hrsg) Gott, Glück und Gesundheit. Erwartungen an ein gelungenes Leben. Peter Lang. Europäischer Verlag d. Wissenschaften, Frankfurt a. M.

Baltes D et al (2008) Heil im Hier und Jetzt. „Gesundheitsreligion" als Substitut christlich-religiöser Heilserwartung? In: Schäfer D (Hrsg) Gesundheitskonzepte im Wandel. Franz Steiner Verlag, Stuttgart

Birkhofer P (2008) Ars moriendi – Kunst der Gelassenheit. Lit-Verlag, Berlin

Brantl J (2007) Entscheidung durch Unterscheidung. Existentialethik als inneres Moment einer medizinischen Ethik in christlicher Perspektive. Lit-Verlag, Münster

Dorff EN (1986) The Jewish Tradition. In: Numbers RL, Amundsen DW (Hrsg) Caring and Curing. Health and Medicine in the Western Religious Tradition. University Press, New York, London

Dörnemann M (2003) Krankheit und Heilung in der Theologie der frühen Kirchenväter. Möhr Siebeck Verlag, Tübingen

Ebstein W (1965) Die Medizin im Alten Testament. Fritsch W., München

von Engelhardt D, Schipperges H (1980) Die inneren Verbindungen zwischen Philosophie und Medizin im 20. Jahrhundert. Wissenschaftliche Buchgesellschaft, Darmstadt

Hagen T (1999) Krankheit – Weg in die Isolation oder Weg zur Identität. Theologisch-ethische Untersuchungen über das Kranksein. Pustet, Regensburg

Hempel J (1965) Heilung als Symbol und Wirklichkeit im biblischen Schrifttum. Vandenhoeck & Ruprecht, Göttingen

Honecker M (2006) Gesundheit, Heil, Heilung. In: Lee-Linke SH (Hrsg) Heil und Heilung. Erfahrung im Glauben und Leben. Lembeck, Frankfurt a. M.

Hösle V (2009) Inwieweit ist man dafür verantwortlich, sich über sich selbst zu informieren? In: Alkier S, Dronsch K (Hrsg) HIV/Aids. de Gruyter, Berlin

Janowski B (2006a) „Heile mich, denn ich habe an dir gesündigt!" (Ps 41,5). Zum Konzept von Krankheit und Heilung im Alten Testament. In: Karle I, Thomas G (Hrsg) Krankheitsdeutungen. Neukirchener Verlag, Neukirchen-Vluyn

Janowski B (2006b) Konfliktgespräche mit Gott. Eine Anthropologie der Psalmen, 2. Aufl. Neukirchener Verlag, Neukirchen-Vluyn

Jeremias J (1971) Neutestamentliche Theologie, 1. Teil: Verkündigung Jesu. Gütersloher Verlagshaus, Gütersloh

Josuttis M (1975) Zur Frage nach dem Sinn der Krankheit. Wege zum Menschen 27: S 12–19

Kaiser G, Mathys H-P (2006) Das Buch Hiob. Dichtung als Theologie. Neukirchener Verlag, Neukirchen-Vluyn

3

Karle I (2009) Die Sehnsucht nach Heil und Heilung in der kirchlichen Praxis. In: Karle I, Thomas G (Hrsg) Krankheitsdeutung in der postsäkularen Gesellschaft. Theologische Ansätze im interdisziplinären Gespräch. Kohlhammer, Stuttgart

Kirchschläger W et al (2005) Leid und Krankheit in der neutestamentlichen Verkündigung. In: Schockenhoff E (Hrsg) Medizinische Ethik im Wandel. Grundlagen – Konkretionen – Perspektiven. Schwabenverlag, Ostfildern

Körtner UHJ (2009) Leiden – Grenzen des Verstehens. In: Karle I, Thomas G (Hrsg) Krankheitsdeutung in der postsäkularen Gesellschaft. Theologische Ansätze im interdisziplinären Gespräch. Kohlhammer, Stuttgart

Kostka U (2000) Der Mensch in Krankheit, Heilung und Gesundheit im Spiegel der modernen Medizin. Eine biblische und theologisch-ethische Reflexion. Lit-Verlag, Münster

Kramer H (1992) Gesundheit und Krankheit. In: Gründel J (Hrsg) Leben aus christlicher Verantwortung. Ein Grundkurs der Moral III. Patmos-Verlag, Düsseldorf

Pesch R (1970) Jesu ureigene Taten? (QD 52). Herder, Freiburg i. Br.

Scharbert J (1990) Art.: „Krankheit". TRE XIX:680–683

Schockenhoff E (2001) Krankheit – Gesundheit – Heilung. Wege zum Heil aus biblischer Sicht. Pustet, Regensburg

Seybold K, Müller U (1978) Krankheit und Heilung. Kohlhammer, Stuttgart

Sontag S (1989) Aids und seine Metaphern. Hanser, München

Weiher E (2008) Das Geheimnis des Lebens berühren. Spiritualität bei Krankheit, Sterben, Tod. Kohlhammer, Stuttgart

von Weizsäcker V (1987) Gesammelte Schriften Bd. VI,. Suhrkamp, Frankfurt a. M.

Die psychoonkologische Dimension als dynamischer Prozess der Heilung

Carola Riedner

A. Büssing, J. Surzykiewicz, Z. Zimowski (Hrsg.), *Dem Gutes tun, der leidet,*
DOI 10.1007/978-3-662-44279-1_4, © Springer-Verlag Berlin Heidelberg 2015

4

Die Gesellschaft tut sich schwer, mit Krankheit und vor allem dem Leid durch die Krankheit umzugehen. Freundschaften oder, wie es heute heißt, soziale Netzwerke werden auf den Prüfstand gestellt durch eine Krankheit eines einzelnen Leidenden. Nicht nur der Leidende selbst ist konfrontiert durch die Krankheit und das Leid mit der Endlichkeit, sondern auch sein ganzes Umfeld, die Familie, aber auch Freunde, Arbeitskollegen, eben die Gesellschaft als solches. Seit 2012 heißt es, dass es in jeder Familie einen Krebspatienten gibt, damit betrifft uns diese Diagnose alle. Durch die zunehmende Überalterung unserer Gesellschaft werden die Krebserkrankungen noch weiter zunehmen.

- Wie sieht ein Leben mit dieser Diagnose in der normalen Gesellschaft aus?
- Wie gehen wir als Gesellschaft mit der zunehmenden Anfrage an Beeinträchtigungen durch Krankheit und Leid um?
- Wie sieht eine Begleitung von Menschen mit Leid und Krankheit aus?
- Wie gehen wir mit Patientenverfügung um?
- Wie gehen wir mit der Frage nach assistiertem Suizid um?
- Wir wollen offen über diese Fragen diskutieren und uns austauschen.

Die Besonderheit unheilbar kranker, leidender Patienten (z. B. bei einer Diagnose Krebs) besteht darin, dass diesen durch einen langen Krankheitsverlauf viel Zeit bleibt, sich mit dem nahenden, lebensgeschichtlich oft sehr frühen Tod aktiv auseinanderzusetzen. Ob diese Zeit für den einzelnen Menschen ausreichend lang ist, und ob diese Auseinandersetzung zu großer Angst oder zu großer innerer Ruhe führt oder als Bereicherung erlebt wird, ist indes so unterschiedlich und individuell wie die Persönlichkeit und der Lebenslauf jedes Einzelnen.

Insbesondere im Verlauf von Krebserkrankungen gibt es aber nicht nur die progrediente Verschlechterung des Zustandes eines Patienten bis zum Siechtum, sondern auch plötzliche, zu diesem Zeitpunkt nicht vorhersehbare Todesfälle durch Infektionen, Embolien, Blutungen, fulminant fortschreitende Krankheitsverläufe mitten in einer vermeintlich stabilen Erkrankungssituation. Dieses jähe Ende wird dann trotz langer vorheriger Krankheit als unerwartetes Ereignis wahrgenommen.

4.1 Auseinandersetzung mit der Krankheit ist ein dynamischer Prozess

Es ist sinnvoll, die seelisch-geistige Auseinandersetzung, die der unheilbar kranke Leidende mit sich selbst, mit seiner Familie, mit seinen Ärzten und mit seinem Pflegepersonal von Beginn der Konfrontation mit dem Kranksein an führt, als einen dynamischen Prozess aufzufassen. Dieser gibt sich sowohl in einigen prägnanten Verhaltensweisen zu erkennen, was zu einer Fünf-Phasen-Einteilung Anlass gab (Kübler-Ross 2001), als er auch unter dem Aspekt von subjektiv verschieden stark erlebten Konflikten, die mit spezifischen Befürchtungen in Zusammenhang stehen, zu betrachten ist.

❯❯ **Es ist ausdrücklich zu betonen, dass der phasenhafte Verhaltensablauf nicht auf einer überindividuellen Gesetzmäßigkeit basiert und deshalb auch nicht dazu verleiten sollte, als stereotyp angewandtes Konzept den individualisierenden Umgang mit dem Patienten zu verstellen oder gar zu ersetzen. Zu berücksichtigen ist außerdem die enge Wechselwirkung aller an der Interaktion mit dem Kranken beteiligten Personen.**

4.2 Krankheit als Chance

In der Begleitung unheilbar krank Leidender erlebt der sensible Beobachter und Begleiter aber auch immer wieder Entwicklungen in der Krankheitsverarbeitung hin zu positiven Bilanzen, Veränderungen von Perspektiven, Belebung von scheinbar festgefahrenen Beziehungsstrukturen.

❯❯ **Die durch die lebensbedrohliche Krankheit hervorgerufene Krise wird von vielen Betroffenen auch als Herausforderung, Chance und Bereicherung um eine wichtige Dimension besonderer Lebensintensität erlebt.**

4.3   Krankheit als Krise

Die existenzielle Bedrohung durch den nahenden Tod durch eine unheilbare Krankheitsdiagnose führt viele Menschen in eine tiefe Sinnkrise. Darin sind Ängste und Unsicherheiten allgegenwärtig. Diese stellen häufig eine große Hürde in der Kommunikation mit den Patienten dar.

Seitens der Betreuer kann aber versucht werden, eine Situation zu schaffen, in der Fragen geklärt und Perspektiven gewandelt werden können. Das bedeutet zunächst, einen Raum entstehen zu lassen zugunsten eines *neuen Bewusstseins für das Leben*, in dem sich die individuellen Antworten entwickeln können. Dieser Raum benötigt vor allem *Zeit, Zuwendung und Bereitschaft zur Offenheit*.

Die Ausweglosigkeit einer palliativen Krankheitssituation wird offensichtlich durch die fortschreitenden Zeichen der Erkrankung, die eine weitere Verleugnung unmöglich machen: Verlust bestimmter Körperfunktionen, die Unfähigkeit, Beziehungen aufrecht zu erhalten, und die Rollenveränderungen in den sozialen Gefügen. Das kann dazu führen, dass die Angst oder auch die Tatsache, anderen zur Last zu fallen, die Patienten in eine Sackgasse tiefer Isolation und Hoffnungslosigkeit treibt.

4.4   Trauer und Depression sind zu unterscheiden

Trauer ist die verständliche Konsequenz des Erkennens der Sorgen um den Tod, vor dem Sterbeprozess, um die bevorstehende Trennung von geliebten Menschen und die Belastung für die Familienmitglieder. Ein Teil der existenziellen Sorge ist die Erkenntnis, dass man alles, was Leben bedeutet, und alle, die man liebt, verlassen muss. Das verursacht starke Trauer über den kommenden Verlust.

> **Diese Gefühle anzuerkennen und auszusprechen, ist tröstend sowohl für den Patienten wie für die Familie.**

Es ist wichtig, diese Trauer, die mit dem Verlust verbunden ist, von einer Depression zu trennen. Depression stellt eine zusätzliche Belastung dar, die es schwierig macht, die Trauer und die oft auf-

tauchenden Emotionen zu bewältigen; Depression lässt grundlose Schuldgefühle, selbstmörderische Verzweiflung und die Unfähigkeit, sich an irgendwelchen Aktivitäten zu erfreuen, aufkommen.

Der Ausgang der Debatte um assistierten Suizid oder aktive Sterbehilfe hängt zum erheblichen Teil davon ab, ob die Behandelnden bereit und fähig sind, *Depressionen zu erkennen und zu behandeln*. Die Vorstellung, dass es in diesem Stadium normal sei, depressiv zu sein, und es dafür keine Behandlung gäbe, ist schlichtweg falsch. Es ist normal, in Anbetracht des bevorstehenden Abschieds zu trauern und Ängste sowie Unsicherheiten zu empfinden, aber eine manifeste Depression ist demgegenüber etwas anderes: Sie äußert sich in dem Gefühl der Isolation, dem Verlust der Fähigkeit, sich auch nur über eine simple Kleinigkeit zu freuen, in extremer Erschöpfung, einer niedergeschlagenen Stimmung, die anhält, was immer auch geschieht, oder in der Unfähigkeit zu essen oder zu schlafen. Diese Symptome erfordern sorgfältige Beurteilung und entsprechende Behandlung.

4.5   Verlust der Selbstständigkeit

Schwere körperliche Erkrankung geht vielfach mit Funktionsverlusten und Defiziten auf allen Ebenen einher. Sowohl unsere körperliche als auch unsere soziale Leistungsfähigkeit und Funktionalität ist, solange Gesundheit besteht, überwiegend unserem Willen, unserer autonomen Selbstbestimmung unterworfen. Aufgrund von Krankheit entsteht für die einfachsten Anforderungen des täglichen Lebens Abhängigkeit von anderen, z. T. fremden Menschen. Die Kontrolle über die Körperfunktionen geht möglicherweise verloren, die soziale Identität wird infrage gestellt oder aufgehoben, die kognitiven Fähigkeiten sind durch Erkrankung und Medikamente nicht selten erheblich eingeschränkt. Vor allem aber das subjektive Erleben der noch verbleibenden Kraft oder auch anderer Fähigkeiten und Fertigkeiten ist von Tag zu Tag, sogar innerhalb eines Tages extremen Veränderungen unterworfen. Diese *narzisstischen Kränkungen* müssen zunächst verarbeitet werden und münden häufig in Gefühlen der Wut und der Verzweiflung. Auch aus solchen Situationen hoffnungslosen *Autonomieverlustes* und der begleitenden Depression entsteht nicht selten der *Wunsch nach aktiver Sterbehilfe* (Breitbart et al. 2000; Kahn et al. 2003; Rosenfeld und Breitbart 2000).

Neben konkreten Ängsten vor Schmerzen, vor Ersticken, vor Alleinsein, vor der „Reise in das Unbekannte danach", neben der Sorge um die Familien treten manchmal allerdings auch unkontrollierbare Angst- und Panikgefühle auf, die für den Patienten einen enormen Leidensdruck erzeugen. Diese sollten erkannt und unbedingt behandelt werden (Bausewein 2010).

Symptome wie Schlaflosigkeit, Lustlosigkeit, Traurigkeit und Verwirrung sind ebenfalls behandelbar; sie zu kontrollieren, bewahrt die Identität des Patienten, was wiederum eine spürbare Erleichterung für die Angehörigen darstellt (Bausewein 2010).

❯ **Oft handelt es sich um eine echte Depression zusammen mit ihrer trostlosen Ergänzung, der Hoffnungslosigkeit.**

4.6   Hoffnung geben

❯ **Allein die Hoffnung darf niemals aufgegeben werden.**

Es gilt der Hoffnung realisierbare Ziele zur Verfügung zu stellen. Äußerungen, wie „Wir können nichts mehr für Sie tun", müssen demzufolge aus dem Sprachschatz eines jeden Arztes gestrichen werden. Es kommt nämlich vielmehr darauf an zu kommunizieren, was mit welchem Ziel betrieben wird. In der letzten Lebensphase eines Kranken geht es demzufolge um konkrete *Therapiezieländerungen* (Bausewein 2010; Borasio et al. 2003), die freilich in Absprache mit dem Patienten und/oder seinen Angehörigen festgelegt werden müssen. Der Patient muss wissen, dass die Symptomkontrolle mit dem Ziel des größtmöglichen Wohlbefindens ein wesentlicher Teil seiner Behandlung ist, folglich mit voller Kraft angestrebt wird.

Ein Beispiel aus der Beratungstätigkeit.
Eine mitte-70-jährige Patientin hat seit Kindheit eine Hepatitis C Infektion, die sie wohl durch Blutübertragung, wegen heftigen Menstruationsblutungen bekommen hat. Sie wusste dies nicht, ihre Eltern sind früh gestorben und sie ist bei Pflegeeltern auf einem Bauernhof aufgewachsen und sehr schlecht behandelt worden. Später hat sie selber eine Familie gegründet und drei Kinder bekommen. Ihre Tochter ist auch Hepatitis C pos. Sie wurde als Erste als junge Frau diagnostiziert und behandelt. Anschließend wurde die Mutter durch die Kontakte der Tochter auch behandelt. Allerdings schlug die Behandlung bei der Mutter nicht so gut an, die Erkrankung schritt weiter fort und es wurde ein Leberkrebs daraus, der erst operiert, dann chemotherapiert wurde. Jetzt bleibt nur noch eine Lebertransplantation. Der Ehemann der Patientin hat einen Krebs der Lunge durch Asbestexposition am Arbeitsplatz. Die Patientin selbst hat eine stark ausgeprägte Angststörung seit ihrer Kindheit. Zum gemeinsamen Therapiezielgespräch habe ich alle aus der Familie eingeladen, Patientin, Ehemann, Tochter und Sohn (sind die Bevollmächtigten in der Patientenverfügung). Es war ein sehr offenes Gespräch, in dem erst die Patientin und dann die Kinder ihre Sichtweise über die Erkrankung und Situation der Mutter darstellten und zuletzt der Ehemann. Es wurde viel über Ängste, Sorgen und auch Schuld gesprochen und der Ehemann konnte es zum Schluss ganz gut auf den Punkt bringen: „Meine Frau darf ganz für sich entscheiden, ob sie die Lebertransplantation machen lassen möchte oder nicht. Es ist ihr Weg wir unterstützen sie, egal wie sie sich entscheidet". Auch der behandelnde Arzt konnte gut zu diesem Gesprächsergebnis zustimmen.

Literatur

Bausewein C (2010) Leitfaden Palliativmedizin, Tumorschmerz, 4. Aufl. Urban u. Fischer Verlag, München und Jena

Borasio GD, Putz W, Eisenmenger W (2003) Verbindlichkeit von Patientenverfügungen gestärkt. Dt Ärzteblatt 100:2062–2065

Breitbart W, Rosenfeld B, Pessin H, Kaim M, Funesti-Esch J, Galietta M, Nelson CJ, Brescia R (2000) Depression, hopelessness, and desire for hastened death in terminally ill patients with cancer. JAMA 284(22):2907–11

Kahn MJ, Lazarus CJ, Owens DP (2003) Allowing Patients to die: Practical, Ethical and Religious Concerns. JCO 21(15):3000–3002

Kübler-Ross E (2001) Interviews mit Sterbenden. Droemer Knaur, München

Rosenfeld B, Breitbart W (2000) Physician-assisted suicide and euthanasia. N Engl J Med 343(2):151–13 (author reply 151–3)

Sichtweisen zu Leid und Kranksein

Thomas Wertgen

A. Büssing, J. Surzykiewicz, Z. Zimowski (Hrsg.), *Dem Gutes tun, der leidet,*
DOI 10.1007/978-3-662-44279-1_5, © Springer-Verlag Berlin Heidelberg 2015

5.1 Wie werden Leid und Kranksein gesehen?

Der Begriff „Leid oder Leiden" ist heute weniger in unserem üblichen Sprachgebrauch, eher sprechen wir von „Kranksein". Dabei bedeutet Kranksein häufig eine Zeit des Produktionsausfalls und gleichzeitig eine Zeit einer körperlichen Fehlfunktion. Die Medizin hat dann die Aufgabe der möglichst schnellen und heutzutage immer mehr auch der kostengünstigen Reparatur.

Aus der evolutionären Perspektive gibt es keine genetische Norm bzw. einen „Idealtyp". Die Erkenntnis, dass kein Mensch stets vollendet gesund sein kann, ist zwar lange bekannt und gleichzeitig wenig verbreitet. Genetische Variationen sind evolutionäre Bestimmungsfaktoren; Krankheit, Leiden oder Gebrechen sowie der Tod sind Teil der Normalität des Lebens. In unserer Gesellschaft sind diese genannten Zustände oberflächlich nicht präsent. Die modernen Tempel der Schulmedizin diagnostizieren und therapieren ökonomisch und juristisch korrekt stets auf dem neuesten Stand der Wissenschaft in immer kleineren Subsegmenten der einzelnen Fachgebiete. Soweit zur evolutionären Perspektive der „Spitzenmedizin".

5.1.1 Definition der WHO

Die WHO definierte bekanntermaßen vor mehreren Jahrzehnten Gesundheit als den „Zustand vollkommenen körperlichen, geistigen und sozialen Wohlbefindens und nicht nur das Fehlen von Krankheit und Gebrechen". Kritisch wurde oft bemerkt, dass diese Gesundheitsdefinition nahezu alle Menschen krank macht und der Begriff des Wohlbefindens zu unpräzise sei. Positiv ist anzumerken, dass diese Definition eine Zielvorstellung über einen idealtypischen Zustand ist.

5.1.2 Definition aus soziologischer Sicht

Aus soziologischer Sicht wird Gesundheit als der Zustand optimaler Leistungsfähigkeit des Individuums für die wirksame Erfüllung der Rollen und Aufgaben, für die es sozialisiert worden ist, gesehen. Bemerkenswert ist hier die Wortwahl „es". Hier könnte abweichendes Rollenverhalten bereits als krank definiert werden. Die Krankenrolle ist mit bestimmten Erwartungen verbunden (z. B. der Verpflichtung, sich behandeln zu lassen, oder der Entbindung von beruflichen Anforderungen). Über viele Jahrhunderte haben sich die Vorstellungen von Gesundsein und Kranksein gewandelt, und dies sicherlich nicht nur durch neue wissenschaftliche Erkenntnisse. Der Einfluss der gesellschaftlichen Vorstellungen ist ebenfalls vorhanden. Zudem finden häufig Wertungen einzelner Krankheitsbilder statt. Auch Vorwurfshaltungen und mögliche Schuldzuweisungen des Einzelnen sowie seines Umfeldes sind von Bedeutung. Zudem spielen Attributionsfehler im Sinne von unzulässigen Kausalverknüpfungen eine Rolle. Bedeutsam ist ebenfalls die eigene Haltung zum aktuellen und prognostizierten (also vorhergesagten oder vorhergedachten) Gesundheitszustand.

> ❯ Die Sichtweisen zu Leid und Kranksein sind daher von sehr differenten Vorgängen geprägt. Das bio-psycho-soziale Modell trägt diesen Sichtweisen sowie der menschlichen Individualität Rechnung und berücksichtigt gleichzeitig noch nicht die spirituelle Ebene (Siegrist 2005; von Uexküll 2003).

5.2 Wie begegnen sich Glaube und Medizin?

Im ersten Ansatz liegt es nahe festzustellen, dass es sich hier um zwei Welten handelt. In früheren Zeiten war diese Begegnung geradezu selbstverständlich, wenn nicht sogar als systemimmanent zu bezeichnen. Krankheit wurde oft als Folge der Sünde oder eine von Gott gesandte Versuchung betrachtet. Krankheit war die Strafe Gottes bereits im irdischen Leben verursacht durch menschliches Fehlverhalten. Sie war Buße und Prüfung Gottes und musste als solche angenommen werden.

In vielen Weltreligionen finden sich verbindende Elemente zur medizinischen Welt. Hier sind in erster Linie Hygienemaßnahmen, wie z. B. Reinheitsgebote, zu nennen und Regeln für die Lebensführung. Das Fasten hat dabei eine besondere Bedeutung im Sinne von Begrenzung und innerer Reinigung. Der Islam kennt konkrete Speise- und Hygienevorschriften im Koran. Die sogenannte Prophetenmedizin beinhaltete Anweisungen zur gesunden Lebensführung. Hervorzuheben sind in diesem Zusammenhang bereits definierte Formen der Heilbehandlung sowie der im Vergleich zu Europa hohe medizinische Erkenntnisstand; auffallend auch eine frühe inhaltliche Auseinandersetzung mit medizinischer Ethik. Generell sind auch umfassende weitere Regelungen des Lebens, beispielsweise in zeitlicher Sicht, zu nennen (z. B. Sabbatruhe, Feste als markante Punkte im Jahr etc.).

Im Buddhismus wird ein ganzheitlicher Ansatz verfolgt mit dem Ziel der Harmonisierung des Menschen mit sich selbst und seiner Umwelt. Diese Formulierung deckt sich vollständig mit einem der Grundaxiome der heutigen psychosomatischen Medizin wie sie Thure v. Uexküll (2003) formulierte. Im Buddhismus sind weiterhin ein bewusstes und selbstverantwortliches Handeln wichtig neben einer liebevollen und mitleiderfüllten Zuwendung zu allen Wesen. Meditation soll der Weg zur Befreiung von selbsterschaffenen Verstrickungen sein – auch dies ein durchaus modern zu nennender Ansatz.

Bemerkenswert ist, dass in Afrika die Verbindung zu einer heilen Urzeit durch Riten für die Gegenwart wirksam werden soll. Dabei hat das Verhalten des Einzelnen zu seiner Umwelt und zu Gott einen hohen Stellenwert. Ein vergleichbares Wort wie in unserem Sprachgebrauch „Gesundheit" ist in den zahlreichen afrikanischen Dialekten nicht zu finden. Stattdessen wird dieser Seinszustand umschrieben mit Frieden, Ganzheit, Glück, Kraft, Leben, Reinheit oder Segen.

Auch der katholische Glaube richtet sich nach einem ganzheitlichen Ansatz aus. Rituale im Zusammenhang mit Gesundheit auf verschiedenen Ebenen sind der Ablass für das Seelenheil, das Beten um Gesundheit und die Krankensalbung. Fasten ist ebenfalls ein Element zur Förderung von seelischer und körperlicher Gesundheit. Hier ist auch die Wallfahrt zu nennen. Dabei vereinigen sich gesundheitsfördernde Elemente wie spirituelle Ausrichtung, Gemeinschaft, Abstand zum Alltag und (meist) körperliche Anstrengung.

5.2.1 Ganzheitlicher Ansatz auch heute noch?

Häufig ist es so, dass Glaube und Medizin zwei verschiedene Welten sind – hier die theologische, dort die naturwissenschaftliche. Neben der wissenschaftlichen Tatsache, dass ein großer Teil des medizinischen Wissens im Kern Glaubenssätze sind, gehört die Spiritualität zum Menschen. Und ein ganzheitlicher Ansatz muss dieser Tatsache Rechnung tragen. Patienten haben einen Anspruch darauf, dass auch dieser Teil ihrer individuellen Welt berücksichtigt wird. Evangelium ist frohe Botschaft. Gaudete sollte mit „freuet euch" übersetzt werden – und nicht mit „fürchtet euch nicht".

Zum Abschluss dieser Gedanken ein Zitat von Thomas v. Aquin: „Gesundheit ist weniger ein Zustand als eine Haltung, und sie gedeiht mit der Freude am Leben."

5.3 Was macht uns krank?

Bis etwa zum 17. Jahrhundert galt die Medizin als Heilkunst. Entdeckungen in der Physik und Mathematik bewirkten in diesem Zeitraum ein Umdenken hin zur Naturwissenschaft. Man war der Überzeugung, alles erklären und verstehen zu können, – ein Eindruck, den die moderne technisierte Schulmedizin auch heute noch gerne bei bestimmten Patienten hervorruft. Zu dem o. g. Zeitpunkt gipfelte diese Vorstellung u. a. in dem Ausspruch von Sir Isaac Newton: „Die Mathematik ist die Sprache Gottes". Das Philosophicum als Zwischenprüfung in der Medizin konnte sich übrigens noch bis zum 19. Jahrhundert behaupten – dann wurde diese Zwischenprüfung zum Physikum.

5.3.1 „Krankmacher" aus unterschiedlichen Sichtweisen

In der Gegenwart werden zunehmend differenziertere Sichtweisen zu dem Thema der „Krankmacher" bedeutsam. Hurrelmann (1999) – ein führender Gesundheitswissenschaftler in Deutschland – sagt: „Was als krank gilt, entscheidet jede Gesellschaft vor dem Hintergrund ihrer kulturellen Wertvorstellungen" (Hurrelmann 1999). Die gesellschaftliche Ebene ist auch nach Auffassung von Mühlum (1997) kulturell prägend für individuelle Vorstellungen. Er führt aus, dass ein kultureller Kontext wahrnehmungsprägend und handlungsleitend wirkt, wobei lebensgeschichtliche Verfestigungen zu Beziehungsmodalitäten und Denkgewohnheiten stattfinden. Dabei handele es sich um ein dialektisches Antwortspiel zwischen persönlicher Erfahrung, sozialer Kommunikation, zwischen Gelebtem und Gedachtem sowie zwischen individuellen und kollektiven Lebensinterpretationen.

Ein weiterer Aspekt ist die systemtheoretische Betrachtungsweise (Baecker 2002; Hurrelmann 1999; von Schlippe 2003). In Systemen bestehen Regeln. Wenn wir versuchen uns in die Rolle eines Systembeobachters zu begeben, so könnten wir Beschreibungen geben, die uns veranlasst haben Rückschlüsse darauf zu ziehen, wie sich die Mitglieder des beobachteten Systems geeinigt haben, ihre Wirklichkeit zu definieren und welches Verhalten für sie adäquat ist. Mit dieser Sichtweise wird eine gesellschaftliche Komponente erkennbar, die Dingen und Verhaltensweisen bestimmte Bedeutungen in der Mehrheit zuweist. Gerade in Bezug auf Krankheiten sind einzelne Erkrankungen eher gesellschaftlich opportun (z. B. Herzinfarkt) oder eher in den Bereich des Tabus gerückt (z. B. psychiatrische Erkrankungen – Burn-out wird in der Gesellschaft hier jedoch eher nicht eingeordnet). Durch negatives Feedback wird eine Homöostase sichergestellt. Jenseits dieser gesellschaftlichen „Balance" bestehen dissipative Strukturen, die ihre Stabilität und ihre Identität durch die Bereitschaft zu Wandel und Offenheit für ihren jeweiligen Kontext behalten.

> In diesem Sinne kommen Sprache, Sitte, Schule, Kultur und Familie „Ordnerfunktionen" zu. Musterunterbrechungen, wie z. B. Erkrankungen, haben dabei evtl. auch große systemische Auswirkungen.

Gesundheit und Krankheit werden sozial beobachtet und erfahren durch die medizinisch-wissenschaftliche Beobachtung eine Objektivierung ohne wirkliche Objektivität (Siegrist 2005; von Weizsäcker 2005). Einschränkend wirkt die Tatsache, dass soziale Systeme nicht über eine eigene Wahrnehmung verfügen, sondern sich stets auf sozial konstruierte Erzählungen von psychischen Prozessen verlassen müssen. Psychische Systeme beobachten individuell, der Austausch erfolgt durch Kommunikation; diese wiederum bedarf der interindividuellen und intrakulturellen Definition ihrer jeweiligen Bedeutsamkeit, um Missverständnisse zu vermeiden. Gleichzeitig erfolgt im Rahmen der sozialen und psychischen Beobachtung eine gegenseitige Beeinflussung.

5.4   Hat Krankheit einen Sinn?

Wie wir im vorigen Abschnitt gesehen haben, sind soziale Systeme auf den kommunikativen Austausch durch die Sprache angewiesen. Ludwig Wittgenstein (2003, 1984) formulierte: „Der Gebrauch bestimmt die Bedeutung der Worte" (Wittgenstein 1984). Neben dem kulturellen und historisch begründeten Sprachgebrauch ist dieser auch im sozialen Bereich abhängig vom Grad der Empathie – dem Grad der Aufmerksamkeit seinem Gesprächspartner gegenüber. Nach Niklas Luhmann (1994) sind Bewusstsein und Kommunikation eng aneinandergekoppelt. Dabei ist der Sinn ein zentraler Begriff. Luhmann definiert Sinn als aktive Auswahl, über die aus der Überfülle des Möglichen das menschliche Erleben Ordnung herstellt. Die Selektion erfolge dabei nach Sinnkriterien und individuell bevorzugten Sinnkonstruktionsmustern.

Weitere Aspekte in Bezug auf Sinn und Sprache entstehen durch Spencer-Brown (1999) Gedanken in seinem Buch „Laws of Form". Er sagt: „Wenn ein Inhalt einen Wert hat, kann ein Name herangezogen werden, diesen Wert zu bezeichnen." Und weiter: „Somit kann das Nennen des Namens mit dem Wert des Inhalts definiert werden" (Spencer-Brown 1999). Be-Nennung eines Inhalts dient also zur Abgrenzung (Identifikation) und bedeutet gleichzeitig Be-Wertung. Soziale Systeme beobachten in zwei Formen

- psychisch als Gedanken und Vorstellungen
- sowie sozial als Kommunikation.

Jedes System ist dabei ein Zusammenhang von Beobachtungen. Da soziale Systeme Sinn und Sprache als Medium zur Beobachtung nutzen, ist ein enger

Zusammenhang zwischen Benennung und Sinn einer Krankheit gegeben (Bateson 1972; Laborde 1998; Luhmann 1994; Schulz v. Thun 1989).

5.4.1 Zeichen einer Krankheit

Die Semiotik als Lehre der Zeichen gibt uns weitere Aufschlüsse (von Uexküll 2003). Symptome sind aus medizinischer Sicht Krankheitszeichen. Die Semiotik lehrt uns diese als beobachtete Ereignisse, Prozesse oder Zustände zu betrachten, die als Zeichen für andere, nicht beobachtete Ereignisse, Prozesse oder Zustände in einem anderen, nichttransparenten Phänomenbereich einer tatsächlichen oder vermuteten „Wirklichkeit hinter der Wirklichkeit" (Watzlawik 2001, 1993) gedeutet werden. Durch die Sprache werden Phänomene infolge einer kommunikativen Validierung zu Symptomen. Metaphorische Umschreibungen von Symptomen nach S. Gilligan (1999), wie z. B. „unzentrierte archetypische Energien, ein Versuch zur Balance zu kommen, ein Rückruf in das persönliche Zentrum" (Gilligan 1999), eröffnen sowohl Therapeut als auch Patient neue Möglichkeiten.

5.5 Ausblick und Erweiterung der Dimensionen

Die schulmedizinische Sichtweise sieht den Körper als Objektcharakter und unterteilt ihn quasi per definitionem in immer kleinere Subsegmente entsprechend ihrer zahlreichen Fachgebiete. Der Leib- und Subjektcharakter entspricht eher einer systemischen und auch einer theologischen Sichtweise. Symbolisch wird hier gerne von der Körper-Geist-Seele-Einheit gesprochen. Persönlich ist es mir jeden Tag ein Anliegen, die Situation eines selbstverantwortlichen Menschen zu einem bestimmten Zeitpunkt möglichst ganzheitlich zu erfassen. Das Ziel ist die Erstellung eines angepassten individuellen Therapiekonzeptes.

Blicken wir zur Erweiterung der Dimensionen auf V. Frankl (2005) und die von ihm entwickelte Logotherapie. Menschsein bedeutet nach Frankl anders sein, bezogen sein, verantwortlich sein, bewusst sein sowie die Freiheit zu einer Stellungnahme zu haben. Enge Verbindungen bestehen auch hier zu theologischem Denken. Die Logotherapie will ein Identitäts- und Zugehörigkeitsgefühl vermitteln sowie einen Zugang zum Sinn des Daseins. Dabei ist die Orientierung des Menschen nach Sinn und Werten wichtig. Diese positive Sinnorientierung sei ein Mittel zur Heilung.

Eine weitere Dimension bietet uns M. Feldenkrais (1991). Nach seiner Aussage bedeutet ein gesundes Leben zu führen, für die Realisierung der eingestandenen (= verfolgte Ziele) und der nicht eingestandenen Träume (z. B. als Kind) zu leben.

Alice Miller (2005) hat u. a. folgende Gedanken zum Thema „gesund und krank". Sie meint, dass ein Körper ein Leben lang nach der Nahrung suche, die er als Kind nicht bekommen habe. Es bestehe häufig eine Blockade der authentischen Gefühle und damit ein Fortbestehen der körperlichen Symptome durch die Moral (Bezug zum 4. Gebot). „Wenn ein Mensch glaubt, dass er das fühlt, was er fühlen sollte, und ständig versucht, das nicht zu fühlen, was er sich zu fühlen verbietet, wird er krank, es sei denn, er lässt seine Kinder die Rechnung bezahlen, indem er sie als Projektionsfläche für uneingestandene Emotionen benutzt" (Miller 2005). Und an anderer Stelle: „Der Körper ist der Hüter unserer Wahrheit, weil er die Erfahrung unseres ganzen Lebens in sich trägt und dafür sorgt, dass wir mit der Wahrheit unseres Organismus leben können. Er zwingt uns mit Hilfe der Symptome, diese Wahrheit auch kognitiv zuzulassen" (Miller 2005).

Die Beziehungen zu sich selbst und zu anderen sind wichtige Voraussetzungen zur Gesundheit (Dilts 2002; Satir 1993, 1999; de Shazer 1989). Die Qualität der Beziehung zu sich selbst bezieht sich auf den Körper, den Geist oder Verstand und die Seele. Befinden sich diese Anteile des Selbst in Harmonie, so besteht Kongruenz – Denken, Fühlen und Handeln sind eins.

> ❯ **Auch die Qualität unserer zwischenmenschlichen Beziehungen hat Einfluss auf unseren Gesundheitszustand. Enge, tragende Beziehungen sowie ein starkes soziales Netzwerk sind die wichtigen Komponenten (Laborde 1998). Und nicht zuletzt kann die Qualität unserer Beziehung zu einem größeren Ganzen, unsere spirituelle Beziehung, einen wichtigen Beitrag zu unserer Gesundheit leisten.**

Gesundheit kann als positiver Zustand aufgefasst werden, der geschaffen werden soll (s. hierzu o. g. Zitat von Thomas von Aquin). Wichtig sind hierbei die klare Benennung des Zieles und vorweg die Definition des Zielzustandes.

Von Hippokrates (5. Jh. v. Chr.) ist eine Definition zum Gesundsein (bereits die Wortwahl ist bemerkenswert) überliefert, die einen modern anmutenden Ausblick bietet und unsere Dimensionen erneut erweitern kann. „Gesund sein ist ein Zustand der Harmonie in sich selbst und innerhalb seiner Umgebung und dass alles was die Seele beeinflusst sich auch auf unseren Körper auswirkt."

Ganz persönlich erachte ich als Schlüsselfähigkeiten einer ars medica den individuellen Schatz an klinischer Erfahrung verbunden mit Neugier und vor allem Empathie, mit der Fähigkeit des Zuhörens und der gleichberechtigten Kommunikation. Ich plädiere für eine auf fundiertem Wissen basierende, individuell angepasste Heilkunst mit menschlichem Gesicht vor dem Hintergrund gesellschaftlicher Verantwortung. Meine Vision, die ich gleichzeitig als Einladung verstanden wissen will, ist, einen Beitrag zu leisten für eine ethisch geprägte und gesündere Welt, der die Menschen zugehören wollen. Oder wie es in dem biblischen Text des barmherzigen Samariters heißt: Dann geh und handle genauso.

Literatur

Baecker D (2002) Wozu Systeme? Kadmos, Berlin

Bateson G (1972) Steps to an Ecology of Mind. Chandler, San Franzisco

Dilts R (2002) Strukturen subjektiver Erfahrung, 6. Aufl. Junfermann, Paderborn

Feldenkrais M (1991) Das starke Selbst, 3. Aufl. Insel, Frankfurt a. M.

Frankl V (2005) Der Mensch vor der Frage nach dem Sinn, 18. Aufl. Piper, München

Gilligan S (1999) Liebe dich selbst wie deinen Nächsten, 1. Aufl. Carl Auer, Heidelberg

Hurrelmann K (1999) Gesundheitswissenschaften. Springer, Berlin

Laborde G (1998) Kompetenz und Integrität. Junfermann, Paderborn

Luhmann N (1994) Soziale Systeme, 5. Aufl. Suhrkamp, Frankfurt a. M.

Miller A (2005) Die Revolte des Körpers. Suhrkamp, Frankfurt a. M.

Mühlum A (1997) Sozialarbeitswissenschaft, Pflegewissenschaft, Gesundheits-Wissenschaft. Lambertus, Freiburg

Satir V (1993) Selbstwert und Kommunikation, 13. Aufl. Pfeiffer, Wien

Satir V (1999) Kommunikation, Selbstwert, Kongruenz, 6. Aufl. Junfermann, Paderborn

Schlippe, v A (2003) Lehrbuch der systemischen Therapie und Beratung. Vandenbroek & Ruprecht, Göttingen

Schulz v. Thun F (1989) Miteinander reden. rororo, Reinbek

Shazer S (1989) de Wege der erfolgreichen Kurzzeittherapie. Klett-Cotta, Stuttgart

Siegrist J (2005) Medizinische Soziologie, 6. Aufl. Urban & Fischer, Heidelberg

Spencer-Brown G (1999) Laws of Form, 2. Aufl. Bohmeier, Lübeck

Uexküll, Th. v (2003) Psychosomatische Medizin, 6. Aufl. Urban & Fischer, München

Watzlawik, P (2001) Wie wirklich ist die Wirklichkeit?, 27. Auflage. Piper, München

Watzlawik, P (1993) Menschliche Kommunikation, 8. Auflage. Hans Huber, Bern

Weizsäcker (2005) Gesammelte Schriften 10. Suhrkamp, Frankfurt a. M.

Wittgenstein L (2003) Philosophische Untersuchungen. Suhrkamp, Frankfurt a. M.

Wittgenstein L (1984) Tractatus logico-philosophicus, 1. Aufl. Suhrkamp, Frankfurt a. M.

Der Samariter und sein Auftrag

Barmherzigkeit und ärztliches Selbstverständnis in der modernen Gesellschaft

Frank Ulrich Montgomery

A. Büssing, J. Surzykiewicz, Z. Zimowski (Hrsg.), *Dem Gutes tun, der leidet,*
DOI 10.1007/978-3-662-44279-1_6, © Springer-Verlag Berlin Heidelberg 2015

» Da stand ein Gesetzeslehrer auf, und um Jesus auf die Probe zu stellen, fragte er ihn: Meister, was muss ich tun, um das ewige Leben zu gewinnen?
Jesus sagte zu ihm: Was steht im Gesetz? Was liest du dort?
Er antwortete: Du sollst den Herrn, deinen Gott, lieben mit ganzem Herzen und ganzer Seele, mit all deiner Kraft und all deinen Gedanken, und: Deinen Nächsten sollst du lieben wie dich selbst.
Jesus sagte zu ihm: Du hast richtig geantwortet. Handle danach und du wirst leben.
Der Gesetzeslehrer wollte seine Frage rechtfertigen und sagte zu Jesus: Und wer ist mein Nächster?
Darauf antwortete ihm Jesus: Ein Mann ging von Jerusalem nach Jericho hinab und wurde von Räubern überfallen. Sie plünderten ihn aus und schlugen ihn nieder; dann gingen sie weg und ließen ihn halb tot liegen. Zufällig kam ein Priester denselben Weg herab; er sah ihn und ging weiter. Auch ein Levit kam zu der Stelle; er sah ihn und ging weiter. Dann kam ein Mann aus Samarien, der auf der Reise war. Als er ihn sah, hatte er Mitleid, ging zu ihm hin, goss Öl und Wein auf seine Wunden und verband sie. Dann hob er ihn auf sein Reittier, brachte ihn zu einer Herberge und sorgte für ihn. Am andern Morgen holte er zwei Denare hervor, gab sie dem Wirt und sagte: Sorge für ihn, und wenn du mehr für ihn brauchst, werde ich es dir bezahlen, wenn ich wiederkomme.
(Lukas-Evangelium 10,25–37, „Der barmherzige Samariter")

Eine Fülle von Bildern und Gleichnissen strömt auf uns ein, wenn wir diese Geschichte aus dem Lukas-Evangelium lesen und zugleich versuchen ihre Gedanken auf unser modernes Gesundheitswesen zu transponieren. Dabei erstaunt, wie viele dieser Themen bekannt erscheinen: Aber was hat ärztliches Selbstverständnis mit dem Streben nach ewigem Leben zu tun? Mitarbeiter im Gesundheitswesen, Ärzte, Schwestern, MTAs und Verwaltungsmitarbeiter der Krankenkassen erwarten zuerst eine auskömmliche Vergütung, eine gesellschaftliche Anerkennung für ihre Arbeit. Da geht es nicht um ewiges, sondern um sehr irdisches Leben!

6.1 Arztbild in der Öffentlichkeit

Und: Angesichts allfälliger Skandale um unser ärztliches Selbstverständnis fallen einem auch schnell andere Motive für ärztliches Handeln ein. Transplantationsskandal, Pharmakorruption, Chefarztboni. Das waren die Schlagworte der Debatten der letzten Monate. Und dabei erstaunt, wie sehr das Fehlverhalten Einzelner kollektives Bewusstsein beeinträchtigt. So glauben inzwischen über 60 % der Bevölkerung, dass die Ärzte eine mafiöse Gesellschaft, ein kollektives Raubrittertum ohne Anstand und Barmherzigkeit sind, also, um im Bild zu bleiben, eher die Räuber als die Samariter. Zugleich aber sagen 87 % erleichtert, sie hätten das Glück einen sie betreuenden Hausarzt zu haben, der gerade nicht zu dieser verruchten Spezies Arzt gehörte. Dies ist eine intellektuelle Dichotomie, eine gespaltene Wahrnehmung des Arztbildes, an dem gerade wir Arztfunktionäre nicht unschuldig sind. Wer immer klagt und jammert, wer immer besondere Rechte und gesellschaftliche Wahrnehmung einfordert, der darf sich nicht wundern, wenn er auch an seinen hehren Ansprüchen gemessen wird.

Und der Arzt soll Mitleid haben: Viele Menschen aber halten moderne Medizin heute für mitleidlos, gnadenlos, konsequent und technokratisch. Patientenverfügungen werden verfasst aus dem tief sitzenden, gleichwohl unbestimmten Gefühl, sich vor der Medizin und den darin Handelnden schützen zu müssen. Unter der Flagge der Barmherzigkeit segeln hier sogar Ideen, die es barmherzig oder mitleidig nennen, Erfolge und Segen der Medizin vorzuenthalten oder gar – noch schlimmer – einzusetzen für einen klinisch sauberen, warmen und gut gepflegten Gnadentod. Was für eine Verkennung des Barmherzigkeitsbegriffes, der dem Arzt, so sagt es das Lukas-Evangelium, den Weg zum ewigen Leben dann auch durch Verkürzung des irdischen Lebens seiner Patienten verspräche?

Und immer wieder erlebe ich, dass auch Wohlmeinenden bei der Diskussion um ein Patientenrechtegesetz der Begriff vom „Patientenschutzgesetz" über die Lippen läuft. Es gibt ein Kinderschutzgesetz, es gibt Tierschutzgesetze, aber brauchen wir Patientenschutzgesetze? In was für einer Gesellschaft leben wir, die glaubt einen Menschen in seiner Situation als Patient schützen zu müssen? Und vor wem? Den Ärzten? Den Krankenkassen, der Politik? Wer Rechte hat und seine Rechte durchsetzen kann, der braucht in einer demokratisch verfassten, rechtsstaatlich legitimierten Gesellschaft keine „Schutzgesetze" – sie diskriminieren ihn geradezu zu einem wehrlosen, der Gesellschaft ausgelieferten Individuum – ziemlich genau das Gegenteil vom „mündigen Patienten" der heute das Idealbild einer funktionierenden Patient-Arzt-Verbindung darstellt.

6.2 Verallgemeinerungen werden keinem gerecht

Auch der Hang zur Verallgemeinerung, unter dem wir heute so oft leiden, spiegelt sich in dem Gleichnis vom barmherzigen Samariter schon wider: Da ist von dem Priester die Rede, gemeint sind natürlich „die Priester", die Kirche … Angesichts der bedrückenden Vorfälle und Diskussionen um die Beratung einer vergewaltigten jungen Frau in Köln müssen wir uns auch hier, bei der Frage nach der Barmherzigkeit, davor hüten, individuell, einzeln eine starre Elle anzulegen. Wir müssen auch kollektiv betrachten, wo menschliche Barmherzigkeit nötig gewesen wäre, weil kollektive Unbarmherzigkeit vorhanden war. Der Priester im Gleichnis nähert sich dem vermeintlich Toten nicht, weil er sich verunreinigen würde. Das Dogma hindert ihn an der Barmherzigkeit. Bei allem Respekt vor den hier anwesenden hohen Würdenträgern der Amtskirche empfinde ich doch viel Sympathie für einen Arzt, der sein medizinisches Selbstverständnis, seinen Heilauftrag, sein ärztliches Gelöbnis aus fester Überzeugung und gelebter Barmherzigkeit über die Epistel eines Kardinals stellt und sich in Beratung und Wegweisung – nicht unbedingt im eigenen Handeln – mehr an sein Gelöbnis als an die Epistel hält.

6.3 Gesundheitsversorgung in der modernen Gesellschaft

Nun will ich, als norddeutscher Evangele, hier fürwahr keinen Zwist unter Ihnen säen. Ich bitte deswegen jetzt gleich um Absolution für meine Worte. Heute ist „Gründonnerstag", die Karnevalszeit im Rheinland treibt auf ihren Höhepunkt zu. Ich wünschte mir deswegen, es gelänge in dieser Causa ein wenig mehr die rheinische Variante des Katholizismus einzubringen, die natürlich das Dogma kennt und beherrscht, aber die menschliche Ausnahme anerkennt.

Unsere modernen Gesellschaften sind noch viel mehr als zu Zeiten Jesu vielschichtig, komplex, arbeitsteilig organisiert. Die Darbringung einer medizinischen Leistung an sich, die Organisation eines Gesundheitswesens durch Staat und Gesellschaft an sich, bedürfen nicht des Titels individueller Barmherzigkeit. Unsere Mitbürger, wir alle, haben einen berechtigten Anspruch, dass dies einfach funktioniert, dass es finanziert wird, dass es, ohne nach Herkunft, Alter, Geschlecht, Religion, Rasse oder Reichtum zu fragen, das Bestmögliche für die „Gesundung" eines Menschen zur Verfügung stellt.

6.3.1 Barmherzigkeit

So hat denn heute auch die „normale" Behandlung Kranker, wie aufwendig und komplex, wie eingreifend und auf den ersten, nüchternen Blick mitleidlos erscheinend sie auch immer sein mag, nichts mit dem Barmherzigkeitsbegriff zu tun. Sie muss vielmehr tägliche Handlungsroutine sein.

Gefährlich wird es aber, wenn der Appell an die individuelle Barmherzigkeit ausgenutzt wird, um Mängel im System, Lücken in der Versorgung, Fehler in der Konstruktion unseres Gesundheitswesens auszugleichen.

„Barmherzigkeit ist leichter zu üben als Gerechtigkeit" meinte einst der französische Nobelpreisträger Sully Prudhomme (1838–1907), dem 1901 der erste Nobelpreis für Literatur verliehen wurde. Ob er damit so richtig lag, wenn wir unseren Blick auf den ärztlichen Alltag von heute richten? Denn, was ist Barmherzigkeit oder was ist Gerechtigkeit bezogen auf das ärztliche Selbstverständnis in der heutigen Zeit? Der ärztliche Auftrag lautet, Kranke zu heilen oder deren Not zu lindern – und dies eben nicht aus Barmherzigkeit, sondern aus dem ärztlichen Selbstverständnis heraus.

6.4   Das ärztliche Selbstverständnis ist vornehmlich, Arzt zu sein

Die aus Peru stammende Ärztin Jenny de la Torre wird oft als „Engel der Obdachlosen" bezeichnet. Sie selber sagt: *„Ein Engel bin ich nicht, auch nicht Mutter Teresa. Ich bin Ärztin"* (Fuchs und Haak 2012, S. 20).[1] In diesem Satz drückt sich mit einer wunderbaren Genauigkeit und Klarheit das ärztliche Selbstverständnis aus. Jedoch dürfen sich Politik und Gesellschaft nicht auf der Ehrenpflicht eines Arztes, Kranken zu helfen, ausruhen. Alle Instanzen sind gefordert, Strukturen zu schaffen, Menschen ohne Ansehen ihrer Person, ohne Frage nach den Gründen einer Erkrankung und ohne Krankenversicherung zu behandeln. Diese Verantwortung darf aber nicht allein an den ärztlichen Beruf delegiert werden. Denn Politik und Gesellschaft handeln dann nicht anders, als jene Personen, die im Samaritergleichnis sich von dem Hilfebedürftigen abgewendet haben oder einfach vorbeigelaufen sind.

Ärzte, die oftmals in ihrer Freizeit oder ihrem Ruhestand als „Dr. Notnagel" (Honnigfort 2013, S. 3) bis an die eigene Belastungsgrenze arbeitend Menschen, die durch unser soziales Netz gefallen sind, behandeln, sind oftmals von deren Lebensumständen erschüttert. Krankheit und Armut stehen hierbei in einem kausalen Zusammenhang. Armut macht krank so, wie Krankheit arm macht. Und es ist für unsere Gesellschaft ein nicht zu ertragendes

Armutszeugnis, dass nach dem Sozio-ökonomischen Panel ein Kind, das in die Schicht der „Armen" geboren wird, noch immer eine etwa zehn Jahre geringere Lebenserwartung hat, als ein Kind, das am selben Tag in der Schicht der „Reichen" unserer Gesellschaft das Licht der Welt erblickt. Dieses Problem können wir nicht durch „Barmherzigkeit" lösen, diese Ungerechtigkeit dürfen wir nicht „privatisieren" indem wir sie einzelnen engagierten Mitmenschen aufladen, wir müssen sie vielmehr alle zusammen „sozialisieren". Dazu gehören ein funktionierendes Gesundheitswesen für alle, Bildung und Prävention, gute Schulen, soziale Förderung und, wo das alles nicht hilft, gerne dann auch präventive Steuern auf Genussgifte und andere Risiken.

Ein modernes Gesundheitssystem muss aber auch die Versorgung von Patienten ohne Krankenversicherung tragen können. 800.000 Menschen sollen in diesem reichen Land inzwischen davon betroffen sein, sich entweder keine Krankenversicherung mehr leisten zu können oder aber als EU-Arbeitszuwanderer oder gar als „Illegale" über keinen ausreichenden Versicherungsschutz zu verfügen. Kranke Menschen haben ein Recht auf medizinische Versorgung, die nicht von individueller Barmherzigkeit abhängig sein darf. Das System muss greifen und eben alle Menschen erfassen. Es sollte eine medizinische Grundversorgung für jeden Menschen geben. Das wäre eine moderne Form von Barmherzigkeit.

6.4.1   Beistand zu leisten, ist die Pflicht eines jeden Arztes, aber auch der Gesellschaft

Die Bundesärztekammer hat im Sinne des ärztlichen Selbstverständnisses ebenso wie die Ärztekammer Hamburg einen Flyer erarbeitet und veröffentlicht, der sich an Ärztinnen und Ärzte richtet, um diesen mehr Rechtssicherheit für die Behandlung von Patientinnen und Patienten ohne legalen Aufenthaltsstatus in Krankenhaus und Praxis zu geben. Denn *„Ärzte haben die Pflicht, einem Patienten unabhängig von seinem zivilen oder politischen Status angemessene medizinische Versorgung zukommen zu lassen, und Regierungen dürfen weder das Recht des Patienten auf eine derartige Versorgung, noch die Pflicht*

---

1   Jenny de la Torre kam 1976 aus Lima in die DDR, um Medizin zu studieren, das sie in Leipzig abschloss. 1983 begann sie mit der Weiterbildung zur Fachärztin für Kinderchirurgie an der Charité. 1994 trat sie eine Stelle in einer Praxis am Ostbahnhof an. Dort wurden auch Obdachlose kostenlos behandelt. 1997 erhielt sie das Bundesverdienstkreuz. 2003 kündigte sie in der Praxis, weil ihre Stunden reduziert werden sollten, und gründete eine Stiftung. Seit 2006 ist diese Stiftung die Trägerin eines Gesundheitszentrums für Obdachlose in Berlin.

des Arztes zur Behandlung allein auf der Grundlage des Klinischen Bedarfs einschränken" (WMA 2010).[2]

6.4.2 Soziale Gerechtigkeit als moderne Barmherzigkeit

Der Patient und die medizinische Qualität sollten im Mittelpunkt der ärztlichen Tätigkeit stehen. Der Druck, ökonomisch arbeiten zu müssen, darf nicht so weit gehen, dass kein Raum mehr für eine gerechte Patientenversorgung besteht, die sich an den Bedürfnissen des Kranken orientiert. *„Ärzte sind keine Kaufleute, Patienten keine Kunden"*, wie es mein Amtsvorgänger Jörg Dietrich Hoppe immer betont hat (Hoppe 2004). Zuwendung und Patientenorientierung sind wichtige ärztliche Handlungsmotive, die unter dem Druck der wachsenden Ökonomisierung in der Medizin nicht in Vergessenheit geraten dürfen. In einem wettbewerbsorientierten Gesundheitswesen wird Profitdenken und keine Patientenorientierung erwartet. „Bilanz, Kapital, Ressource" sind Begriffe, die in die Wirtschaft gehören, aber nicht ein Gesundheitswesen komplett beherrschen dürfen.

Die Kommerzialisierung des Gesundheitswesens sowie die Merkantilisierung des Arztberufes müssen an der Tatsache scheitern, dass es keine Nachfrage für Krankheiten gibt, sondern eine unabdingbare Notwendigkeit, Kranke zu behandeln.

„Die Heilung kommt aus der Medizin, und die Kunst der Medizin entspringt der Barmherzigkeit. Geheilt zu werden ist also kein Akt des Glaubens, sondern ein Akt des Mitgefühls. Das wahre Fundament der Medizin ist die Liebe" (Paracelsus, zitiert nach Laing 1990, S. 89). So hat es Paracelsus im Mittelalter formuliert. Heute wissen wir: Barmherzigkeit ist zwar in ihrer Individualität gut, aber ein gesellschaftlicher Anspruch muss geregelt sein. Versorgungsstrukturen müssen verlässlich sein und dem Kranken das Gefühl geben, dort gut aufgehoben

zu sein – jenseits des Gefühls von Barmherzigkeit oder Nächstenliebe. Kranke Menschen sind darauf angewiesen, dass ihnen geholfen wird. Deswegen darf ein modernes Gesundheitssystem, das mit einer wachsenden Zahl von Bedürftigen zu rechnen hat, sich nicht allein auf die privaten Initiativen von einigen Ärzten ausruhen. Es müssen für Ärzte und ihre Patienten somit auch aus ökonomischen Erwägungen Bedingungen geschaffen werden, die die Behandlung ebenfalls der Menschen, die am Rande unserer Gesellschaft leben, unkomplizierter ermöglicht. Dies gilt auch für stationäre Aufenthalte. In einer modernen Gesellschaft darf nicht nach Nationalität oder pekuniären Mitteln aussortiert werden. Das wäre ungerecht dem Erkrankten gegenüber. Soziale Gerechtigkeit ist daher auch eine Form der modernen Barmherzigkeit, die für alle Beteiligten einen Nutzen hat, nämlich für den Erkrankten, der gesund wird, den Gesunden, der nicht Gefahr läuft, durch Ansteckung oder Verbreitung einer Erkrankung zu erkranken, den Arzt, der seinen Heilauftrag erfüllen könnte.

6.5 Arzt als Schlüsselfigur für den sozialen Frieden

Es muss wieder eine Vertrauenskultur, die an den ärztlichen Beruf geknüpft ist, implementiert werden. Denn es erschüttert doch sehr, dass die Mehrheit der gesetzlich Krankenversicherten der Meinung sind, keine ausreichende medizinische Versorgung mehr zu erhalten, obwohl erwiesenermaßen in der Bundesrepublik immer noch weltweit mit die beste gesundheitliche Versorgung für die Bevölkerung existiert.

Die Diskreditierung ärztlicher Tätigkeit ist in den letzten Jahren zu einer großen Belastung des Patient-Arzt-Verhältnisses geworden. Die überbordende Bürokratie lässt kaum noch Spielraum für ein intensives Patient-Arzt-Gespräch. Die Maxime aber für die Gesundheitspolitik sollte stets an einer patientengerechten Versorgung orientiert sein. Die Richtschnur für grundlegende Patientenrechte wurde auf dem 113. Deutschen Ärztetag 2010 in Dresden formuliert. Drei von den dort dargelegten Leitlinien möchte ich an dieser Stelle besonders hervorheben. Der Patient hat Anspruch auf Wahrung

2   WMA Resolution on Medical Care for Refugees and Internally Displaced Persons – beschlossen von der Generalversammlung des Weltärztebundes (World Medical Association – WMA), Ottawa, Kanada, Oktober 1998, bekräftigt von der WMA-Generalversammlung, Seoul, Korea, Oktober 2008 und überarbeitet von der WMA-Generalversammlung Vancouver, Kanada, Oktober 2010.

des Patientengeheimnisses, auf die Solidarität der Gesellschaft sowie auf Fürsorge und Zuwendung. Patientenrechte sind folglich ein Anspruch, der sich an Staat und Gesellschaft richtet. Denn eine Gesellschaft, die zukünftig mit einer größeren Zahl an Pflegebedürftigen, bedingt durch den demografischen Wandel, ein Anwachsen der Flüchtlingsströme und Menschen, die ihre private Krankenversicherung nicht mehr zahlen können, gesundheitspolitisch vor schwierigen Aufgaben steht, muss Strukturen schaffen, die Ärzten ermöglichen, ihren Beruf gemäß dem ärztlichen Selbstverständnis auszuüben, Arzt für alle sein zu können, die medizinische Versorgung benötigen. Denn die Geschichte hat uns gelehrt, dass neben der Forderung nach gerechter Bezahlung vor allem auch in der gesundheitlichen Versorgung der gesamten Bevölkerung ein Schlüssel für den sozialen Frieden zu finden war.

Literatur

Fuchs, Claudia/Haak, Julia: Interview mit Jenny de la Torre. In: Berliner Zeitung, Nr. 299, Freitag, 21. Dezember 2012

Honnigfort, Bernhard: Doktor Notnagel. In: Berliner Zeitung, Nr. 1, 2. Januar 2013

Hoppe, Jörg-Dietrich – Rede des Präsidenten der Bundesärztekammer und des Deutschen Ärztetages, Professor Dr. Jörg-Dietrich Hoppe, zum 107. Deutschen Ärztetag in Bremen am 18. Mai 2004 „Von der Patientenorientierung zum Profitdenken – auf dem Weg in die Gesundheitswirtschaft?"

Laing RD (1990) Die Tatsachen des Lebens

WMA Resolution on Medical Care for Refugees and Internally Displaced Persons. WMA-Generalversammlung Vancouver, Kanada, Oktober 2010

Warum der Samariter nicht nach der Krankenkasse des Überfallenen fragte

Eine kleine Polemik über die Verantwortung ärztlichen Tuns

Uto Meier

A. Büssing, J. Surzykiewicz, Z. Zimowski (Hrsg.), *Dem Gutes tun, der leidet,*
DOI 10.1007/978-3-662-44279-1_7, © Springer-Verlag Berlin Heidelberg 2015

7.1   Kleine Zeitdiagnose zu „Fortschritt und Unbehagen an der Medizin"

Als Kind ging ich mit meiner Mutter nach dem Grabbesuch und einem Gebet in der Wallfahrtskirche immer in die Leichenhalle, wo ich schaudernd fasziniert in die wächsernen Gesichter der aufgebahrten Toten blickte, die in ihrem besten schwarzen Gewand und festgeklammert an ein abgewetztes Zinnkreuz in ihren blauen Händen auf irgendetwas zu warten schienen.

Diese sechzig- und siebzigjährigen Männer und Frauen, ganz selten mal ein/e Achtzigjährige/r, waren abgeschafft, oft krummgeschuftet, den Frauen sah man den osteoporotischen Rücken noch im Liegen an. Die Antworten auf meine Kinderfragen Anfang der 1960er-Jahre nach der Todesursache der wächsernen Verstorbenen hießen dann meist: „Den hat der Schlag troffen", „das Magengrimmen hat ihn aufgezehrt", „der Herzkasper ihn umgehauen".

Doch letzte Woche sah ich mit Erstaunen (ich bin ein Rock-'n'-Roll-Fan), wie der 75-jährige Peter Kraus in Tateinheit mit den Pensionisten von „Status quo" einen super Rock'n' Roll hinlegte, der das ganze Allgäu beim „VolksRock'n'Roll" zum Beben brachte. Und ein Tatort mit Senta Berger zeigt, dass Sexappeal keineswegs mit 66 Jahren zu Ende sein muss.

Etwas abgeklärter und systematisch formuliert:

Die Fortschritte der medizinischen Wissenschaft sind wahrlich erstaunlich.

Die Lebenserwartung (in Deutschland!) steigt und steigt.

Lag vor 100 Jahren die durchschnittliche Lebenserwartung bei 49 Jahren, hat heute nach Berechnungen von Experten jedes zweite Neugeborene gute Chancen, über 100 Jahre[1] zu werden.

Die Mortalität der großen Gefäßerkrankungen wie Apoplex und Herzinfarkt ist erheblich zurückgedrängt, das einstige Todesurteil einer Mammakarzinomdiagnose kein vorgezogener Totenschein mehr.

Und so weist konsequent etwa der medizinische Thinktank der ETH Zürich jüngst auf das große Potenzial individualisierter Therapien hin aufgrund neuester Diagnostiken über Biochips und Medikamente mit BANG-Design (Bits, Atome, Neuronen, Gene) (Sigrist 2006), die diesen Prozess perpetuieren werden.

Dazu kommt: „Health sells!" Plastische Chirurgie, Lifestyleprodukte – vom Aufheller bis zum chemischen Sundowner – zeigen starkes Börsenpotenzial in Fusion mit den neuen Wellness-Centern unter Leitung der vielen freundlichen Bergdoktoren, die nur unser Bestes wollen, das wir ihnen aber vielleicht nicht immer geben sollten.

Was ist da noch zu sagen? Brave new world? Oder ruhige Dankbarkeit im Blick auf Weltgegenden wie Sierra Leone, wo die Lebenserwartung bei 46 Jahren liegt und ein vorzeitiges Ableben aufgrund von Ebola nicht unwahrscheinlich ist?

Woher kommt nun aber die nicht übersehbare Skepsis gegenüber der sogenannten Schulmedizin in den Mittelschichten, die euphorische Emigration zu Handwurzelchanneling und Reiki auch bei kleinzelligen Lungenkarzinomen, das nicht enden wollende Vertrauen der vereinten Kritiker der Globalisierung in die alternative „Globulisierung", wie ich das weltweite Phänomen der kleinen weißen Kügelchen nennen möchte, woher die Impfangst junger Eltern gegenüber den doch klaren Erfolgen evidenzbasierter moderner medizinischer Forschung?

Warum plötzlich Medizinmann statt Mediziner?

7.2   Medizinkrise als Macht- und Vertrauenskrise?

Tiefer schürfende Kulturkritiker sehen hier grundsätzliche Probleme in der Identität des modernen Medizinbetriebes und seiner Vertreter im Verhältnis des Arztes zum Patienten:

So schreibt kein geringerer als Peter Sloterdijk in seinem frühen Hauptwerk, der „Kritik der zynischen Vernunft":

„Ein Teil der heutigen Krise der Medizin kommt daher, dass sie und wie sie ihre einstige Funktionsverbindung mit dem Priestertum aufgegeben hat und seither selber zum Tode in eine gewundenes, zweideutiges Verhältnis getreten ist. Im ‚Kampf

---

1   Vgl. ▶ http://www.lebenserwartung.info/index-Dateien/ledeu.htm.

zwischen Leben und Tod' haben sich die Priester und Ärzte in entgegengesetzte Lage begeben. Nur der Priester kann sich … auf die Seite des Todes schlagen, weil der Tod in lebendigen Religionen … als selbstverständlicher Preis des Lebens … gilt, mit welchem sich das Priesterwissen einmal ‚konspirativ' – gleichatmend – verbunden wußte.

… Anders jedoch der Arzt. Er definiert sich dadurch, dass er die Partei des Lebens ergreifen muss. Von dieser unbedingten Parteinahme leitet sich der gesamte medizinische Idealismus her … Der Arzt ergreift die Partei des lebenden Körpers gegen die Leiche. Weil die Lebenden Körper die Quelle aller Macht sind, wird der Helfer des Körpers ein Mann der Macht. …

Damit gerät der Arzt in eine Zwischenstellung. Einerseits ‚absoluter' Parteigänger des Lebens; andererseits Teilhaber an der Macht der Vormächte über das Leben. … Wo die Lebenstendenz mit der des Sterbens ringt, braucht der Kranke einen Verbündeten, an dessen vorbehaltlose Verschwörung mit dem Leben er glauben kann" (Sloterdijk 1983, S. 490 f.).

Sloterdijk sieht in diesem Akt eines geradezu metaphysischen Sprunges in ein Totalvertrauen gegenüber dem Heiler, sowohl die erstaunlichen Heilerfolge im Schamanismus begründet wie auch die im Westen bekannten Placebophänomene erklärbar, denen sich die universitäre Medizin erst zaghaft zu nähern sucht.

Der Placebo-Forscher Christian Schmahl (vgl. dazu Schmahl 2012) spricht hier von „positiven Kontexteffekten", die zu den ärztlichen Kernkompetenzen gehören (sollten!).

Diese Bedrohung, ja Korrumpierbarkeit des Arztes aus seiner Macht über die Lebensmacht zeigt sich – so Sloterdijk – interessanterweise auch im Begriff dieses Berufsstandes:

7.3 Semantik und Geschichte(n) zum Arztsein

Das deutsche Lehnwort „Arzt" (Kudlien 1964, S. 505 f.) ist bekanntlich ein Implantat des griechischen „Arch-Iatros", (und IATROS ist einer der Beinamen des Apoll!) also eines „Herrschafts-Hei-

lers"; und in der Tat wurden damit erstmalig die Hofärzte am Seleukidenhof zu Antiochia bezeichnet, später die römisch-kaiserlichen Leibärzte. Der Begriff wanderte dann über den römischen öffentlichen „Ober-Arzt" (zuständig für angehende Ärzte) zu den Merowingerhöfen und wurde erst im Althochdeutschen zum allgemeinen Klassenbegriff eines professionellen Heilers semantisch abgestuft. Der „Arzt" war in der deutschen Sprache geboren.

Vielleicht kommt ja aus diesem hier diagnostizierten „Ober-Arzt-Misstrauen" der volkstümliche Aphorismus, dass der Arzt zwei Feinde habe: die Toten und die Gesunden!

Spannend dazu, dass der alte Begriff für den Heilberuf, der „lachi" (wörtlich: „Besprecher") ausstirbt, weil eben ein Paradigmenwechsel im Selbstkonzept des Heilberufes wohl einsetzte: weg vom schamanistischen Besprechen – hin zur „In-Funktion-Setzung" derer, die etwas zu sagen haben.

Medizinisches Wirken hat also ganz sicher mit dem „Wieder-in-Funktion-Setzen" zu tun, ist also im Wesen effizienzorientiert?

Das ärztliche Ethos – die gelebte und praktizierte Überzeugung der ärztlichen Aufgabe – scheint daher – schon aus seiner Geschichte heraus – eine Berufung zur Effizienz. Professionalität ist gefragt, Gefühle, Einstellungen, Haltungen, diese unsicheren Kantonisten subjektiver individualer Verortungen gehen zurück.

Niklas Luhmann, der große Systemtheoretiker, meinte daher konsequent zur Identität der modernen Heilberufe sagen zu müssen: „Mit dem Pathos des Helfens ist es vorbei" (Luhmann 1973, S. 37).

7.4 Ethik oder Effizienz? Notwendige Differenzierungen

Dazu nun eine erste – aus dem bayerischen Brauchtum kommende – kleine philosophische Irritation über ein „Rosenheimer Narrativ"[2]:

2 Ich verdanke dieses feinsinnige Narrativ zur Kritik einer utilitaristischen Effizienzethik Herrn Prof. Dr. Franz-Josef Radermacher, der wohl für immer allen wirtschaftsethisch Suchenden die Augen geöffnet hat, dass Ziele und Methoden auch in rebus ethicis zwei verschiedene Kategorien sind, ja kontrafaktisch zueinander stehen können.

Meinen Studenten erkläre ich in ersten Einführungsveranstaltungen über den Verantwortungsbegriff, dass gutes, will sagen: ethisches Handeln dringend der Differenzbegriffe von Effizienz und Effektivität bedarf:

Wenn der testosterongestählte Knecht im bayerischen Oberland zu seiner Liebsten beim „Fensterln" in die glückverheißende Dachkammer kommen will, so nennen wir ihn

- effizient, wenn er maximal schnell oben ist,
- effektiv nennen wir ihn aber, wenn er am richtigen Fenster ankommt.

Diese hintersinnige Distinktion deutet an, dass die Zielrichtung – griechisch: das Telos – eines verantwortbaren Handelns das sinnvolle und damit in einer ersten Besinnung letztlich das ethische Handeln als sinnvermittelnd mitbestimmt.

Es sollte eben klar sein, woraufhin denn letztlich das System Medizin mit seinen 300 Milliarden Euro ausgerichtet sein soll; es geht nicht primär um Umsatzsteigerung, so sehr ich hier die Pharmaindustrie verstehe in ihrem unternehmerischen Zielen einer maximalen Renditeorientierung.

Ethisch handeln wäre also: sinnstiftend zielrealisierend sich verhalten, und dazu die rechten Mittel wählen. Wenn es denn sein muss, heiligt dann auch der gute Zweck (das ist das Ziel) die schlechten Mittel? Oder kann man als Kurzformel einfach sagen: Gut ist, was nützt?

Eine erste Besinnung über die Verantwortungsverbindlichkeiten, denen wir gegenüberstehen, sei aus dem Denken der Stoa herangezogen, um den Begriff „Ethos" zu klären.

7.5 Was die Stoa uns heute über Verantwortungsreichweiten lehren kann

Mit einem kleinen Rückgriff auf die Stoa soll zuerst erhellt werden, welche Ethik hier als „Fundamentalethik für Mediziner" vorgestellt wird, ohne einem funktionalen Reduktionismus, verstanden als blinde Effizienzsteigerung, aufzusitzen. Marcus Tullius Cicero (1984) differenzierte die Verbindlichkeitshöhe von ethischen Verpflichtungen in seinem Werk „De officiis" (Kapitel III) mit drei Begriffen:

MORES sind die normativen Tatsächlichkeiten, das, was üblich ist. Dies ist zuerst einmal zu respektieren, aber dieser – heute würde man sagen – Normativität des Faktischen kommt noch keine eigentliche ethische Verbindlichkeit zu. Griechisch entsprechen die Mores dem „ēthos", dem Wohnort oder dem Brauchtum. Als zweite Verbindlichkeitsebene spricht Cicero von den

LEGES, den in freier Rede und Debatte ausgehandelten Pflichten und Rechten einer Republik. Ihnen, den Gesetzen, kommt ein bereits hoher Grad an Verbindlichkeit zu.

Gegen diesen Rechtspositivismus setzt aber Cicero nun das *HONESTUM* (das Ehrenhafte), dem eigentlich unsere freie Selbstbeschränkung gilt. Dabei grenzt Cicero das HONESTUM explizit von einem vereinzelten UTILE (dem Nützlichen) ab, weil das, was honestum (ehrenvoll) ist, um seiner selbst willen getan wird, und ein wahres „Utile" sich erst aus dieser Verbindlichkeit des Honestum (Schröer 2005, S. 337) legitimiert.

Dabei bestimmt sich das Honestum aus der „Natur der Sache". Dieser Gedanke eines „von Natur aus Rechten", also die Tradition des Naturrechtes, ist in der Postmoderne in den Hintergrund gerückt, aber nie verschwunden. Freilich kann hier nicht mehr an eine Tradition einer gleichsamen Metaverfassung angeknüpft werden, die über allem positiven Recht stünde, aber eine Erinnerung daran, was „aus sich heraus" unbedingt verbindlich sei, scheint doch hinter aller neokonstruktivistischen Verfügungsdeutung nicht ganz verschwunden.

Exemplarisch: Es ist aus der Sache heraus geboten, dass der Rolle bzw. Verantwortung eines Richters die Unparteilichkeit zukommt, mögen auch parteiliche Urteile schneller, billiger oder rentabler sein. Versprechen werden überall als verbindliche Zusagen begriffen, denn das ist ihr Wesen. Deshalb sollte man sie auch selten geben. Man kann nicht sagen, ich habe statt meiner Zusage etwas Besseres, Rentableres, Gesünderes oder Angenehmeres vorgezogen. Das freie – eben nicht erzwingbare – Versprechen ist die aus der Mitte der Freiheit kommende Präferenzentscheidung für ein Gegenüber. Deswegen hat der Arzt zu heilen, er darf seine Identität nicht aus der denkbaren Verpflichtung der Kostensenkung oder Forschungsförderung oder anderem „Sach-Fremden" begreifen, sonst wäre er kein Arzt mehr[3] (Maio 2012, S. 387).

Philosophisch verkürzt: Die Sachforderung aus dem Wesen der sittlichen Beziehung definiert das „unbedingt Gute". Und keine der jeweiligen sittlichen Sachfordernisse kann eine totalitäre Hierarchie beanspruchen, wie sich in einem – leider zu unbekannten – totalitätskritischen Narrativ des Thomas von Aquin schön zeigt (Summa theologica I–II, quaestio 19, articulus 10; zitiert nach Spaemann 2001a, S. 399 f.): Jeder muss seinen eigenen sittlichen Forderungen nachkommen. „Gewissen" hieß das einmal, dass wir keine ethische Weltformel haben, aus der alles ableitbar ist.

Wie aber kann das, was als „Honestum" neben der sozialen Anpassung (Mores), neben unseren Pflichten als (Rechts-)Staatsbürger (Leges) uns bestimmt, näher gefasst werden? Max Weber hat hier maßgebliche Distinktionen gedacht:

7.6 Max Weber und sein Dioskurenpaar: Verantwortungsethik versus Gesinnungsethik als Helfer in ethischer Seenot

Bevor wir uns mit den zwei berühmten ethischen Begriffen von Max Weber kurz beschäftigen, muss ich für meine Rubrizierungsphilosophie vorab etwas klären:

Man teilt die Menschen am besten in zwei Kategorien: in solche, die die Menschen in zwei Kategorien teilen, und solche, die das nicht tun. Ich gehöre zur ersten Kategorie, und ich teile die Menschen grundsätzlich in Gesinnungsethiker und Verantwortungsethiker ein, auch wenn der Bayerische Ministerpräsident in einem Buch von mir (Meier 2010, S. 48–54) dem Primat der permanenten Synthese huldigt und mit Martin Walser der Überzeugung ist, dass nichts ohne sein Gegenteil wahr sei.

Nähern wir uns also der folgenreichsten moralphilosophischen Ellipse ethischen Denkens in der Moderne: der Spannung zwischen Verantwortungsethik und Gesinnungsethik!

Max Weber hat in seiner berühmten Schrift „Politik als Beruf"[4] (bzw. Rede vom 28. Jan. 1919 in einer Schwabinger Buchhandlung) die bekanntesten aller modernen Moralbegriffe geliefert:

Max Weber „verstand unter *Verantwortungsethik* die Einstellung eines Menschen, der bei seinen Handlungen die Gesamtheit der voraussichtlichen Folgen in Betracht zieht, der also fragt, welche Folgen insgesamt unter dem Aspekt des Wertgehaltes die besten sind und der dementsprechend handelt, und zwar auch dann, wenn er dabei etwas tun muss, was, wenn man es isoliert betrachtet, schlecht genannt werden müsste. Verantwortungsethisch handelt nach Weber zum Beispiel ein Arzt, der dem Patienten die Unwahrheit über seinen Gesundheitszustand sagt, weil er fürchtet, er werde die Wahrheit nicht vertragen; … *Gesinnungsethisch* dagegen handelt der Pazifist, der unter keinen Umständen bereit ist zu töten, sogar dann nicht, wenn die Ausbreitung des Pazifismus auf einer Seite die Kriegsgefahr erhöht. Er argumentiert, dass es keinen Krieg gäbe, wenn alle Pazifisten wären, und daß schließlich einmal einige damit anfangen müßten" (Spaemann 2004, S. 63).

Man könnte pointiert sagen, dass Verantwortungsethik den Primat auf die Verantwortung der Folgenabwägung legt, während Gesinnungsethik Handlungen kontextunabhängig bewertet. Max Weber hielt die Grundentscheidung für eine dieser Moraltypisierungen für nicht mehr rechtfertigbar, ja er sah sie als letzte Gegensätze. (Allerdings ist seine deutlichere Sympathie gegenüber dem „Verantwortungsethiker" gut erkennbar, wenn er neun von zehn Gesinnungspolitikern das Prädikat „Windbeutel" zuspricht.)

Nun wird kein vernünftiger Mensch bestreiten, dass unser Leben immer schon von güterabwägenden Verantwortungsurteilen bestimmt ist: Elmex

---

3 Das Arzt-Patienten-Verhältnis ist eben die sittliche Beziehung, aus der heraus klar sein muss, dass der Arzt meine Gesundheit, die Linderung meines Leidens wollen muss. Begibt er sich dieser Verpflichtung, ist er kein Arzt mehr. Vgl. dazu Maio (2012, S. 387): „Ab dem Moment, da das medizinische Handeln nicht mehr primär von der Motivation zur Hilfe getragen ist, hat sich Medizin als Medizin aufgelöst."

4 Jüngere Forschung – anhand der Notizen zu Webers frei gehaltenem Vortrag vor den linksliberalen Studenten am 28. Jan. 1919 – zeigt jedoch, dass Weber sehr wohl die Verantwortungsethik (für den Politiker) präferiert: Tenschert (2008).

oder Colgate, Audi oder BMW, Schmerzlinderung oder Kreislaufstabilisierung, Katja oder Karin, Brustamputation oder Metastasenbildung – es geht immer um Abwägung, ja Handeln ist immer schon per se als „wirkendes Tun" mit Blick auf erwünschte oder unerwünschte Folgen definiert.

Entscheidend ist eher die folgende Distinktion: „Für welche und für wie weit reichende Folgen der Handlung trägt der Handelnde Verantwortung?" (Spaemann 2004, S. 65).

Man möge dazu nur das kleine Gedankenexperiment erwägen, das auf einer wahren Begebenheit beruhen soll: Sollte ein Arzt einem rückfallverdächtigen Kinderschänder, der keine Angehörigen hat, seit Jahren wegen seines Alkoholabusus von den Solidaritätskassen der Arbeitenden lebt und der seine Frau schlägt, ein Aneurysma operieren?

Ich hoffe – und gehe davon aus –, dass alle Ärzte, die den Eid des Hippokrates für sich als bindend anerkennen, diesen Mann behandeln, auch wenn sie vielleicht nach der OP den Staatsanwalt anrufen. „Nützlich" wird man dieses Engagement nicht nennen dürfen. Es war geboten. Aus der ärztlichen Verantwortung heraus. Denn Ärzte sollen und dürfen keine Staatsanwälte sein.

Thomas von Aquin hilft hier als Totalitarismuskritiker durchaus weiter.[5]

---

5   In einer leider zu wenig bekannten Stelle (vgl. Summa theologica I–II, quaestio 19, articulus 10; nach Spaemann 2001a) erzählt der Kirchenlehrer Thomas von Aquin ein – wie man heute sagen würde – ethisches Dilemma: Die Häscher des Königs verfolgen einen Rechtsbrecher, der sich bei seiner Frau versteckt. Für unsere modernen „totalen" Lösungsansprüche differenziert Thomas hier die Verantwortlichkeiten erstaunlich irritierend: Was soll die Frau tun? Sie ist – nach Thomas – für das private Wohl ihres Mannes verantwortlich und soll ihn verstecken. Was sollen die Staatsanwälte tun? Sie müssen dem Recht (dem öffentlichen Wohl) zur Geltung verhelfen. Und nun kommt die entscheidende Frage: Und welche Entscheidung hat eine höhere Verpflichtung? Welche Kriterien haben wir – nach Thomas von Aquin –, um zu klären, was das letztlich beste Handeln ist? Die Antwort des Kirchenlehrers verblüfft: Das weiß nur Gott allein. Hier wird ein moralischer Totalitätsanspruch infrage gestellt, der vermeintlich zu wissen glaubt, was das letzte Beste für alle ist. Thomas bleibt hier bescheiden. Da sich die ethische Verpflichtung aus konkreten sittlichen Verhältnissen ergibt, sollen wir nicht wissen wollen, was am Ende für alle gut ist. Das weiß nur Gott allein.

Es geht also gar nicht um eine grundsätzliche Entscheidung zwischen verantwortungs- oder gesinnungsethischer Orientierung, sondern um die uralte Frage, ob der Zweck immer die Mittel heiligt.

Hier ist nun der Ort, die Quelle wie den Mainstream dieser gegenwärtig hoch gehandelten Moralphilosophie zu beleuchten, die derzeit die Begrenzung einer Apotheose der Güterabwägung aufzuheben versucht, um alles in ein güterabwägendes Ranking zu bringen: der Utilitarismus – oder im Blick auf sein primäres Normenbegründungsmodell – auch Konsequentialismus genannt (vgl. Maio 2012, S. 37–46; Spaemann 2001c, S. 193–211; Spaemann 1989, S. 157–171; Meier 2010, S. 313–328).

7.7   Der Utilitarismus – eine Gefahr für die Arzt-Patienten-Beziehung

„Gut ist, was nützt", sagten wir. Etwas vornehmer formuliert in der klassischen Formel von Jeremy Bentham von 1776, dem englischen Ökonomen, der die Folter für legitim hielt, ebenso die vollständige Erfassung und Überwachung aller Bürger mittels Tätowierung propagierte: „It is the greatest happiness of the greatest number that is the measure of right and wrong" (Bentham 1776, S. 393).

In den deutschen Diskursen mit der Formel: „das größtmögliche Glück für die größtmögliche Zahl" wiedergegeben.

Dass eine konsequentialistische Ethik dieser Provenienz keine Ethik der philosophischen Oberseminare ist, sondern sich hochaktuell als reale medizinische Handlungsorientierung zeigt, sei an zwei jüngsten – empirisch erforschten – Phänomenen der Medizinökonomie erläutert:

„Chefärzte geben überflüssige Operationen zu" titelte am 9. September 2014 die Augsburger Allgemeine und brachte die Ergebnisse einer Studie von Jürgen Wasem (Wasem et al. 2014) in die Öffentlichkeit, der zufolge von 1400 befragten Chefärzten 39 % den begründeten Verdacht äußern, dass überhöhte Eingriffszahlen anzunehmen sind aufgrund wirtschaftlichen Drucks.

Dabei antworteten 36 % der Kardiologen mit „eher ja" und 25 % der Herzspezialisten mit „definitiv ja", dass zu viel operiert werde.

Gleich danach folgen die Orthopäden mit insgesamt 47 %, die die Überindikation von OP-Entscheidungen aufgrund wirtschaftlicher Zwänge zugeben.

Das bedeutet, dass im Bereich der ja staatlich beaufsichtigten Kliniken eine Verantwortungsethik bei ca. der Hälfte aller kardiologischen und orthopädischen Eingriffe sich derart etabliert hat, dass die Güterabwägung zwischen betriebswirtschaftlicher Rentabilität gegenüber der medizinisch gebotenen Indikation zugunsten der Ökonomie ausfällt.

Der Zweck heiligt scheinbar die Mittel, und es scheint ausgemacht, dass die Rentabilität der Klinik das höhere Gut gegenüber der sachgemäßen Behandlung des Patienten darstellt.

Ein weiteres Beispiel für utilitaristische Abwägungskulturen zeigt eine neueste Studie von OECD- und Bertelsmann-Forschern:

„Kindern werden in manchen Regionen Deutschlands Studien zufolge achtmal häufiger die Mandeln herausgenommen als anderswo. Ähnlich große regionale Unterschiede gebe es bei Blinddarm- oder Prostata-Operationen. Zu diesem Ergebnis kommen zwei Studien der Bertelsmann-Stiftung und der Organisation für Wirtschaftliche Zusammenarbeit und Entwicklung (OECD), die heute veröffentlicht wurden. Auch beim Einsatz künstlicher Kniegelenke, bei Kaiserschnitten oder Gebärmutterentfernungen unterscheidet sich die Operationshäufigkeit zwischen den Regionen um das Zwei- bis Dreifache.

Rein medizinisch seien solche Unterschiede nicht zu erklären. ‚Große regionale Unterschiede in der Gesundheitsversorgung sind ein klares Zeichen für Qualitäts-, Effizienz- und Gerechtigkeitsprobleme', sagte OECD-Direktor Mark Pearson" (Pharmazeutische Zeitung online 2014).

Es ist nicht anzunehmen, dass die Bayerischen Kniegelenke achtmal schlechter sind als die anderer Bundesländer. So schlecht sind Bayerns Straßen nun doch noch nicht.

Auch dieses Beispiel lässt vermuten, dass wieder güterabwägende Vernunft im Sinne eines ökonomischen Utilitarismus die raison d'être der Entscheider bestimmt hat.

Hier muss die Grundsatzfrage gestellt werden, ob nicht eine reine Güterabwägungsethik eo ipso zu kurz springt, die letztlich immer unter der Korrumpierbarkeit der subjektiv und situativ präferierten

„Nützlichkeitszwänge" steht und mit den negativen Folgen (der Klinikinsolvenz, der Arbeitsplätze, der notwendigen OPs für die Facharztgraduierung, vielleicht demnächst großer Ziele wiedererwachter Volksgesundheit, die keine Behinderten mehr brauchen kann?) letztlich die ethische Verantwortung des Arztes den technischen Optimierern und den ökonomischen Controllern ausliefert.

7.8 Ärztliche Ethik als essentialistische Verpflichtung zum Heilen

Ich würde gerne auf ein fast vergessenes Denken aufmerksam machen wollen, das uns entlastet, aber auch herausfordert.

Beginnen wir aber zuerst kurz mit den Aporien des herrschenden Utilitarismus und seiner Folgenfixierung als letzter Begründung für ein ethisches Handeln (Maio 2012, S. 43 f.).

7.8.1 Aporien utilitaristischer Ethikbegründung

- Welche Folgen in welcher Zukunft sollen es denn sein?
  Vielleicht ist ein globaler Sieg von Ebola doch die ökologisch bessere Lösung, verschwindet ja der Verursacher aller ökologischen Probleme, der Mensch, von der schützenswerten Gaia, mag ein radikaler Naturschützer in konsequentialistischer Überzeugung sagen.
  Aber vielleicht geht es ja gar nicht um die letzten Folgen, vor denen wir uns verantworten sollen.
- Im Übrigen scheint es mir eine erkenntnistheoretische Anmaßung zu sagen, wohin unser Handeln uns à la longue führt.
  Historisch müssen wir erschreckt zur Kenntnis nehmen, dass die größten Verbrechen der Menschheit, die rassereine Gesellschaft im KZ der braunen Barbarei, die klassenreine Gesellschaft im Gulag der roten Barbaren stets mit einem großen Endziel begründet wurden. Reinheitstheorien sollten wir aber in ihrem schmutzigen Denken entlarven, wie Hannah

Arendt es klug in ihrer Totalitarismuskritik aufgezeigt hat. Gott sei Dank erschaudern wir noch, wenn von einem Menschen gesagt wird, er sei zu allem fähig.

- Wenn man folgenabwägend meint eine Ethik begründen zu können, braucht man Skalierungen des Guten. Hier liefert sich aber die Ethik den Experten und Technokraten aus. Die Herkunft des Utilitarismus aus der Volkswirtschaftslehre wirft hier noch ihre Schatten. Das Gute sei messbar. Instrumentelle Vernunft wurde das 1968 genannt. Das Königreich Bhutan hat hier mit seinem „Bruttoinlandsglücksgefühl" den Westen und seine letzte Zielsetzung, die BIP-Steigerung letztlich beschämt, weil in dieser das Gute mit dem Nützlichen und dieses mit dem nur konsumistischen Mehr verwechselt wird.
- Und wie die Nutzenmehrung verteilt werden soll, diesen Anspruch an eine utilitaristische Gerechtigkeitstheorie, dies könnte bisher noch nicht aufgezeigt werden.

So nennt Otfried Höffe (nach Maio 2012, S. 44) den Utilitarismus einen „Kollektivegoismus", „dem eine Unterdrückung oder Benachteiligung von Minderheiten, selbst eine Verletzung unveräußerlicher Menschenrechte erlaubt ist."

Ich möchte hier für einen moralphilosophischen Ansatz werben, der diese fast vergessene Überzeugung wieder erinnern will, dass „das Gute das ist, was der Wirklichkeit gerecht wird" (Spaemann 2004, S. 91).

7.8.2 Das Gute als Folge erkannter sittlicher Beziehung: Versuche über eine essentialistische Medizinethik

Ethik wäre so zuerst „Wirklichkeitsaufmerksamkeit" (Spaemann) und keine wie auch immer geartete Zweckoptimierung und utilitaristische Zielrealisierung.

Wie ist nun eine essentialistische Ethik zu denken? Exemplarische Zugänge für ein erstes Verstehen:

Auf der ganzen Welt werden Richter verachtet, die parteiisch Recht sprechen, auch wenn sie dafür

Gründe meinen angeben zu können. Denn das Wesen der Beziehung zwischen dem Richter und den streitenden Parteien ist seine Unparteilichkeit. Es liegt im Wesen der Kommunikation zwischen Personen, dass sie wirklichkeitsadäquat, altmodisch formuliert: „wahr" sein muss.

Alle Kulturen und Religionen sind der Überzeugung, dass es falsch ist, in einer Vertrauensbeziehung den anderen kommunikativ zu benützen, das Gegenüber als Sache in ein Kalkül zu bringen, gleichsam die übergriffige Anmaßung zu denken, man wisse schon, wie viel Wahrheit der andere vertrage und brauche. Das meint übrigens Kant, wenn er von Personalität und Würde spricht.[6]

Ein solches wirklichkeitsverdrängendes Reden instrumentalisiert das Gegenüber, aber es birgt auch Selbstverlust, weil man seine existenzielle Kohärenz verliert. Die Lüge ist – neben der Zerstörung des Miteinanders – auch die Verachtung der eigenen personalen Würde.

Und alle Kulturen und Religionen sanktionieren das Vorhaben, einem unschuldigen Menschen das Leben zu nehmen, weil es eben keinen Optimierungszweck gibt, der die Auslöschung des zum Leben bestimmten Subjektes begründen kann.

Und es liegt im Wesen der Elternschaft, dass man Verantwortung für die Kinder hat, die man ins Leben gerufen hat, so wie es das Wesen eines Versprechens ist, dieses zu halten. Deshalb sollte man Versprechen auch selten geben.

Und so könnte man weiter denken, was die Aufgabe eines Anwaltes ist, der mich verteidigen soll, was die Aufgabe eines fairen Treuhänders meines Vermögens und Eigentums wäre, früher Bankier, dann Banker, manchmal – seit 2008, wo das Treuhändertum plötzlich als störende Marginalie in den Profitmaximierungsstrategien der jungen Investmentbanker vergessen wurde – auch mal Bangster genannt.

Ich möchte diesen Ansatz einer Ethik „Elementar-Essentialismus" nennen, weil er nach dem Wesen eines Phänomens bzw. einer sittlichen Beziehung fragt und daraus seine normative Qualität ableitet.

---

6   So in der Grundlegung zur Metaphysik der Sitten (GMS BA 77): „Was einen Preis hat, an dessen Stelle kann auch etwas anderes , als Äquivalent, gesetzt werden; was dagegen über allen Preis erhaben ist, mithin kein Äquivalent verstattet, das hat eine Würde."

„Agere sequitur esse" (das Tun folgt dem Sein), sagten die Weisen des Hochmittelalters dazu (Spaemann 2005). Das Gute kann man nicht erfinden, sondern man muss es finden.

Oder: „Das Gute ist das, was der Wirklichkeit gerecht wird", hat das Robert Spaemann einmal genannt. Ethik wäre demgemäß schlicht „Wirklichkeitsaufmerksamkeit".

Für ein heute – und ich meine sogar immer schon – gebotenes ärztliches Ethos bedeutet dies, dass die Arzt-Patienten-Beziehung von einer unbedingten wie bedingungslosen Heilungsmotivation bestimmt sein muss. Oder – nochmals mit Peter Sloterdijk: „Der Kranke braucht einen Verbündeten, an dessen vorbehaltlose Verschwörung mit dem Leben er glauben kann" (Sloterdijk 1983, S. 493).

Es ist eben ein Verhältnis sui generis: Als Patienten ziehen wir uns vor den Ärzten aus, wir bekennen unsere Gebrechen, deuten unsere ganze Hilflosigkeit und Angst an, lassen sie unsere Leiber aufschneiden, vertrauen ihnen, wenn Sie uns Gifte geben, mit Strahlen durchleuchten, was uns hoffentlich am Ende des Tages hilft, ja wir legen buchstäblich unser Leben wirklich in ihre Hände.

7.8.3 Das Wesen der ärztlichen Ethik

Unbenommen, dass natürlich keine Heilungsgarantie gegeben werden kann, so muss doch absolut klar sein, dass der Arzt und die Ärztin nur ein primäres Zielspektrum haben können und haben dürfen:

Die Heilung der Krankheit, die Linderung der Leiden, ggf. die gute Begleitung in der letzten Lebensphase, in der Sterbephase, die ein menschengerechtes Abschiednehmen ermöglicht, dies ist das essenzielle Kerngeschäft der Medizin mit der unbedingten Voraussetzung der Professionalität dieses Könnens als Heilkunst. Nichts anderes. (Kritisch dazu: Birnbacher 2008; moderat zustimmend: Müller 2008)

Mit Kant und seinem Kategorischen Imperativ (in der Form der allgemeinen Formel und ihrem Universalisierungspostulat)[7] kann diese unbedingte

sittliche Forderung schön in einem Beispiel illustriert werden: Ist eine andere externale Zielsetzung in der ärztlichen Heilkunst denkbar, als die Maxime der unbedingt priorisierten Heilungsverpflichtung?

Wenn ein Arzt selbst als erfahrener Kenner der Geheimnisse des Körpers und seiner Gefährdungen einmal die Hilfe eines Arztes braucht: Was erwartet er als Maxime des Handelns seines Kollegen oder seiner Kollegin? Dass er die Kosten des Gesundheitswesens senkt? Seiner Habilitation endlich die letzte Fallstudie einrechnet? Gar den politischen Zielen des Cost-Cut-Programms der „Alternative für die Jugend-Partei" sich unterwirft oder anderen Zielen?

Die Antwort erübrigt sich. Wenn wir Menschen als Personen bleiben wollen, dann muss der „Beziehungsvertrag" zwischen Arzt und Patient eine Beziehung sui generis sein, der in ruhiger Bestimmtheit sagt und einfordert: Lex suprema, salus aegroti! Nicht mehr und nicht weniger.

Es ist ein großer Irrtum der Moderne zu glauben, wir seien für alle möglichen Folgen verantwortlich, nur nicht für unsere nächsten Bindungen (die übrigens auch unser Selbstverhältnis einschließen!).

Alle anderen Ziele, die das Medizinwesen als gesellschaftliches Subsystem hervorbringt, wie Einbindung in volkswirtschaftliche Wachstumshoffnungen, individuelle Chancen auf einen schönen Beruf mit Karriere, die Generierung eines anständigen Einkommens, die Genese von Jobs, der wissenschaftliche Erkenntnisfortschritt, all dies muss gegenüber der genannten ethischen Essentialität des Heilens und der Leidensminderung zurückstehen – das heißt zwar nicht unberücksichtigt bleiben – aber in die rechte Ordnung gebracht werden.

Natürlich gibt es „Gelingensbedingungen" ethischer Aufgaben (wie etwa die professionelle Heilkunst des Arztes als Conditio sine qua non), aber für „andere Ziele" ist es wie beim Verhältnis von Kernauftrag und Nebenfolgen im Schachspiel: Zuerst muss man gewinnen wollen, nur dann folgen einzelne Züge einer Gesamtlogik. Wenn man seinem Kind das Königsspiel beibringen will und es aus Motivationsgründen ein paar Mal gewinnen lassen will, wird auch jeder einzelne Zug anders aussehen.

Das beste Transplantationszentrum wird delegitimiert, wenn nicht klar ist und absolut eingefordert wird, dass ausschließlich nach medizinischer Not-

---

7 „Handle nur nach derjenigen Maxime, durch die Du zugleich wollen kannst, dass sie ein allgemeines Gesetz werde." (AA IV, S. 421).

wendigkeit – in Orientierung am Wohl des leidenden Patienten (und der auch, sicher nicht leichten Priorisierung der Bedürftigkeit der Patienten) – die Organverpflanzung vorgenommen wird. Und nicht nach Beziehungsintensität, nach Forschungsapplaus oder gar ökonomischen Schnäppchen beim gut dotierten Scheich aus Katar.

Erwünschte Folgen, etwa Profitabilität oder wenigstens die schwarze Null bei „common goods" müssen dieser Kernaufgabe untergeordnet sein, nicht umgekehrt.

7.9 Polarstern Hippokrates

Seit Hippokrates tradiert die abendländische Medizingeschichte ein Ethos, das relativierenden, externalen ethischen Zielvorstellungen Einhalt gebietet:

Wenn man der Exegese des hippokratischen Eides von Juliane Wilmanns (Wilmanns 2000, S. 203–220) folgt, dann lässt sich in dem konzentrisch aufgebauten Eid für die Jünger des Heilers aus Kos die entscheidende Mitte erkennen:

- dem Patienten nutzen (diätetisch),
- den Tod in keiner Weise aktiv herbeiführen, und
- keine irreversiblen Risiken eingehen, mithin seine Grenzen anerkennen, (das berühmte „Steinschnitt-Verbot").

Alle anderen normativen Weisungen, diskretes Schweigen über die Krankengeschichte, keine Übergriffigkeiten und die vor den Göttern beschworene Unbedingtheitsverpflichtung, dürfen als Folgen dieser Verpflichtung auf Heilungsintention und Leidensminderung verstanden werden.

Das Gelöbnis des Weltärztebundes – in seiner letzten Fassung von 1994 – übersetzt diese Verpflichtung auf das Wohl des Patienten gut in das Heute, allerdings bedaure ich, dass das Tötungsverbot in seiner schlichten wie unbedingten Forderung nicht weiter tradiert worden ist.[8]

Und auch die feinsinnige Distanz zu einer Korrumpierung der unbedingten Heilungsverpflichtung durch

» Alter, Krankheit oder Behinderung, Konfession, ethnische Herkunft, Geschlecht, Staatsangehörigkeit, politische Zugehörigkeit, Rasse, sexuelle Orientierung oder soziale Stellung

lässt eine große Herausforderung der Gegenwart ungenannt: Der Zwang zur Profitabilität, der – man denke an die o. g. Wasem-Studie – ganz erheblich auf den Heilungsauftrag der Ärzteschaft heute Einfluss nimmt.

Die ursprüngliche Maxime: „Der Mensch ist Mittelpunkt!" ist durchaus in Gefahr, der Maxime: „Der Mensch ist Mittel. Punkt!" zu weichen, wenn externale ökonomische Zielsetzungen überlagern, und dies kann bereits bei großzügigen Indikationsausweitungen beginnen.

„Ễthos anthrốpỗ daímỗn" sagte Heraklit in seinem berühmten Dictum, das gemeinhin mit „Des Menschen Charakter ist sein Schicksal" wiedergegeben wird. Man könnte aber auch Heideggers eigenwilligere (und schärfere!) Übersetzung aufgreifen, die er in seinem „Brief über den Humanismus" (ursprünglich an Jean Beaufret 1946 adressiert) formuliert hat: „Der Mensch wohnt, insofern er Mensch ist, in der Nähe Gottes." (Heidegger 1978, S. 351). Damit wäre das ärztliche Ethos in seiner Alltäglichkeit, d. h. in seiner „Ge-Wohnheit", die Frage nach Gottesnähe oder Gottesferne.

7.10 Kritische Anfragen an heutige Medizinkultur

Abschließend seien einige – nicht alle – Folgerungen aus dem hier vertretenen ethischen Konzept einer starken Verantwortung im Blick auf die sittliche Beziehung des Arzt-Patienten-Verhältnisses gezogen, wie es jüngst (Maio 2014) der Freiburger Medizinethiker Giovanni Maio ausgearbeitet hat.

Gefährdungen und Chancen einer essentialistischen Medizinethik sollen nur als Impuls in Gestalt von offenen Fragen zum Weiterdenken in den diskursiven Raum gestellt werden:

a) **Zur schleichenden Ökonomisierung des Arzt-Patienten-Verhältnisses:**

Nicht nur in den Wirtschaftswissenschaften hat der homo oeconomicus ausgedient. Warum su-

---

8   Siehe den Text auch im Internet unter: ▶ http://www.bundesaerztekammer.de/downloads/Genf.pdf..

chen wir nicht nach Formen ausreichender Finanzierung, die die Arzt-Patienten-Beziehung nicht unter den Druck von Rentabilitätszwängen stellt, die den Patienten im schlimmsten Fall zum Kunden degradiert? Bekanntlich sind stationäre Kliniken in Europa sozialgeschichtlich Ergebnisse einer Karitas-Bewegung des Mittelalters, die aus einer Kultur der Barmherzigkeit sich gründete. Ob strenge „Outcome-Logiken" dem originär ärztlichen Heilungsauftrag entsprechen, darf gefragt werden.

b) **Zur Verrechtlichung des Arzt-Patienten-Verhältnisses:**

Gegen Maio bin ich der Überzeugung, dass das Feld der medizinischen Versorgung starke rechtliche Rahmenbedingungen braucht. Gleichwohl darf angefragt werden: Erschöpft sich die nicht selten intime Heilungsarbeit – man denke an die Palliativmedizin bei Schwerstkranken – in einem Dienstleistungsverhältnis? Dies muss auch als Anfrage an eine „Anspruchsunverschämtheit" (Botho Strauß) mancher Patienten gerichtet werden, die von ihrer Seite her auch das ihre dazu beitragen, die Arzt-Patienten-Beziehung in eine falsche Symmetrie zu bringen, weil sie schlicht die Angewiesenheit auf den Arzt und sein „interesseloses Interesse" negieren. Kurz: Kann die Logik der (Für-)Sorge durch die Logik des Rechtsanspruches gänzlich ersetzt werden?

c) **Zum Unverrechenbaren des Gebens als solchem:**

Es ist schließlich zu fragen, ob Heilung, verstanden als Mithilfe bei der Genesung (A. Büssing), nicht überhaupt auch eine „Gabe-Semantik" besitzt, die wesentliche Spuren von Freiwilligkeit, von Selbstlosigkeit, von Wohlwollen, von Anerkennung und Zuwendung intrisece besitzt?

d) **Zum Problem „Intensivmedizin versus Incentivemedizin":**

Bonuszahlungen im leitenden Bereich werden langsam zur üblichen Praxis. Dazu nur eine Frage: Wenn ein Chefarzt wirklich nur dann besser würde, wenn man ihn mit externen Anreizformen zur „Leistungssteigerung" bringen kann, was wäre er dann für ein Arzt? Liegen dem nicht selten auch medizinfremde Unternehmensziele zugrunde? Sollen wir etwa auch den Richter honorieren, damit er mehr medienwirksame Frei-

sprüche oder mehr „Lebenslänglich" verhängt? Ärzte brauchen ein entlastendes Qualitätseinkommen – je nach Verantwortungshöhe und gerne auch je nach zeitlichem Engagement, sie sind und sollen kein Bettelorden sein; aber heilen Ärzte wirklich besser, wenn Sie mehr Gratifikationen für ökonomisch interessantere DRG-Wachstumsziele erhalten?

e) **Schlussendlich: Zur Kultur des Heilens:**

Soll der Medizinbetrieb (welch ein Wort!) wirklich auf die vermeintlichen „Soft Skills" der geschenkten Zeit, der starken Begegnung, der Aufmerksamkeit, ja auch der Hingabe an die Rettung eines Lebens, der Ermutigung zur Selbstheilung, der Wertschätzung und Begleitung verzichten? Wird dadurch gemeinsames Verarbeiten des „Schicksals im Angesicht der Krankheit" nicht zum „Machsal des Betriebsunfalles" (Odo Marquard 1986)?

f) **Zur Medizin als öffentliche Aufgabe:**

Medizinisches Handeln findet im öffentlichen Bereich statt, ist bei uns Teil des öffentlichen Dienstes in demokratisch wertgebundenem Kontext. Können wir eine Medizinkultur wollen, die das Humanum dem Gemeinwohl entzieht, bei aller gebotenen Professionalität? Hier wäre auch kritisch anzufragen, inwieweit auch der medizinische Dienst gerade die hier angesprochenen, nicht quantifizierbaren Wesensmerkmale ärztlichen Tuns aus einer zu starken Wirtschaftlichkeitslogik infrage stellt.

Ich möchte mit einem Wort von Seneca schließen, der an uns alle als potenzielle Patienten das Wort richtet:

» Warum schulde ich dem Arzt und dem Erzieher mehr als nur den Lohn?
Weil der Arzt und der Erzieher uns zu Freunden werden und uns nicht durch die Dienstleistung verpflichten, die sie verkaufen, sondern durch ihr gütiges Wohlwollen wie einem Familienmitglied gegenüber (zitiert nach Maio 2012, S. 386).

Literatur

Bentham J (1776) A Fragment on Government (1775, publiziert 1776. In: A Comment on the Commentaries and A Fragment on Government, J.H. Burns/H.L.A. Hart. Aufl. London, S 391–551

Birnbacher D (2008) Was leistet die „Natur des Menschen" für die ethische Orientierung? In: Maio G, Clausen J, Müller O (Hrsg) Mensch ohne Maß? Reichweite und Grenzen anthropologischer Argumente in der biomedizinischen Ethik. Alber, Freiburg und München, S 58–78

Cicero MT (1984) De Officiis – Vom Pflichtgemäßen Handeln. Lateinisch und deutsch. Übersetzt, kommentiert und herausgegeben von Heinz Gunermann. Reclam, Stuttgart

Heidegger M (1978) Brief über den Humanismus. In: Ders. Wegmarken, Frankfurt

Höffe O (1979) Zur Theorie des Glücks im klassischen Utilitarismus. In: Höffe O (Hrsg) Ethik und Politik. Grundmodelle und -probleme der praktischen Philosophie. Suhrkamp-Taschenbuch Wissenschaft, Bd. 266. Suhrkamp, Frankfurt am Main, S 120–159

Kudlien (1964) Archiatros. In: Der Kleine Pauly (KlP), Bd. 1., Stuttgart, S 505

Luhmann N (1973) Formen des Helfens im Wandel gesellschaftlicher Bedingungen. In: Otto HU, Schneider S (Hrsg) Gesellschaftliche Perspektiven der Sozialarbeit, Bd. 1. Neuwied, S 21–43

Maio G (2012) Mittelpunkt Mensch: Ethik in der Medizin. Ein Lehrbuch. Schattauer, Stuttgart

Maio G (2014) Anerkennung durch die Gabe der Zuwendung. Warum das Eigentliche in der Medizin nicht gekauft werden kann. In: Maio G (Hrsg) Ethik der Gabe. Humane Medizin zwischen Leistungserbringung und Sorge um den Anderen. Freiburg, S 7–56

Marquard O (1986) Zur Diätetik der Sinnerwartung. Philosophische Bemerkungen. In: Apologie des Zufälligen. Kohlhammer, Stuttgart, S 33–53

Meier U (2010) Vieles ist abzuwägen, manches nie. Wider den Totalitarismus, dass alles seinen Preis habe. In: Meier U, Sill B (Hrsg) Führung.Macht.Sinn. Ethos und Ethik für Entscheider in Wirtschaft, Gesellschaft und Kirche. Pustet, Regensburg, S 313.328

Müller O (2008) Der Mensch und seine Stellung zu seiner eigenen Natur. In: Maio G, Clausen J, Müller O (Hrsg) Mensch ohne Maß? Reichweite und Grenzen anthropologischer Argumente in der biomedizinischen Ethik. Alber, Freiburg und München, S 15–57

Schmahl C (2012) Der Placeboeffekt und seine Auswirkungen auf Forschung und klinische Praxis. Psychosomatische Klinik am ZI Mannheim. http://www.zi-mannheim.de/fileadmin/user_upload/downloads/lehre/vorlesungen/Schmahl-VL-Placebo_Effekt.pdf

Schröer C (2005) Verantwortung – Profil eines komplexen Begriffes. In: Meier U, Sill B (Hrsg) Zwischen Gewissen und Gewinn. Werteorientierte Personalführung und Organisationsentwicklung. Pustet, Regensburg, S 333–345

Seehofer H (2010) Führungsethos und Führungsverantwortung. In: Meier U, Sill B (Hrsg) Führung.Macht.Sinn. Ethos und Ethik für Entscheider in „Wirtschaft, Gesellschaft und Kirche". Regensburg, S 48–54

Sigrist S (2006) Zukunftsperspektiven des Gesundheitsmarkts – Kostenfaktor oder Wachstumschance. Studie erstellt im Auftrag des Eidgenössischen Departements des Innern (EDI). www.edi.admin.ch

Sloterdijk P (1983) Kritik der zynischen Vernunft, 2. Aufl. Suhrkamp, Frankfurt (Kapitel 4: Der Medizinzynismus)

Spaemann R (1989) Glück und Wohlwollen. Versuche über Ethik. Klett-Cotta, Stuttgart

Spaemann R (1994) Die Aktualität de Naturrechtes. In: Philosophische Essays. Stuttgart, S 60–78

Spaemann R (2001a) Die schlechte Lehre vom guten Zweck. In: Spaemann R (Hrsg) Grenzen. Zur ethischen Dimension des Handelns. Stuttgart, S 391–400

Spaemann R (2001b) Wer hat wofür Verantwortung? Kritische Überlegungen zur Unterscheidung von Gesinnungsethik und Verantwortungsethik. In: Grenzen. Zur ethischen Dimension des Handelns. Klett-Cotta, Stuttgart, S 218–237

Spaemann R (2001c) Über die Möglichkeit einer universalteleologischen Ethik. In: Grenzen. Zur ethischen Dimension des Handelns, S 193–212

Spaemann R (2004) Moralische Grundbegriffe. Kapitel 5, Gesinnung und Verantwortung – oder: Heiligt der Zweck die Mittel? 4. Aufl. Beck, München

Spaemann R (2005) Natürliche Ziele. Geschichte und Wiederentdeckung des teleologischen Denkens. Klett-Cotta, Stuttgart

Studie: Große regionale Unterschiede bei OP-Zahlen. Pharmazeutische Zeitung online vom 12.9.2014: http://www.pharmazeutische-zeitung.de/index.php?id=54072

Tenschert, H (2008) „Leidenschaft und Augenmaß". Max Webers Stichwortmanuskript zu „Politik als Beruf". Einführung von Dirk Kaesler. Katalog LIX, Heribert Tenschert, Antiquariat Bibermühle

Wasem J, Pomorin N, Reifferscheid A (2014) Executive Summary vom September 2014: Umgang mit Mittelknappheit im Krankenhaus – Rationierung und Überversorgung medizinischer Leistungen im Krankenhaus? Universität Duisburg Essen, Lehrstuhl für Medizinmanagement

Wilmanns J (2000) Ethische Normen im Arzt-Patienten-Verhältnis. In: Knoepffler N, Haniel A (Hrsg) Menschenwürde und medizinethische Konfliktfälle. Hirzel, Stuttgart, S 203–220 (Stuttgart, 193–211)

Der Samariter und sein Auftrag

Heribert Niederschlag SAC

A. Büssing, J. Surzykiewicz, Z. Zimowski (Hrsg.), *Dem Gutes tun, der leidet*,
DOI 10.1007/978-3-662-44279-1_8, © Springer-Verlag Berlin Heidelberg 2015

8.1   Denkanstöße aus der Moderne

8.1.1   Lothar Zenetti: Andere Zeiten

» Schließlich kam ein Samariter des Weges …
   (Lukas 10,30–37)

» Also ich finde: Der arme Kerl hat ausgesprochen
   Schwein gehabt: Schon der dritte, der vorbei-
   kam, half. Als ich neulich eine Panne hatte, hielt
   erst der siebenundzwanzigste. Na ja, so ändern
   sich die Zeiten.
   (Zenetti 1994, S. 60)[1]

8.1.2   Helmut Zöpfl: Barmherziger Samariter modern

» Ich helfe, ich müsste helfen, man müsste helfen,
   man müsste darüber nachdenken, wie man
   helfen könnte, man müsste darüber diskutieren,
   wie man übers Helfen nachdenken könnte, man
   müsste eine Kommission bilden, in der man
   darüber diskutiert, wie man übers Helfen nachdenken könnte, man müsste einen Termin für
   eine Tagung finden, in der man berät, welche
   Leute in die Kommission hineinkommen sollen,
   in der man diskutiert, wie man übers Helfen
   nachdenken könnte.
   (Zöpfl 2009, S. 12)[2]

8.1.3   Ulrich Lüke: Kleine Geschichte über vier Kollegen

» Dies ist eine kleine Geschichte über vier Kollegen namens JEDER, JEMAND, IRGENDJEMAND
   und NIEMAND. Es ging darum, eine wichtige
   Arbeit zu erledigen, und JEDER war sicher, dass
   sich JEMAND darum kümmert. IRGENDJEMAND
   hätte es tun können, aber NIEMAND tat es.
   JEMAND wurde wütend, weil es JEDER'S Arbeit

war. JEDER dachte, IRGENDJEMAND könnte es
machen, aber NIEMAND wusste, dass JEDER es
nicht tun würde. Schließlich beschuldigte JEDER
JEMAND, weil NIEMAND tat, was IRGENDJE-
MAND hätte tun können.
   (Lüke 1998)

8.1.4   Johann Baptist Metz:

» Immer wieder habe ich versucht, ein überzeu-
   gendes deutsches Wort für die elementare
   Leidempfindlichkeit der christlichen Botschaft
   zu finden. ‚Mitleid' verwies zu sehr in die reine
   Gefühlswelt, auch ‚Empathie' klingt mir zu un-
   politisch und zu unsozial. So bleibe ich bei dem
   Wort, mit dem ich bei nicht-deutschsprachigen
   Zuhörern zumeist weniger Schwierigkeiten
   hatte: bei ‚Compassion'.
   (Metz 1999, S. 503)

8.2   Wer ist mein Nächster?

Im AT verstand man unter dem Nächsten den Angehörigen des Volkes Israel und den Fremden, der
im Land Israel Wohnrecht hatte (vgl. Lev 19,34:
„Der Fremde, der sich bei euch aufhält, soll euch
wie ein Einheimischer gelten, und du sollst ihn
lieben wie dich selbst; denn ihr seid selbst Fremde
in Ägypten gewesen. Ich bin der Herr, euer Gott";
ebenso Dtn 10,18 f.). Dieses Verständnis konnte
eine Eingrenzung und eine Ausweitung erfahren.
Die Stimmen, die für ein erweitertes Verständnis
sprechen, sind selten, und für eine universale Fassung lassen sich erst im 2. Jh. n. Chr. literarische
Belege finden.
   Dagegen findet sich zur Zeit Jesu häufiger eine
Einschränkung des Verständnisses auf die Israeliten und die Vollproselyten. Manche Pharisäer waren der Meinung, dass auch das Volk des Landes,
d. h. die einfachen gesetzesunkundigen Menschen,
nicht zu den Nächsten im eigentlichen Sinn gehört.
In einer rabbinischen Schrift wird für den Fall, dass
man auf jemanden trifft, der in eine Grube gefallen
ist, Folgendes geraten: „Die Nichtjuden und Klein-
viehhirten zieht man weder herauf noch stößt man
sie hinab. Aber die Häretiker und die Denunzianten

---

1   Auch die nächsten drei Textzitate verdanke ich Bernhard
    Sill.
2   Helmut Zöpfl (*1937 in München), deutscher Pädagoge,
    war ab 1971 bis zu seiner Emeritierung Inhaber des Lehr-
    stuhls für Schulpädagogik an der LMU München.

und Abtrünnigen stößt man hinab und zieht nicht herauf" (Schrage 1989, S. 78).

Die Antwort Jesu auf die Frage: „*Wer ist mein Nächster?*" geht aus der Geschichte vom barmherzigen Samariter hervor (Lk 10,25–37). Die ursprüngliche Aussageabsicht des Gleichnisses vom barmherzigen Samariter zielt nicht darauf ab, ein Handlungsmodell sinnvoller Beseitigung von Notsituationen zu entfalten oder gar eine professionelle Helferrolle zu skizzieren. Sie erläutert an einem Alltagsbeispiel die Frage nach der Echtheit und Glaubwürdigkeit unserer Nächstenliebe:

- Wem habe ich beizuspringen?
- Wer fordert mein Hilfe heraus?
- Wem gegenüber habe ich bevorzugt solidarisch zu sein? (Vgl. dazu Lob-Hüdepohl 2006, S. 10 f.)

Nach gängiger Auffassung des antiken Judentums sind eigentlich der Priester und der Levit für den unter die Räuber gefallenen Israeliten zuständig. Sie gehören demselben Sozialverband an. Trotzdem gehen sie achtlos an dem Überfallenen vorbei. Stattdessen hilft der Reisende aus Samaria dem hilflosen Israeliten, obwohl er nach den sozialen Gepflogenheiten seiner Zeit nicht zuständig ist. Dass der Samariter als Angehöriger einer vom Judentum geächteten Gruppierung den unter die Räuber gefallenen Israeliten dennoch rettet und sich ihm in dieser Weise praktisch und leibhaftig als Nächster erweist, unterstreicht die Kernaussage dieses Gleichnisses und die Botschaft Jesu:

> ❯ Nicht überkommene soziale Normierungen und Rollenzuweisungen, sondern praktisches Unterstützungshandeln – sozusagen von der Unterseite der etablierten Gesellschaft – dokumentiert eine Nächstenliebe, die die vorfindlichen sozialen Eingrenzungen mit ihren üblichen Ausschlussmechanismen überschreitet. Hier sind alle gemeint. Jeder, auch der „Nichtzuständige" ist zuständig, wenn Hilfe die Not wenden kann.

Jesus hat die Perspektive verändert. Er erzählt am Schluss nicht aus der Sicht dessen, der vorüberkommt, sondern aus der Perspektive dessen, der unter die Räuber gefallen ist und fragt: „Wer von diesen dreien hat sich als der Nächste dessen erwiesen, der von den Räubern überfallen wurde?" (Lk 10,36). Das heißt wer ist dem Verletzten zum Nächsten geworden, wer hat wie ein Nächster gehandelt? Der Nächste ist nicht Objekt: Wen soll ich lieben? Wem soll ich helfen? Der Nächste ist Subjekt: Er ist der, der hilft, der sich solidarisch erweist.

Die Beispielerzählung vom Samariter entgrenzt den Begriff des Nächsten auf alle Menschen. Die Verpflichtung zu helfen lässt sich nicht mehr auf eine bestimmte Gruppe von Menschen – was immer man als Kriterium der Einschränkung ansetzen mag: Religion, Rasse, Verwandtschaft, Volkszugehörigkeit, Freundschaft oder anderes – einschränken, sondern sie gilt prinzipiell gegenüber allen Menschen.

> ❯ Jedem, der in Not ist und dem ich helfen kann, soll ich mich als Nächster erweisen, indem ich mich ihm zuwende und ihm helfe. Jedem, der leidet, soll ich Gutes tun.

Die Liebe im Sinn Jesu ist eine dynamische Kraft, die sich auch nicht von Konventionen oder Vorurteilen eingrenzen lässt, sondern in universaler Weise grundsätzlich allen Menschen dient. Dabei kann eine Unterscheidung entlastend wirken: Im Wohlwollen können wir alle Menschen erreichen, im Wohltun kommen wir schnell an Grenzen. Sie liegen nicht im anderen, sondern in uns, in unseren Möglichkeiten und Kräften, es sei denn, der andere lehnt die Hilfe ab.

8.2.1 Feindesliebe

Sogar der Feind darf auf einen hoffen, der ihm als Nächster begegnet. Im Judentum gab es schon den Hinweis, dem anderen nicht Böses mit Bösem zu vergelten, aber die Aufforderung, ihn zu lieben, ist „jesuanisches Sondergut" (Lapide 1982, S. 94). Die imperativische Form und die Grenzenlosigkeit der Aufforderung, wie sie im NT überliefert ist, finden sich in so eindeutiger Weise nirgends. Die Feindesliebe hat nicht das Ziel, den anderen durch das solidarische Handeln zum Freund zu machen, sondern aus der erfahrenen Liebe Gottes, die sich allen Menschen zuwendet, soll der Glaubende den anderen um seiner selbst willen lieben. Das Gebot der Feindesliebe weitet das Gebot der Nächstenliebe radikal und total aus und zwar von der Wurzel her, von den Kräften des Herzens, und auf alle hin.

8.2.2 Aus Liebe handeln

Die Erzählung vom barmherzigen Samariter mahnt uns: Liebe im Sinn Jesu erschöpft sich nicht in der guten Gesinnung, sondern drängt zum Tun: Der Samariter hilft dem unter die Räuber Gefallenen ganz konkret, er tut, was hier und jetzt notwendig ist. Er löst ein, was die goldene Regel in ihrer positiven Formulierung meint: „Alles, was ihr von anderen erwartet, das tut auch ihnen!" (Mt 7,12). Die Empathie des Helfers lässt den anderen besser verstehen, der Hilfe braucht, und drängt, ihm entsprechend zu helfen, sofort und effektiv.

Nur in der jeweiligen Situation kann man wissen, was zu tun ist. Die Entscheidung ist in einer konkreten und den Reisenden völlig überraschenden Situation abverlangt.

> **Das Bultmann-Wort: „Liebt der Mensch wirklich, so weiß er schon, was er zu tun hat", hat hier seinen Platz.**

Es erinnert an das viel zitierte Wort von Augustinus: „Liebe und tu, was du willst!" Wenn wir hier unter Liebe nicht nur das Wohlwollen verstehen, sondern auch die Bereitschaft, mit unserer Vernunft die konkrete Situation in ihren verschiedenen Aspekten in Blick zu nehmen und zu berücksichtigen, dann können wir diesem Axiom zustimmen. Dann besteht auch kein Gegensatz zu den Einzelgeboten, denn sie wollen ja gerade helfen, auf die für die konkrete Entscheidung relevanten Aspekte hinzuweisen. Aber wenn mit diesem Axiom – etwas verkürzt – gesagt wird: Wer guten Willen hat, der trifft damit auch schon das sittlich Richtige, dann kann man, ebenfalls etwas verkürzt, dagegen sagen: Gut gemeint ist manchmal das Gegenteil von sittlich richtig.

Wer sich lediglich an Geboten orientiert, kann in die zwei Versuchungen geraten, entweder sich von den Geboten zu dispensieren, um das Bequemere zu tun, manchmal mit Berufung auf die Liebe, oder in die gegenteilige Versuchung, sich auf die Gebote zu beschränken, um das Bequemere zu tun, manchmal

mit Berufung auf die Verbindlichkeit der einzelnen Gebote. Das Verhalten des Samariters wehrt der einen wie der anderen Versuchung. Er erkennt, was in der konkreten Situation zu tun ist, und setzt es in die Tat um. Ihn zeichnet die Entschiedenheit aus, sich für den Unbekannten, unter die Räuber Gefallenen wie für einen Bruder zu engagieren und ihm die Hilfe zu geben, die ihm möglich ist, auch wenn er eigentlich nicht zuständig ist.

8.3 Die Verbindung von Gottes- und Nächstenliebe

Ende der 1960er-Jahre, als der soziale und gesellschaftskritische Impuls der Botschaft Jesu deutlicher wahrgenommen wurde, konnte man bisweilen die Meinung hören: Gottes- und Nächstenliebe seien identisch. Dabei berief man sich auf Mt 25,40: „Was ihr für einen meiner geringsten Brüder getan habt, das habt ihr mir getan." Dieses Wort wurde ausschließlich in dem Sinn gedeutet, dass als einziger Ort der Gottesbegegnung der Nächste, allgemeiner gesagt: die Welt angesehen wurde. Gottesliebe erschöpft sich nach dieser Konzeption in Nächstenliebe und Weltverantwortung, in „Verweltlichung". Alle Gottesliebe ist mitmenschlich vermittelt: die Liebe Gottes zu mir durch Menschen und auch meine Liebe zu Gott durch Menschen. Sie sind der Ort der Gottesbegegnung. Gebet, Meditation, Gottesdienst sind dann überflüssig, zumindest zweitrangig. Das Engagement für die Befreiung des Menschen tritt an die Stelle der Gottesverehrung bzw. in diesem Engagement geschieht Gottesverehrung. Nach dem Wort von Irenäus: „Die Ehre Gottes ist der lebendige Mensch"[3] geht es Gott um das Leben des Menschen, und wer dieses Leben schützt und diesem Leben dient, der handelt im Sinn Gottes und ehrt ihn. Als Begründung wurde auch darauf verwiesen, dass der tiefste Ausdruck der Liebe zu Gott und den Menschen in der Hingabe Jesu am Kreuz für das Heil der Welt gelegen hat, – ein ganz profanes Geschehen, außerhalb der Stadt draußen vor

---

3   Aus dem Buch gegen die Irrlehren: „Herrlichkeit Gottes ist der lebendige Mensch; das Leben des Menschen ist die Gottesschau." (Übers. im Lektionar zum Stundenbuch II 5, 316) Adversus haereses, Lib 4, cap. 20, 5.6.7: PG 7, 1035 ff.; vgl. SC 100, 640 ff. 644–648.

den Toren der Stadt zwischen zwei Verbrechern. Das war der eigentliche Gottesdienst, das ist das Opfer, in dem alle früheren Opfer aufgehoben sind und auf das in Zukunft auch die Gottesverehrung zu beziehen ist. Soweit diese Meinung!

■ **Wie ist das Verhältnis von Gottes- und Nächstenliebe zu verstehen?**

Ist Nächstenliebe eo ipso auch Gottesliebe? Gibt es Gottesliebe ohne Nächstenliebe? Ist die Nächstenliebe nur eine Konsequenz und Frucht der Gottesliebe oder ist die Nächstenliebe das Feld der Bewährung meiner Liebe zu Gott, sodass ich ihm meine Liebe zeige, indem ich um seinetwillen die Mitmenschen liebe?

These: Gott und der Nächste dürfen nicht funktionalisiert werden, bzw. zum Ersatz füreinander werden, sondern haben eigenständige Bedeutung. Ich darf in der Nächstenliebe den anderen nicht „für Gott" funktionalisieren, wie es in folgender Beispielerzählung geschieht:

Beispiel
Ein Patient, der aus dem Krankenhaus entlassen werden sollte, hat sich bei der Ordensschwester nochmals herzlich bedankt für die gute Pflege. Da bekommt er zur Antwort:„Das habe ich um Jesu willen getan." Er ist von dieser Antwort enttäuscht, hatte er doch gehofft, die Liebe und Sorge hätte ihm gegolten.

Der andere ist nicht nur ein Objekt, an dem ich meine Liebe zu Gott demonstrieren kann, sondern er ist um seiner selbst willen zu lieben, er ist liebenswert. Als Geschöpf Gottes hat er eine unverlierbare Würde und Liebenswürdigkeit. Ich darf ihn nicht in der Weise funktionalisieren, dass er der einzige Weg der Gottesliebe wird und die Gottesliebe ersetzen soll.

Aber auch Gott darf nicht funktionalisiert werden, hier müsste man besser sagen: Er darf nicht zum Ersatz werden für die Liebe zu den Menschen.

❯ **Die Liebe zu Gott darf nicht so verstanden werden, dass sie mich von der Liebe zum Nächsten dispensiert und zur Flucht aus der Verantwortung führt.**

Auch die kontemplative Lebensform versteht sich ja nicht als Flucht aus der Welt, sondern als Bereit-

schaft, die Welt und alle Menschen immer wieder im Gebet gleichsam vor Gott zu tragen – solidarisch mit allen und stellvertretend für sie das Lob Gottes zu singen, ihn im Gebet zu suchen und ihn anzubeten. Kontemplatives Leben im christlichen Sinn klammert die Welt nicht aus, sondern nimmt sie mit hinein. Es kann eine Flucht ins Gebet und eine Flucht in die Aktivität zur Veränderung der Welt geben. Jesus hat beide Gebote zusammengefasst. Er hat nicht das eine durch das andere ersetzt oder aufgehoben. Er hat sich bis zur letzten Konsequenz für die Menschen eingesetzt und sich auch immer wieder zum Gebet zurückgezogen. Seine Hingabe am Kreuz ist Gehorsam gegenüber dem Vater und stellvertretende Sühne für die Menschen. Seine Hingabe hat eine vertikale und eine horizontale Dimension. In seiner Menschwerdung ist die Solidarität mit allen Menschen begründet: Da Gott so radikal um das Heil aller Menschen besorgt ist, kann der einzelne Mensch nicht isoliert zu ihm kommen, sondern nur solidarisch mit anderen, sozusagen Arm in Arm. Dann wird er niemanden wegschicken. Denn Jesus sagt: Wenn ich von der Erde erhöht sein werde, will ich alle an mich ziehen, aber der erste Teil gilt trotzdem: Wir sollen zu Gott Arm in Arm kommen, zusammen mit den anderen, für sie eintretend.

❯ **Liebe zu Gott ist nicht mehr möglich ohne Liebe zu den Menschen.**

In 1Joh 4,20 heißt es: „Wenn jemand sagt; Ich liebe Gott, aber seinen Bruder hasst, ist er ein Lügner. Denn wer seinen Bruder nicht liebt, den er sieht, kann Gott nicht lieben, den er nicht sieht. Und dieses Gebot haben wir von ihm: Wer Gott liebt, soll auch seinen Bruder lieben", natürlich auch seine Schwester.

In seinem Roman „Die Brüder Karamasow" erzählt Dostojewski die Geschichte von einer alten Frau und einem Zwiebelchen:

Beispiel
Es lebte einmal eine alte Frau; die war sehr, sehr böse und starb. Diese Alte hatte in ihrem Leben keine einzige gute Tat vollbracht. Da kamen Teufel, ergriffen sie und warfen sie in den Feuersee. Ihr Schutzengel aber stand da und dachte: „Kann ich mich denn keiner einzigen guten Tat von ihr erinnern, um sie Gott mitzuteilen?" Da fiel ihm etwas ein, und er sagte zu Gott: „Sie hat

einmal" – sagte er – „in ihrem Garten ein Zwiebelchen herausgerissen und es einer Bettlerin geschenkt". Und Gott antwortete ihm: „Dann nimm dieses Zwiebelchen und halte es ihr hin in den See, so dass sie es greifen kann; und wenn du sie daran herausziehen kannst, so möge sie ins Paradies eingehen; wenn aber das Pflänzchen abreißt, so soll sie bleiben, wo sie ist." Der Engel ging und hielt ihr das Zwiebelchen hin: „Hier" – sagte er – „faß an, wir wollen sehen, ob ich dich herausziehen kann!" Und er begann vorsichtig zu ziehen. Als er sie fast ganz herausgezogen hatte, da bemerkten es auch die anderen Sünder im See, und sie klammerten sich alle an die alte Frau, damit auch sie mit ihr zusammen herausgezogen würden. Aber die Frau war böse, sehr böse und sie stieß die anderen mit ihren Füßen zurück und schrie: „Nur mich soll man herausziehen und nicht euch; es ist mein Zwiebelchen und nicht eures." Als sie aber so gesprochen hatte, riss das kleine Pflänzchen entzwei. Und die Frau fiel in den Feuersee zurück. Der Engel aber weinte und ging davon.

Soweit diese Geschichte. Was also nottut, ist das miteinander und füreinander Einstehen, der Blick für die Not der anderen und der entschiedene Wille, diese Not zu wenden. Dieses Engagement „für alle Menschen" kann auch hinter Klostermauern glaubwürdig gelebt werden, wie es sich in dem „Gebet des Klosters am Rande der Stadt" von Silja Walter (1981; zitiert aus Bours und Kamphaus 1981, S. 20–23) widerspiegelt:

» Jemand muss zuhause sein, Herr, wenn du kommst.
Jemand muss dich erwarten, unten am Fluss vor der Stadt.
Jemand muss nach dir Ausschau halten Tag und Nacht.
…

Literatur

Bours J, Kamphaus F (1981) Leidenschaft für Gott. Ehelosigkeit, Armut, Gehorsam. Herder, Freiburg, Basel, Wien

Pinchas Lapide, Die Bergpredigt – Utopie oder Programm, 1982

Andreas Lob-Hüdepohl, „Deus caritas est" – Sozialethische Anmerkungen zur Antrittsenzyklika Benedikt XVI. im Blick auf ein prophetisches Diakonat. Manuskript eines Vortrages, den er am 7.10.2006 auf dem Diakonentag des Bistums Rottenburg-Stuttgart in Ludwigsburg gehalten hat

Lüke U (1998) Von Voll- und Halbidioten. In: Fahrlässige Tröstung. Anstößige Gedanken im Kirchenjahr. St. Benno, Leipzig, S 117–119

Metz JB (1999) Compassion. Das Christentum im Pluralismus der Religions- und Kulturwelten. In: Schreer W, Steins G (Hrsg) Auf neue Art Kirche sein. Wirklichkeiten – Herausforderungen – Wandlungen. Festschrift für Bischof Dr. Josef Homeyer. Don Bosco, München, S 500–506

Wolfgang Schrage, Ethik des Neuen Testaments, Vandenhoeck Ruprecht, Göttingen

Silja W (1981) Das Kloster am Rande der Stadt. Verlag Die Arche, Zürich

Zenetti L (1994) Die wunderbare Zeitvermehrung. Variationen zum Evangelium. J. Pfeiffer, München

Zöpfl H (2009) Die gute Tat oder Vom Wert der Werte. Katholische Bildung 110(1):11–15

Samariter – je nach Bedarf

Reinhard Brandt

A. Büssing, J. Surzykiewicz, Z. Zimowski (Hrsg.), *Dem Gutes tun, der leidet,*
DOI 10.1007/978-3-662-44279-1_9, © Springer-Verlag Berlin Heidelberg 2015

Das, was in der Geschichte des barmherzigen Samariters (Lk 10,30–35) erzählt wird, verläuft nicht nach einem vorgegebenen Plan oder einer inneren Logik. Ein Überfall ist nicht planbar, zumindest nicht für den, der überfallen wird. Und deshalb ist letztlich auch nicht zu planen, welche Hilfe notwendig ist, um die aktuelle Not, die Menschen überfällt, zu wenden oder zu lindern.

Als jener Mensch am Morgen aufbrach, um von Jerusalem hinab nach Jericho zu ziehen, da fühlte er vielleicht eine unbestimmte Sorge, was alles passieren könne auf dem Weg. Aber er hatte sicher keine Vorstellung davon, dass *er* es sein würde, der heute zum Opfer eines Überfalls werden würde.

Als der Priester und der Levit am Morgen losgingen, da hatten sie vielleicht ähnlich vage Befürchtungen, aber sicher keine Vorstellung, was sie auf dem Weg erleben, wen sie am Wegrand sehen würden: einen Menschen, der Hilfe braucht, aber zugleich die Gefahr, selbst in den Hinterhalt zu geraten.

Und auch als jener Mann aus Samaria am Morgen sein Haus verließ, hatte er sicher nicht geplant, dass er einem Überfallenen Hilfe leisten würde: Er hatte keinen Schutz- und Hilfeplan, kein Konzept zur Krisenintervention bei sich, sondern unverhofft wurde er mit der Not des Überfallenen konfrontiert – und reagierte und handelte so, wie er es eben vermochte.

Eben dadurch wird der Samariter zum Vorbild christlicher Nächstenliebe.

Ein Konzept ist hilfreich, aber nicht für jede Situation hat man eines parat Daher: Strategieentwicklung, Bedarfsplanung- und Konzepterstellung – das alles ist gut und nötig und wichtig, zumal für karitative und diakonische Institutionen und Unternehmen, die in größerem Maßstab tätig sind. Aber daneben gibt es immer wieder chaotische Elemente: Irgendwo ereignet sich ein Überfall, ein Mensch ist in Not, liegt verwundet neben dem Weg. Darauf ist zu reagieren, irgendwie, wie es die Situation gerade gebietet und ermöglicht.

Die Hilfe soll möglichst professionell erfolgen und ist nach damaligem Maßstab kundig erbracht worden: Die Wunden wurden vom Samariter mit Wein ausgespült, mit leicht desinfizierender Wirkung durch den Alkohol; und das Öl sollte lindernd, wie eine Heilsalbe wirken. Ein Arzt heute mag den Kopf

schütteln ohne sterile Binden, aber es waren eben die Kenntnisse und die Mittel, die Ressourcen, die gerade zur Hand waren: Mit denen wurde geholfen.

Unplanbar, aber möglichst professionell So ist es nicht nur im Gleichnis, sondern auch in der Wirklichkeit, damals und heute: Menschen sind in Not, darauf müssen und sollen wir in christlicher Verantwortung reagieren: nicht planlos, aber letztlich unplanbar; möglichst professionell, aber eben mit den Möglichkeiten, die es in der Situation gibt. Und wenn sich der Hilfebedarf verändert, eine neue Not in neuer Situation Hilfe erfordert, dann ist auch darauf zu reagieren.

9.1   Hilfebedarf gestern und heute

Ich will das mit drei Beispielen aus meinen früheren und jetzigen Arbeitsbereichen deutlich machen.

Beispiel

In Weißenburg, 25 km von Eichstätt, war ich zehn Jahre lang Pfarrer und Vorsitzender eines Diakonievereins, früher „Verein für freiwillige Krankenpflege e. V.". Dieser Verein hat eine interessante Geschichte. Gegründet wurde er 1888. Neben Anstellung von zunächst zwei Gemeindeschwestern folgte 1906 die Gründung einer Säuglingsfürsorgestelle, aus der sich eine Milchküche (!) entwickelte.

Am Anfang des 20. Jahrhunderts lag die Säuglingssterblichkeit in Bayern bei 25 %, in Weißenburg sogar bei 29 %: Die Säuglinge litten an Magen-Darm-Infektionen (Brechdurchfall) und danach an Auszehrung, bis sie starben; und der Grund war, dass sie die Milch tranken, wie sie eben war, oft frisch aus dem Stall: jedenfalls weder abgekocht noch im keimfreien Fläschchen! Also wurde – neben der Propaganda für das Selbststillen – zum diakonischen Programm und Arbeitsfeld die Abgabe von Babymilch!

Die Milch wurde im Großeinkauf täglich von einem Bauern im Nachbarort gekauft (im Nachbarort wohl deshalb, damit es im eigenen Ort keinen Streit gibt, wer die Milch liefern dürfe). Die frische Milch wurde abgeholt, in einem einfachen Kochapparat erhitzt und so keimfrei gemacht, entrahmt und kühl gestellt nach den damaligen Möglichkeiten. Zugleich wurden Fläschchen und Schnuller in großer Anzahl gekauft.

Die Milch wurde in die Fläschchen abgefüllt und in Tagesrationen von vier oder fünf Fläschchen – gegen einen Minimalpreis – an die Mütter abgegeben. Am anderen Tag brachten die Mütter die Fläschchen leer zurück und erhielten eine neue Tagesration. Die Fläschchen und die Sauger wurden ausgekocht, sie waren keimfrei oder doch wenigsten keimarm bis zum nächsten Gebrauch. Am anderen Tag wiederholte sich die Prozedur. Im Jahr 2012 waren 78.500 solcher Fläschchen ausgegeben worden.

Das Abspülen, Auskochen und Abfüllen und die ganze Organisation übernahmen (neben den Aufgaben in der Hauskrankenpflege) drei Diakonissen aus Neuendettelsau zusammen mit ehrenamtlichen Helferinnen. Staatliche und städtische Unterstützung und viele private Spenden und Stiftungen ermöglichten dieses Angebot. Und der Erfolg war großartig: Die Säuglingssterblichkeit ging signifikant zurück, innerhalb eines Jahres auf 9%, später auf 4,4% (Angaben nach Doerfler 2011).

Heute gibt es keinen Bedarf an dieser Art von Hilfeleistung mehr. *Diese* Not ist ausgestorben, wenigstens in Deutschland. Die Versorgung mit keimfreier und bekömmlicher Babynahrung (ungeachtet deren Zuckeranteils) ist in unserer Gesellschaft inzwischen anders organisiert und befriedigend gelöst. Damals war es eine nötige diakonische Aufgabe, heute wäre es albern, wenn Diakonie oder Caritas für Babymilch sorgen wollten. 1952 mit der Entstehung der Milchzentrale Weißenburg wurde darum die Milchküche eingestellt (die Säuglingsfürsorge war bereits 1937 vom Staat übernommen worden).

Über 90 Jahre war die Hauskrankenpflege durch die Gemeindeschwestern eine Hauptaufgabe des Vereins, aber auch diese ist seit 1978 in einer Zentralen Diakoniestation für zwei Dekanatsbezirke anders organisiert, um den höheren Professionalitätsanforderungen gerecht zu werden. (Ob die Trägerschaft für Sozialstationen für alle Zukunft noch eine drängende Aufgabe christlicher Nächstenliebe ist, kann man – wie bei der Babymilch – ebenfalls fragen.) Heute sieht der Diakonieverein seine Aufgabe vor allem darin, ein Pflegeheim mit 70 Plätzen in Weißenburg zu betreiben, um damit ortsnah (mitten in der Stadt) eine Wohnmöglichkeit für pflegebedürftige Menschen vorzuhalten – eine Aufgabe, die sich in den ersten 50 Jahren des Vereins überhaupt nicht stellte: Erst 1936 wurde eine erste

Dame „zur Miete und Pflegung" in das Schwesternhaus aufgenommen.

> **Das heißt: Der Bedarf an Hilfe verändert sich. Die Not ist sozusagen dynamisch: anderes Leid zu anderer Zeit in anderer Situation. Aber – diese Prognose sei gewagt – es wird immer Menschen in Not geben und damit neue diakonische und karitative Aufgaben!**

9.2 Demografischer Wandel

Ich wähle zweitens einige Beispiele, die den demografischen Wandel anschaulich und erlebbar machen sollen:

Beispiel

In Weißenburg haben wir als Kirchengemeinde den Senioren (neben den Besuchen zu den runden Jubiläen) Karten zum Geburtstag geschickt: zum 70. Geburtstag und ab dem 75. an alle Jahrgänge. Im Jahr 2001 waren dies 1400 Karten, die wir im Laufe eines Jahres an die Jubilare versandt haben. Im Jahr 2009 genügte diese Anzahl nicht mehr. Wir mussten im Oktober nachbestellen und haben insgesamt 1600 Glückwunschkarten verschickt. Die Gemeinde schrumpft, weil mehr Menschen sterben, als getauft werden; aber die Alterskohorte der Senioren und der Hochaltrigen wächst, und zwar nicht nur als statistische Zahl, sondern für die Pfarramtssekretärin konkret zu erfahren.

Von 1982 bis 1991 war ich Dorfpfarrer in Egloffstein in der Fränkischen Schweiz. Zwei Erinnerungen an diese Zeit mögen den demografischen Wandel ebenfalls illustrieren.

Beispiel

Natürlich habe ich damals die Menschen (u. a.) zum 80. Geburtstag besucht: Das war ein hohes, seltenes Fest, das nur wenige Menschen feiern konnten: Wer dieses Alter erreichte, der konnte glücklich und stolz sein. Entsprechend groß wurde gefeiert. – Heute hingegen ist die Wahrnehmung anders: 80 Jahre alt zu werden wird als normal angesehen; und wer vor dem 80. Geburtstag stirbt, der wird im Bekanntenkreis bedauert: „Der hat ja gar nichts von seinem Ruhestand gehabt!"

Beispiel

Von Egloffstein aus habe ich in neun Jahren nie ein Gemeindemitglied in einem Alten- oder Pflegeheim besucht. In der Klinik und zu Hause war ich oft zum Krankenbesuch, in einem Pflegeheim nie. Die Menschen, auch die alten Menschen haben zu Hause gelebt, sie haben sich selbst versorgt oder wurden durch die Familie versorgt oder kamen ins Krankenhaus oder sind dann gestorben. Hilfe wurde von der Familie oder der Nachbarschaft geleistet, lange Jahre gab es eine Diakonisse im Ort, 1986 wurde die erste „weltliche" Schwester für eine Diakoniestation angestellt, eine Person für vier Kirchengemeinden mit vielleicht 15 Dörfern und Weilern, täglich 70 Kilometer zu fahren.

Damit kein falsches Bild entsteht und keine Überhöhung des heute politisch aus finanziellen Gründen gewollten Grundsatzes „ambulant vor stationär": Das war damals keine heimelige, heile Welt, kein Anlass für Sozialromantik! Immer wieder bin ich in eine kalte Stube getreten, wenn ich alte Menschen besucht habe. Die Ratten hinter dem Bett habe ich auch gehört. Dass die Alten von der gemeinsamen Mahlzeit ausgeschlossen wurden und ihr Essen extra bekamen, wenn die Tischmanieren nicht mehr gemeinschaftsfähig waren, das habe ich nicht mehr selbst erlebt, aber erzählt wurde mir davon.

9.2.1 Professionelle Altenpflege ist ein dringendes Bedürfnis der Gesellschaft

Obwohl es gerade 30 Jahre her ist, wirken solche Erinnerungen wie eine andere Welt – auch für mich, wenn ich davon erzähle. Inzwischen ist die professionelle Altenpflege ein dringendes gesellschaftliches Bedürfnis. Die Großfamilie gibt es nicht mehr. Die meisten Menschen der jungen Generation arbeiten, aber nicht mehr am heimischen Hof, sondern außer Haus, oft weit entfernt, sodass Familienaufgaben nicht schnell nebenbei erledigt werden können.

Durch den Wandel der gesellschaftlichen Verhältnisse haben sich die Bedürfnisse verändert: Heute ist die ambulante Versorgung durch den Pflegedienst gewünscht, dazu vielleicht Essen auf Rädern und hauswirtschaftliche Dienstleistungen wie Putzen und Wäsche waschen, ferner Fachbera-

tung für Angehörige sowie Helferkreise mit Ehrenamtlichen, die den Opa zu Hause für einige Stunden betreuen oder in die Betreuungsgruppe am Mittwochnachmittag holen.

Wenn das für die konkrete Situation von Senioren nicht mehr reicht, dann bietet das Betreute Wohnen erhöhte Sicherheit: Die Notrufmöglichkeit im eigenen Haus, eine tägliche Lebenszeichenkontrolle, einen Ansprechpartner an der „Theke" am Eingang. Und wo auch dies nicht mehr reicht, gibt es die Pflege über 24 Stunden, professionell in den stationären Pflegeeinrichtungen.

9.2.2 Bedürfnisse der Hilfebedürftigen wandeln sich

Auch diese Bedürfnisse wandeln sich schnell. Stand vor 15 Jahren nach dem typischen Oberschenkelhalsbruch die Entlassung aus dem Krankenhaus ins Pflegeheim an, wird heute massiv („Kein Schwein will ins Heim!") nach anderen Versorgungsmöglichkeiten gefragt. Jeder möchte so lange zu Hause wohnen bleiben wie irgend möglich.

Dabei hilft moderne Technik (Hausnotruf, Brand- und Gasmelder, Sturzerkennung, automatische Beleuchtung, Ortungssysteme u. v. a.; die Ansätze zur Telemedizin haben noch keine breitere Akzeptanz gefunden), aber noch mehr die dahinterliegende Organisationsstruktur, sie sei über die Angehörigen oder über eine Servicezentrale und einen Pflegedienst organisiert:

- Zum Beispiel gibt es Herde mit Zeitschaltuhr. Die Gefahr, dass Oma Müller vergisst, den Herd auszuschalten und der heiße Herd einen Zimmerbrand auslöst, ist damit deutlich minimiert: Der Herd schaltet sich automatisch ab, wenn länger als eine Stunde an keinem Schalter gedreht wurde.
- Der Gang nachts auf die Toilette birgt statistisch die größte Sturzgefahr für alte Menschen; durch Helligkeit wird sie wesentlich gemindert. Einfach zu installieren ist ein Bewegungsmelder unter dem Bett. Versucht Opa Meier in der Nacht aufzustehen und auf die Toilette zu gehen, dann schaltet sich das Nachtlicht an, sobald er seine Füße auf den Boden stellt.

Andere Sensoren melden an ein Selbstüberwachungssystem im PC der Notrufzentrale: Liegt die alte Dame ruhig im Bett? Wann steht sie auf? Schaltet sie die Kaffeemaschine ein, macht sie den Brotkasten auf und das Apothekerschränkchen? Dann ist wahrscheinlich, dass sie sich Frühstück macht und ihre Medikamente nimmt. Die Pflegeampel bleibt stillschweigend auf grün, würde sich aber bei gelb oder rot melden – eine SMS an die Tochter („Ruf mal an") oder eine Namensmeldung mit roter Ampel beim Pflegedienst: „Heute jemanden schicken zum Nachsehen!"

❯❯ Bedarf und Möglichkeiten ändern sich, die Notwendigkeit aber, auf den heute spezifischen Hilfebedarf mit den heute vorhandenen Ressourcen zu reagieren, bleibt.

9.3 Umgang mit Demenz gestern und heute

In einer dritten Runde von Beispielen soll es um den Umgang mit Demenz gehen.

Beispiel

Ich erzähle zunächst noch einmal aus den 1980er-Jahren. In dem Dorf damals gab es die Marie,[1] eine alte Frau, die man öfter sehen konnte, wie sie halbangezogen durch das Dorf marschierte. Jeder wusste: Das ist die Marie vom Meiers-Wirt! Und wenn sie wieder einmal gelaufen kam, dann hat man sie freundschaftlich bei der Schulter genommen, hat sie in die richtige Richtung gedreht und mit einem Klaps losgeschickt: „So, Marie, etz gehst wieder zu deine Leut!" Heikel für die Familie wurde es, als die Marie überall erzählte, sie würde zu Hause geschlagen; und zu essen bekäme sie auch nicht. Ein wenig konnte ich gegen den Dorfklatsch helfen, denn dem Pfarrer hat man es geglaubt, dass die Schwiegertochter die Marie trotz aller Erschwernisse treu und liebevoll versorgt. Dann war klar: „Es ist halt die Marie, die is a weng im Oberstübla …!" (Man kann es treffend *und* verständnisvoll fast nur im Dialekt sagen!)

Heute diagnostizieren wir: ein klassischer Fall von Demenz, wahrscheinlich vom Typ Alzheimer, Stadium 1–2, lebt schon in der Welt der Orientierungslosigkeit, starke Weglauftendenz. Und es ist auch klar: Solche Menschen brauchen eine Betreuung rund um die Uhr.

Damals war das soziale Umfeld im Dorf gerade noch präsent und leistungsfähig genug, um an der „Betreuung" der Meiers Marie mitzuwirken, obwohl es auf der Durchgangsstraße schon damals gefährliche Situationen gab. Heute und zumal in der Stadt könnte man die verwirrte Dame keinesfalls mehr alleine lassen. Durch die Weglaufneigung ist die Gefahr einer Selbst- und auch Fremdgefährdung viel zu groß. Und wenn die familiären Kapazitäten nicht mehr für 24 Stunden Betreuung täglich ausreichen, dann gibt es unabweisbar den Bedarf nach teilstationären und stationären Einrichtungen für demente Menschen.

Auf diesem Gebiet hat sich die Diakonie Neuendettelsau, in der ich jetzt Verantwortung trage, besonders engagiert.

9.3.1 Kompetenzzentrum für Menschen mit Demenz

Das *Kompetenzzentrum für Menschen mit Demenz* in Nürnberg ist nach dem Wohngruppenprinzip gebaut: keine großen Stationen, in denen sich die dementen Menschen nicht mehr orientieren könnten, sondern Wohngruppen mit je zwölf Bewohnern – ähnlich wie früher in einer Großfamilie.

Wer viel laufen will, hat dafür ein Karree zur Verfügung (um die innenliegenden Funktionsräume herum), aber keinen Rundlauf, sondern rechteckige, klar orientierende Strukturen und immer wieder einen Point of Interest: eine Aussicht, eine bequeme Bank, etwas Interessantes, das zum Besuch anlockt. Nur in den beschützenden Gruppen (mit richterlichem Unterbringungsbeschluss) sind die Türen versperrt, sonst sind sie offen, aber nicht interessant, weil sie eher im dunklen Bereich des Ganges liegen. Im Aufenthaltsraum ist eine Verteilküche integriert, auch zum Kuchenbacken und dergleichen, um durch guten Geruch den Appetit anzuregen. Das Team umfasst gemischte Professionalitäten: Pflege, Betreuung, Ergo- und Musik-

---

1   Name und Angaben zur Familie verändert.

therapie, auch Hauswirtschaft und Präsenzkräfte, dazu seelsorgerliche Angebote für Bewohner und Mitarbeitende.

Ähnlich plant und baut die Diakonie Neuendettelsau zurzeit Kompetenzzentren für Menschen mit Demenz in München und Forchheim. Und um die öffentliche Wahrnehmung für diese Krankheit zu fördern, wird von ihr alle zwei Jahre ein Preis für journalistische Arbeiten über Menschen mit Demenz und das Leben mit ihnen ausgelobt und vergeben.

> **So gilt auch im Blick auf das Thema Demenz: Es gibt einen neuen Hilfebedarf!**

Indem sich die Alterspyramide weiter nach oben verschiebt, steigt statistisch die Wahrscheinlichkeit, dass Menschen an Demenz erkranken bzw. dass sich das Krankheitsbild zeigt, bevor sie an anderen Ursachen sterben. Hinzu kommen weitere Faktoren: kleinere Familien, zunehmende Berufstätigkeit von Frauen, berufsbedingte Binnenmigration, vielfach ein städtisches Umfeld (Verkehr) mit einem entsprechenden Gefährdungspotenzial. Die Zahl der Fälle ist gestiegen; und wo früher (und heute noch in vielen Fällen) eine häusliche Versorgung möglich war, ist zunehmend professionelle Hilfe gefragt und gefordert.

9.4   Zusammenfassung

Die verschiedenen Beispiele zeigen, wie sich die Not und der Bedarf an Hilfe, an karitativem und diakonischem Engagement verändern. Manches davon ist absehbar, es gibt frühe Indikatoren, auf die man rechtzeitig reagieren kann. Anderes ist nicht zu planen, die Not steht plötzlich vor Augen, man muss sich dazu verhalten. Umgekehrt gibt es Gebiete, auf denen anders als früher ein spezielles Engagement in christlicher Nächstenliebe nicht mehr erforderlich ist, weil die Aufgaben gesellschaftlich anders gelöst wurden.

All dies sind Prozesse, vor denen karitative und diakonische Organisationen keine Angst haben müssen, sondern in Gelassenheit und mit Umsicht darauf reagieren können. Denn: Bedarf an Hilfe, an christlichem Engagement wird es immer geben.

Ein Nächster, der dem zum Nächsten wird und die Barmherzigkeit an ihm tut, der in vielfältig unterschiedlicher Not unter die Räuber gefallen ist, wird immer gebraucht (Lk 10,36 f.).

Oder wie Jesus es an anderer Stelle sagt: „Arme habt ihr allezeit bei euch …!" (Joh. 12,8)

Literatur

Doerfler W (2011) Dr. med. Hans Doerfler (1863–1942). villa nostra – Weißenburger Blätter (1):5–23

Wahrnehmung von Leid – Kirche in der Verantwortung

Reinhard Kardinal Marx

A. Büssing, J. Surzykiewicz, Z. Zimowski (Hrsg.), *Dem Gutes tun, der leidet*,
DOI 10.1007/978-3-662-44279-1_10, © Springer-Verlag Berlin Heidelberg 2015

Das Motto dieses Buches „Dem Gutes tun, der leidet" entstammt dem sehr lesenswerten Apostolischen Schreiben „Salvifici doloris" von Papst Johannes Paul II. aus dem Jahr 1984. Sein Wort – gepaart mit dem der Struktur dieses Buches zugrunde liegenden Leitmotiv des barmherzigen Samariters – führt uns zu einigen wesentlichen Punkten.

10.1 Wahrnehmung von Leid und die Sehschule der Wahrnehmung

Die erste und nicht selbstverständliche Botschaft ist die Wahrnehmung von Leid in der Welt. Dabei gilt es zu unterscheiden, dass nicht alle Menschen, die beispielsweise Schmerzen haben, auch notwendigerweise leiden, und dass es auch Menschen gibt, die keine Schmerzen haben und dennoch leiden. Diese schwierige Situation kennen wir auch aus der seelsorglichen Praxis – insbesondere bei schweren Erkrankungen.

Schwere Krankheit wird im Regelfall auch zu einer spirituellen und religiösen Herausforderung, weil sie herausfordert, über den Sinn des Leidens, der Krankheit und des Todes nachzudenken – letztendlich sich mit der Frage auseinanderzusetzen, was wir überhaupt (noch) in diesem Leben erwarten, was uns wichtig ist, was uns trägt und hält. Die Leidfrage stellt wohl *die* zentrale Herausforderung für jeden Menschen dar, unabhängig davon, ob er einer bestimmten Religion folgt oder nicht. Der religiöse Glaube kann aber eine wichtige Ressource für den individuellen Umgang mit Leid und Tod sein.

Daher ist eine spirituelle und religiöse Begleitung von Menschen in solchen Krisenzeiten zuerst Seelsorge im Dienste am Menschen und insbesondere am Kranken. Dieses karitative bzw. diakonische Handeln ist, theologisch gesehen, als Lebens- und Wesensäußerung der Kirche selbst zu verstehen. In ihm verwirklichen sich christlicher Glaube und christliches Ethos.

Demgegenüber wird jedoch die christliche Krankenseelsorge heute auch auf die individuellen Fragen und Bedürfnisse von Patienten eingehen. Von daher ist und bleibt die Wahrnehmung von Leid und der von Leid Betroffenen ein wesentlicher Bestandteil jeglicher Seelsorge, eines jeden Behandlungsteams, wie auch einer Einrichtung, sowie eine system- und strukturübergreifende Herausforderung der ganzen Kirche und Gesellschaft.

Nicht allen Suchenden ist es gewährt, zu erfahren, dass Gott ein Gott des Lebens ist, der heilt, nicht nur spirituell, sondern, wie in den biblischen Geschichten, auch physisch. Viele Kranke wenden sich betend an Gott in der Erwartung, er würde umgehend Heilung gewähren – und sind dann oft enttäuscht, weil ihre Erwartungen so nicht erfüllt werden. Die christliche Religion versteht sich als eine Offenbarungsreligion, in der ein personaler Gott im Wort der Bibel kranken Menschen Zuspruch verleiht und mit ihnen im Dialog bleibt. Da der Inkarnationsprozess der Menschwerdung Gottes nicht nur einmalig vor zweitausend Jahren stattfand, sondern auch in den Krankheitssituationen eines jeden Menschen gegenwärtig ist, können Christen daran glauben, dass Gott in jedem kranken Menschen mitleidet. So sind es die Leiden und die Schmerzen Jesu am Kreuz, diese im Glauben getragenen Akte, durch die der Sohn Gottes allen Menschen Erlösung gewährt. Diese konkrete Erfahrung ist in der Tat schmerzhaft und gelingt nicht jedem. Auch Jesus schrie in der Dunkelheit des Leidens am Kreuz nach seinem Vater. Auch die selige Mutter Teresa von Kalkutta lebte in „innerer Dunkelheit" und wähnte sich immer wieder als von Gott verlassen, weil er sich ihr im Gebet nicht zuzuwenden schien. Das Leid und der Schmerz sind nicht ohne Weiteres „weg zu transzendieren". Wir können nur daran glauben, dass Gott zu allen Zeiten bei uns ist.

Die Aufgabe der Seelsorge besteht darin, dem Leiden des betroffenen Menschen durch Beistand und Hilfe – in seiner Suche danach – Bedeutung und Sinn zu geben, das eigene Gottesbild zu klären und das Leben in die Hände eines liebenden Gottes legen zu können. Diese Zusicherung ist Grundanliegen jeder Seelsorge. Somit wird die Krankenseelsorge zu einem verpflichtenden diakonischen bzw. karitativen Handeln am konkreten Menschen, an der ganzen Gesellschaft.

Dieses sozialpastorale Handeln ist ein besonderer Ausdruck kirchlicher Sendung in der Welt von heute. Es erweitert karitatives bzw. diakonisches Engagement an Bedürftigen bzw. Kranken auf Systeme und richtet seinen Blick auf die strukturellen, gesellschaftlichen und politischen Dimensionen menschlichen Lebens und Zusammenlebens. Diese

Verbindung von Kirche und Gesellschaft in der Sorge um die Kranken, ihre Angehörigen und Helfer ist unverzichtbar, muss aber immer neu bedacht und gestaltet werden. Gerade in einem von Individualisierung, Konsumismus und Funktionalismus bedrohten Sozialleben muss die Kirche ihrem Auftrag zum Heilsdienst und zur Weltverantwortung treu bleiben.

Von Papst Johannes Paul II. wurde in seinem nachsynodalen Schreiben *Ecclesia in Europa* gerade diese Krankenpastoral als wichtige Aufgabe der Kirche in Europa betont: „Auch der *Krankenpastoral* muß eine angemessene Bedeutung verliehen werden. In Anbetracht dessen, daß die Krankheit eine Situation darstellt, die grundsätzliche Fragen über den Sinn des Lebens aufwirft, muß ‚in einer Wohlstands- und Leistungsgesellschaft, in einer Kultur, die von der Vergötzung des Körpers, von der Verdrängung des Leidens und des Schmerzes und vom Mythos ewiger Jugendlichkeit gekennzeichnet ist‘, die Sorge für die Kranken als eine der Prioritäten angesehen werden. Zu diesem Zweck muß einerseits eine angemessene pastorale Präsenz an den Stätten des Leidens – zum Beispiel durch den Einsatz von Krankenhausseelsorgern, Mitgliedern von Freiwilligenverbänden, kirchlichen Gesundheitseinrichtungen – und andererseits eine Unterstützung für die Familien der Kranken gefördert werden." (*Ecclesia in Europa*, 88).

Krankenseelsorge gehört zu den zentralen Erwartungen, die Menschen an Kirche richten. So ist die Kirche nach wie vor aufgerufen, aus sich selbst herauszugehen und an die Ränder zu gehen. Nicht nur an die geografischen Ränder, sondern auch an die Grenzen der menschlichen Existenz, wie Papst Franziskus immer wieder in seinem Programmschreiben *Evangelii Gaudium* betont.

Diese Sehschule zur Wahrnehmung von Leid und Leiden in der Ausbildung und im pastoralen Alltag präsent zu halten, fordert uns heraus. Auch wenn wir wissen, dass wir nie die ganze Fülle der Dimension von Leid wahrnehmen können, ist es Aufgabe aller in der Begleitung von Menschen Tätigen und insbesondere auch der Kirche als Institution, alles zu tun, damit diese Kernkompetenz der Pastoral spürbar und sichtbar wird. Krankenseelsorge ist also gefragt, wenn menschliches Wohlbefinden und gar das Leben selbst gefährdet sind. Dies richtet sich sowohl an das Leben des Patienten als auch an das Leben nahestehender Menschen und/oder das Leben der professionell Beteiligten.

Aber wir dürfen auch nicht die Augen davor verschließen, dass es mitunter Strukturen der Kirche selber sind, die – aus den verschiedensten Gründen – Leid verursachen. Immer wieder sind wir damit konfrontiert, dass Personen, die sich um das Wohl der ihnen Anvertrauten kümmern sollten, diese ausnutzen und ihnen Leid zufügen. Die Wahrnehmung von Leid darf nicht nur auf der Symptomebene verweilen, sie muss auch die Frage nach den Ursachen und Verursachern stellen, um Leidschaffendes zu verändern. Das entschlossene Engagement von Papst Franziskus ist uns hier eine große Ermutigung.

Leid zu sehen, auf leidende Menschen zuzugehen, sie zu begleiten und zu unterstützen – jenseits aller Konfessions- oder Religionsgrenzen – ist unser aller Auftrag und so möchte ich an dieser Stelle ganz bewusst all jenen danken, die diese Aufgabe täglich mit Leben erfüllen. An keiner Stelle und durch nichts anderes ist Kirche glaubwürdiger als durch praktizierte Nächstenliebe.

10.2 Auf Augenhöhe mit dem Leidenden und den anderen Professionen

Als zweiten Punkt möchte ich aus spezifisch christlicher Sicht das *Wie* in der Begegnung mit dem Leidenden ansprechen, die sich nur auf Augenhöhe positiv entwickeln kann.

Ausdruck dieser Augenhöhe ist es, dem kranken und leidenden Menschen ebenbürtig und konkret im Gespräch zu begegnen – eben nicht von oben nach unten, nicht vom Wissenden zum Fragenden, nicht vom Helfer zum Bedürftigen. Der Paternalismus ist dabei, abgelöst zu werden.

Die Beziehung zwischen Arzt/Pflegekraft und Patient als wertvoll zu betrachten und auf sie einen Akzent in der Gesundheitsversorgung zu legen, sie nicht nur in Zeitkontingente fassen zu wollen, fordert uns alle heraus. Ärzte und Pflegende begegnen den von ihnen begleiteten Menschen mit häufig hohem persönlichen Engagement. Gleichzeitig stehen sie bei ihrer Tätigkeit unter dem Diktat von

Zeitknappheit und Effizienz, denn Management bzw. Verwaltung haben mit roten und schwarzen Zahlen um Wirtschaftlichkeit zu kämpfen und die Qualitätsstandards zu sichern. Auch darf die meist äußerst kostenintensive Forschung nicht müde werden, den Erkenntnisstand stetig zu erweitern, muss aber zugleich bei all der Machbarkeit die Grenzen des Lebens anerkennen.

Karitatives bzw. diakonisches Handeln in der Krankenseelsorge, welches im Sinne des christlichen Menschenbildes nicht nur die Würde, sondern auch die Freiheit und das Selbstbestimmungsrecht der Menschen ernst nimmt, begegnet der Individualität von Lebensstilen und Lebensentwürfen, von weltanschaulichen und moralischen Überzeugungen respektvoll. Uns ist bewusst, dass auch das christliche Ethos selbst nicht einheitlich in Erscheinung tritt, sondern in der Vielfalt konfessioneller und individueller Interpretationen. Die aufmerksame Betrachtung der existenziellen Situation kranker Patienten macht deutlich, dass gerade die konfessionell verantwortete Seelsorge wertvolle Ressourcen der Begleitung bereitstellt und individuellen Bedürfnissen gerecht werden kann. Neben der Begleitung selbst stellt künftig auch die Vermittlung spezifischer Kompetenzen innerhalb des multiprofessionellen Systems medizinischer, psychologischer und pastoraler Begleitung eine der Hauptaufgaben der konfessionellen Seelsorge dar.

Was möchten wir tun? Was können wir tun? Was dürfen wir tun? Was ist bezahlbar? Was ist verantwortbar und gerecht? Was stärkt den Menschen in seiner somatischen Not? Was stärkt die Psyche, wie lassen sich Krankheit, Behinderung und auch Alter bewältigen?

Diese scheinbar so schlichten Fragen eröffnen den tiefen, vielschichtigen Raum unseres gefährdeten Daseins, den es im Kontext Krankenhaus zu erforschen gilt. Nur im Zusammenspiel der Wissenschaften lässt sich dieser Raum durchleuchten und erkennen. Medizin, Pflegewissenschaften, Psychologie, Philosophie und Theologie können nur in der Zusammenschau dem gerecht werden, was sich dem bedürftigen Menschen als wirklich hilfreich erweist. Auch hier gilt das Prinzip der Augenhöhe in der Sorge um den Menschen.

Jede einzelne dieser genannten wissenschaftlichen Disziplinen ist unverzichtbar, belebt und bereichert das Konzert der Berufe im Krankenhaus. Auch die Seelsorge ist in diesem interdisziplinären Geschehen eine wichtige Säule, die hilfreich und heilsam den Kranken und ihren Angehörigen Halt bietet. Interprofessionell arbeitende Seelsorge ist zwar eine immerwährende Herausforderung für alle beteiligten Professionen, aber auch eine große Chance für die Institutionen.

Diesen übergreifenden Dialog zu führen, verlangt ein hohes Maß an Qualität und Profession. Für die Seelsorge heißt dies: Sie muss wissend mitdenken und mitreden können, wenn es um Themen wie Ethik, Wirtschaftlichkeit und Leistbarkeit geht. Seelsorge und Pastoral müssen Themenbereiche in der interdisziplinären Forschung sein und sind es mittlerweile erfreulicherweise auch, wobei die Gewichtung teils noch stärker sein könnte. Die Seelsorge ihrerseits muss verstehen, was den Menschen in seiner Not bewegt und was den bewegt, der dieser Not helfend begegnet. Sie muss dabei ihre eigene Rolle und Aufgabe reflektieren und sich immer wieder neu am Anspruch der heilsamen und lebendigen Botschaft des Evangeliums ausrichten.

Es ist nicht von der Hand zu weisen, dass die Krankenhäuser im Brennpunkt der allgemeinen Diskussion stehen, weil sie als Einrichtungen in vorgegebenen und auf begrenzten Räumen das Spiegelbild der Nöte, des Versagens, aber auch der Hilfe und Hoffnung der Gesellschaft sind. In diesem „Brennpunkt Krankenhaus" wird auch die Seelsorge in ihrer begleitenden Rolle und im Zusammenspiel der Fachdisziplinen genau wahrgenommen und bei entsprechendem Profil als hilfreich, wohltuend und notwendig identifiziert.

Krankenhausseelsorge arbeitet im Auftrag der Kirche und in Kooperation mit dem Gesundheitswesen. Dabei muss sie sowohl konstruktiv-kritisch als auch unterstützend gegenüber dem System, der Organisation und der jeweiligen Einrichtung agieren können. Dies erfordert eine klare, theologisch und biografisch reflektierte Identität und ein Selbstbewusstsein, dass Seelsorge mit ihrem Auftrag, Menschen im Namen Gottes zu begegnen, einen besonders wertvollen heilenden Beitrag zu bieten hat.

Gerade in Zeiten höchster Rationalisierung der Arbeitsteilung, der Patientenwege und verschiedener anderer Prozeduren müssen die Menschen im Krankenhaus als Menschen sichtbar sein, sonst wird die Einsamkeit des Patienten und sein Gefühl, nicht nur der Krankheit, sondern auch dem „Apparat" ausgeliefert zu sein, grenzenlos. Hier hat die Seelsorge eine wesentliche Vernetzungsfunktion. Wir müssen uns bewusst machen, dass alle im Gesundheitssystem Tätigen – und insbesondere die Seelsorge – immer wieder prophetisch die Interessen aller Betroffenen vertreten, wenn die Patientinnen und Patienten aus dem Mittelpunkt des Interesses eines Krankenhauses zu rücken drohen bzw. das Personal an die Grenzen des Machbaren und Belastbaren stößt.

10.3 Barmherzigkeit und Liebe

Diesen Weg konsequent einzuschlagen, sich in die Sehschule der Wahrnehmung von Leid zu begeben und so den betroffenen Menschen, den anderen Professionen und auch der Wissenschaft auf Augenhöhe zu begegnen, erfordert viel von uns, aber eigentlich nicht mehr als Jesus uns auch in der Erzählung vom barmherzigen Samariter verkündet. Die Geschichte beginnt mit der zentralen Frage: „Meister, was muss ich tun, um das ewige Leben zu gewinnen?" (Lk 10,25) Und Jesus antwortet darauf mit dem Gebot der Gottes-, Nächsten- und Selbstliebe. Daran schließt sich die weitere Erzählung an, damit die theologischen Aussagen konkret werden, damit der Glaube spürbar wird. Verdeutlicht wird der Kern des Geschehens in der konkreten Sorge um die Kranken und Leidenden, im Werk der Barmherzigkeit. Der Samariter sieht den Leidenden, nimmt ihn wahr, er handelt auf Augenhöhe mit ihm und bindet andere mit ein. Warum? Aus Barmherzigkeit und Liebe.

Papst Benedikt XVI. widmete seine erste Enzyklika dem zentralen Thema: Gott ist Liebe, ist *caritas*. Im Abschnitt über das spezifische Profil der kirchlichen Liebestätigkeit schreibt er: „Der Christ weiß, wann es Zeit ist, von Gott zu reden, und wann es recht ist, von ihm zu schweigen und nur einfach die Liebe reden zu lassen. Er weiß, dass Gott Liebe ist (vgl. 1 Joh 4, 8) und gerade dann gegenwärtig wird, wenn nichts als Liebe getan wird." (*Deus caritas est* 2005, Nr. 31c)

Dass die deutschen Bischöfe Ende 2009 in ihrem gemeinsamen Schreiben „Berufen zur Caritas" aus-

drücklich formulierten: „Caritas ist Kirche" (S. 15) und „Caritas ist unverzichtbarer Dienst der Kirche, kirchlicher Dienst" (S. 21), zeigt nicht nur die Neubesinnung eines allmählichen theologischen Wahrnehmungs- und Bewusstseinswandels in der Kirche selbst. Die Krankenseelsorge als Grunddimension des diakonischen und karitativen Engagements zu verstehen, zeigt, dass heute in der Kirche selbst mehr und mehr erkannt wird, dass nur in einem Zueinander der unterschiedlichen Dienste der Grundauftrag (Martyria – Zeugnis, Leiturgia – Feiern und Diakonia – Dienen) als ein vollkommener Weg der Kirche zu den kranken Menschen gelingt.

Das soll nicht nur im akademischen Diskurs der praktischen Theologie möglich sein, sondern auch im Alltagsleben aller Christen genauso geschätzt werden. So betont Papst Franziskus: „Ich denke an den festen Glauben jener Mütter am Krankenbett des Sohnes, die sich an einen Rosenkranz klammern, auch wenn sie die Sätze des *Credo* nicht zusammenbringen; oder an den enormen Gehalt an Hoffnung, der sich mit einer Kerze verbreitet, die in einer bescheidenen Wohnung angezündet wird, um Maria um Hilfe zu bitten; oder an jene von tiefer Liebe erfüllten Blicke auf den gekreuzigten Christus. Wer das heilige gläubige Volk Gottes liebt, kann diese Handlungen nicht einzig als eine natürliche Suche des Göttlichen ansehen. Sie sind der Ausdruck eines gottgefälligen Lebens, beseelt vom Wirken des Heiligen Geistes, der in unsere Herzen eingegossen ist (vgl. *Röm* 5,5). Da die Volksfrömmigkeit Frucht des inkulturierten Evangeliums ist, ist in ihr eine aktiv evangelisierende Kraft eingeschlossen, die wir nicht unterschätzen dürfen; anderenfalls würden wir die Wirkung des Heiligen Geistes verkennen." (*Evangelii Gaudium*, 126–127).

Um dies zu fördern, ist der Dialog von Wissenschaft und Praxis unentbehrlich. Auch soll er den verschiedenen Disziplinen Raum geben, aktuelle Gegebenheiten aus Forschung und verschiedenen Handlungsfeldern in einem kritisch-reflexiven Austausch zu beleuchten. Das ist ein notwendiger und würdiger Auftrag.

Dieses Wissen aus dem Glauben zu leben, diese Botschaft auch heute Wirklichkeit werden zu lassen, ist sicher das zentrale Anliegen vieler Beiträge dieses Buches.

So möchte ich mit einem Gebet der seligen Mutter Teresa von Kalkutta enden. Papst Benedikt XVI. spricht von ihr als einer Frau, die gestärkt aus dem Glauben auf die Straßen hinausging, in den Leidenden dem gegenwärtigen Herrn begegnete und ihm diente, ganz besonders in denen, die „nicht gewollt, nicht geliebt, nicht beachtet" sind. Sie betete in aller Klarheit und Tiefe:

» Die Frucht der Stille ist das Gebet.
Die Frucht des Gebetes ist der Glaube.
Die Frucht des Glaubens ist die Liebe.
Die Frucht der Liebe ist das Dienen.
Die Frucht des Dienens ist der Friede.

10

Kirche unterwegs – Als Seelsorger den Menschen nahe sein

Anne Rademacher

A. Büssing, J. Surzykiewicz, Z. Zimowski (Hrsg.), *Dem Gutes tun, der leidet,*
DOI 10.1007/978-3-662-44279-1_11, © Springer-Verlag Berlin Heidelberg 2015

Wo haben Leidende – auch außerhalb der vielfältigen karitativen kirchlichen Einrichtungen einen Ort, an dem ihre Bedürfnisse gesehen werden? Wo geht Kirche auf sie zu? Wo ist das innerhalb immer größer werdender Strukturen überhaupt möglich? Von der Pastoral her ist es eine wichtige Aufgabe, die Leidenden und ihre Bedürfnisse in den Blick zu nehmen. Möglicherweise auch mehr als bisher in kleinen, niederschwelligen Angeboten. Wo ist christliche Gemeinde herausgefordert, da zu sein? Und wie lässt sich das von Bistumsstrukturen her steuern?

11.1   Beispiel Nachbarschaftshilfe

Im Bistum Erfurt versuchen wir das mit der offiziell kirchlichen Stärkung der traditionellen Nachbarschaftshilfe. In einem Projekt „Kirche unterwegs" qualifizieren wir Ehrenamtliche, die sozusagen als Gesicht der katholischen Gemeinde zu denen gehen, die in größer werdenden Pfarreien leicht abgehängt werden. Die Idee, die uns bewegt, ist: Wo Kirche mit ihren Strukturen sich aus der Fläche entfernt, müssen Menschen als Kirche unterwegs sein zu den Immobilen, die nicht (mehr) kommen können. Folgende Bedürfnisse von Leidenden treten in den Erzählungen der Ehrenamtlichen zutage:

Wahrgenommen werden: „Schön, dass die Kirche sich um mich kümmert." So oder ähnlich werden Vertreter der Gemeinden von Leidenden empfangen. Da geht es nicht nur um den persönlichen Besuch, sondern auch darum, dass die Institution in ihren Mitgliedern sich kümmert. Wahrgenommen werden von der Gemeinschaft scheint ein wichtiges Bedürfnis zu sein. Nicht nur einzelne gute Menschen – so wichtig die auch sind – sind für mich da. Es zeigt: Das Ansehen des Leidenden geht über persönliche Sympathie hinaus. Die Ehrenamtlichen zeigen den Leidenden: Du gehörst dazu. Das ist für uns und unsere Zeit ein neues Werk der Barmherzigkeit.

Ein weiteres Bedürfnis ist, jemanden fragen zu können nach alltäglichen, aber gerade nicht möglichen Verrichtungen: ein Bild in die Nähe rücken, etwas heranholen, etwas aufschreiben. Sachen, mit denen man nicht die in der Pflege Tätigen oder die Verwandten behelligen will. Da ist ein weiterer Be-

zugspartner hilfreich, der in der Alltäglichkeit ein Stück Menschenwürde vermittelt. Neben den notwendigen Dingen zum Überleben, gibt es das Bedürfnis nach Normalität, danach eigenen Ansprüchen Raum geben können.

11.2   Ehrenamtliche mit besonderen Fähigkeiten

Die Ehrenamtlichen zeigen sich manchmal als Spezialisten für bestimmte Themen: Da kann ein altes Ehepaar das erste Mal über den Tod, den sie bevorstehen sehen, reden. (Mit den Kindern trauen sie es sich nicht zu thematisieren.) Endlichkeit, Gebrechlichkeit – die Angst davor, aber auch die Sehnsucht nach dem Ende kann Raum gewinnen, wenn jemand von außen, ein Mitchrist, dazu kommt. Der von den Leidenden erfahrene Zwischenraum zwischen Leben und Sterben darf so zum Ausdruck gebracht werden.

11.3   Ehrenamtliche als Glaubenszeugen

Schließlich die Perspektive, die kirchliche Besucher einbringen können. Der Leidende braucht keine Vertröstungen, sondern Perspektiven. Diese durchaus auch über den Tod hinaus. Der Gottesdienst am Krankenbett, die Übersetzung der Formeln in den intimen Kontext zu Hause gibt solche Perspektiven. Oft stehen die Ehrenamtlichen als Glaubenszeugen da, an die sich Leidende anhängen können und die eigene manchmal lebenslang eingeübte Gewissheiten und die Hoffnung neu herauskitzeln können.

Die genannten sind die immer wiederkehrenden Bedürfnisse, viele andere werden in den verschiedenen Begegnungen plötzlich und ganz persönlich entdeckt. Als Kirche, als Institution tun wir gut daran, in den engagierten Mitgliedern beweglich und zugehend auf die Leidenden zu werden.

Mit der ganzen Person: Billiger geht es nicht! – Salutogenese für Menschen in helfenden Berufen

Christoph Jacobs

A. Büssing, J. Surzykiewicz, Z. Zimowski (Hrsg.), *Dem Gutes tun, der leidet*,
DOI 10.1007/978-3-662-44279-1_12, © Springer-Verlag Berlin Heidelberg 2015

Wer in einem helfenden Beruf tätig ist – sei es in der Seelsorge, als Therapeut oder in einem sozialen Berufsfeld wie der Pflege –, macht häufig die Erfahrung: Mein Beruf ist mehr als ein Beruf. Ich bin als ganzer Mensch gebraucht. Ich habe eine Berufung!

Die paradigmatische Erzählung ganzheitlicher helfender Zuwendung ist in der Bibel das Gleichnis vom barmherzigen Samariter. Samaritersein ist allerdings kein „Job", den man oder frau so nebenbei oder mit 38,5 Stunden leisten kann. „Mit der ganzen Person: billiger geht es nicht!", so sagte mir am Anfang meiner Ausbildung jemand, der mir zum Vorbild meines seelsorglichen Einsatzes geworden ist.

Solche Form der Hilfeleistung ist anspruchsvoll. Sie erfordert Professionalität. Professionalität im christlichen Sinn ist mehr als Fachkundigkeit. Das lateinische Wort „professio" bedeutet auch: „Bekenntnis des Glaubens" und „Gelübde". Der Samariter handelt umfassend „professionell". Er hilft, investiert seine ganze Person und bekennt in Tatsprache: Heil und Heilung haben ihre Heimat und Kraftquelle im Himmel! Deswegen handle ich und lebe meine Verpflichtung!

Auch der lateinische Begriff für Gesundheit (salus) hat eine Doppelbedeutung: *Gesundheit* und *Heil*. Es ist die tiefe Weisheit der Religion, dass sie um die ganzheitliche Dimension des Heilungsgeschehens weiß. Dies ist in der Praxis Jesu vielfach bezeugt. Die Kunst der Sorge für das Leben, lateinisch „Therapie", hat religiöse Wurzeln. Religion ist also eine Dimension der Professionalität – sei es bewusst oder unbewusst. Daher sind Pflegende mehr als „Pflegekräfte": Samariterinnen und Samariter sind im Kern eine Erfindung und Gabe der Religion. Sie sind Botinnen und Boten des Himmels.

Damit wird die christliche Existenz des Samariters gerade in heutiger Zeit zu einem strahlkräftigen Modell missionarischen Handelns. Menschen von heute sehnen sich nach Taten: Samariter sind Verkündiger des Evangeliums in Tatsprache.

Doch wie geht das: Samaritersein? Die Frage nach dem Lebensmodell „Samariter" hat für mich drei Perspektiven:

- Wie werde ich zum Samariter?
- Wie handle ich als Samariter?
- Wie gelingt mein Leben als Samariter?

Um Antworten auf diese Fragen zu finden, braucht es ein professionelles, integratives spirituelles Gesamtmodell. Es sollte ein Modell für das Selbstverstehen, für das Handeln und für die Selbstsorge sein. Es sollte praktisch umsetzbar sein. Es sollte sowohl in der Theologie als auch in den Gesundheitswissenschaften zu Hause sein.

Ich schlage dazu das *Modell der Salutogenese* vor. Es gilt als ein Integrationsmodell der Heilkunst. Es vereint theologische, spirituelle und gesundheitswissenschaftliche Dimensionen. Es hilft erkennen, handeln; es hilft leben, im Ernstfall auch überleben. Vor allem aber: Es bringt Menschen in die Perspektive des Heils und des Gelingens. Es nimmt die religiösen Wurzeln therapeutischen und gesundheitsförderlichen Handelns ernst und macht sie zur Dimension seiner Professionalität.

12.1   Wie werde ich zum Samariter?

Ich setze biblisch-theologisch an. Die Beispielerzählung vom barmherzigen Samariter (Lk 10) macht deutlich: Therapeutisches Handeln hat seine Wurzeln in echter Sensibilität für das Leiden. Der Samariter schaut nicht weg; er schaut hin, und er geht hin. Er nimmt das Risiko auf sich, er investiert die ganze Person – bis hin zum eigenen Geld und zur eigenen Zeit über das erforderliche Maß hinaus – also bis hin zum eigenen Opfer. Er sucht keine Ausflüchte: „Muss ich eigentlich wirklich? Gibt es nicht doch etwas Wichtigeres? Warum eigentlich ich und kein anderer?"

Samariter trauen sich, dem Leiden (bis hin zum Grauen) ins Gesicht zu sehen, – weil es die Auferstehung gibt. „Durch Christus und in Christus also wird das Rätsel von Schmerz und Tod hell, das außerhalb seines Evangeliums uns überwältigt. Christus ist auferstanden, hat durch seinen Tod den Tod vernichtet und uns das Leben geschenkt, auf dass wir, Söhne im Sohn, im Geist rufen: Abba, Vater!" (Gaudium et Spes 22, eine Grundsatzerklärung des 2. Vatikanischen Konzils).

Samariter bekennen sich im Glauben zur christlichen Heilsorientierung. Ein theologischer „Kronzeuge" für das christliche Modell der Salutogenese (das heißt eben: „Heilwerdung") – weit vor dem medizinsoziologischen Konzept – ist der spätere Papst Josef Ratzinger (1960). Heilwerdung heißt in seinem Konzept: 1. Das Heil ist Geschenk. Das Heil ist Person. 2. Heil schafft eine „Positivdynamik" im Leben des Menschen. 3. Heil ist ein Prozess, der sich auf der Erde im Alltag ereignet und im Himmel vollendet.

Noch einmal: Das Leiden ist aus theologischer Sicht nicht selbstmächtig und nicht endgültig. Das christliche Verstehens- und Handlungsmodell der Salutogenese ordnet das Leiden und die Praxis des Umgangs mit Leidenden ein in die übergeordnete Heilsperspektive. Diese ist ein Geschenk unseres Gottes.

Damit wird klar. Ein christliches Modell heilsamen Handelns – ein christliches Salutogenesemodell – hat folgende Akzente:

a) Es macht leidsensibel und leidensfähig.
b) Es überwindet die Barrieren des Hilfehandelns.
c) Es lehrt mit strukturellen Bedingtheiten heilsam und entlarvend umzugehen.
d) Es verweist auf Jesus Christus als Person.
e) Es ordnet alles Unheil ein in die übergeordnete Heilsperspektive.
f) Es hofft auf Auferstehung.

In einem solchen Modell erhält das Leiden seinen Platz und der Samariter seinen Auftrag:

12.2 Was sind die Handlungsmaximen für Samariter?

Dem salutogenetischen Paradigma folgend gilt auch im Leiden: Alle Menschen streben nach Glück! (Thomas von Aquin). So wird Menschen, die in helfenden Berufen arbeiten, die Frage bewegen: Was sind die Dimensionen des Glückens und Gelingens menschlichen Lebens auch in schwieriger, ja manchmal sogar ausweisloser Lebenssituation? Wie kann ich helfen? Was heißt das für mich selbst?

Ob Leben gelingt, ist – sowohl theologisch wie psychologisch – keine Frage des glücklichen Zufalls.

> Gelingen wird ein Leben dann, wenn ein Mensch fähig ist, eine Integrität zu entwickeln, die stärker ist als alle Bedrohungen. Es wird also für Helfer und Helferinnen darum gehen, die menschliche Integrität zu fördern – und zwar in der „Kooperation" mit dem leidenden Menschen.

- Salutogenese

Genau hier setzt das Salutogenesemodell an: *Herzstück der Salutogenese ist ein überdauerndes und doch dynamisches Gefühl der Verankerung und des Getragenseins, ein Sinn für die Kohärenz des Lebens.* Dazu gehört auch das Überzeugtsein von der eigenen Handlungsfähigkeit angesichts von Bedrohung. Auch der Leidende wird so eher als Handelnder verstanden denn als abhängiger Hilfsbedürftiger.

Das salutogenetische Modell der Gesundheitswissenschaften geht davon aus, dass diese leidensfähige Lebenskompetenz aus drei Dimensionen bzw. Zielgrößen besteht, die es kreativ und mit allen Mitteln zu fördern gilt:

a) Förderungswürdig ist die Überzeugung: Ich kann mein Leben verstehen! – (die Dimension der Stimmigkeit).
b) Förderungswürdig ist die Überzeugung: Ich habe oder bekomme die Mittel, die mir helfen, mein Leben zu meistern! – (die Dimension der Gestaltung).
c) Förderungswürdig ist die Überzeugung: Für mein Leben (oder das Leben anderer) ist wirkliches Engagement sinnvoll! – (die Dimension der Motivation).

Wenn Verankerung das Herzstück der Salutogenese ist, dann ist auch evident, warum Religiosität und Glaube im Kontext des Heilungsgeschehens eine so hohe salutogenetische Bedeutung besitzen. Ihr Effekt ist bisweilen stärker als ärztliche Heilkunst. Der Zusammenhang von Glaube und Gesundheit ist empirisch nachgewiesen, auch wenn die genauen Wirkzusammenhänge noch weiterer Forschung bedürfen. Glaube ist die zentrale Ressource, welche die personalen Ressourcen, die sozialen Ressourcen und die organisationalen Ressourcen zu integrieren vermag.

12.3   Wie gelingt das eigene Leben als „beruflicher Samariter"?

Es ist deutlich geworden: Ich konzipiere die Existenz des Samariters als eine Existenzform ganzheitlicher Hingabe. Engagement bedeutet „Mitleidenschaft" und hinterlässt Spuren im eigenen Leben. Doch besteht dann nicht die Gefahr, dass Samariter „qua Tätigkeit" oder „qua Amt" burn-out-gefährdet sind?

Die Burn-out-Forschung hat gezeigt, dass der „hilflose Helfer" ein Sonderfall oder ein diffamierendes Zerrbild ist. Wer sich von den Leidenden und Beladenen in Dienst nehmen lässt, ist – entsprechende Selbstsorge vorausgesetzt – in der Regel nicht bedroht, Schaden zu nehmen an Leib oder Seele. Im Gegenteil: Neue Therapieverfahren zeigen, dass die Förderung von Achtsamkeit und verbindliches, hingebungsvolles Engagement dem Burn-out entgegen wirken.

Burn-out ist daher nicht entweder ein Problem zu vieler Stressoren oder ein Problem einer belastungsunfähigen Person. Es geht stets um ein Wechselspiel zwischen der Person und der Umwelt, in der diese Person tätig ist. Auch die Strukturen müssen salutogenetisch sein.

Zunächst gilt: Unsere heilsamen Institutionen sollten selbst heilsame Räume sein. Dies werden sie dann,

1. wenn sie stimmig und transparent sind,
2. wenn sie die Potenziale und Belastungsgrenzen berücksichtigen,
3. wenn sie allen Handelnden angemessene Teilhabe am Entscheidungsgeschehen ermöglichen.

■   Selbstsorge *und* Nächstenliebe

Das Gutsein des Samariters wird allerdings niemals ohne angemessene Selbstliebe gelingen. Das bedeutet auch die Beachtung der eigenen Grenzen. Der bekannte Pastoraltheologe und Pastoralpsychologe Hermann Stenger (2000) insistiert: Wer für andere da ist, muss sich darum kümmern, „… sein Gleichgewicht zu finden und für eine gute Gestalt seines eigenen Lebens zu sorgen. Es ist ihm nicht erlaubt, auf die Selbstliebe zu verzichten" (Stenger 2000).

Die „Sorge um sich" steht nach Michel Foucault (1987) für eine Haltung und ein Verhalten des Menschen, der es unternimmt, dem eigenen Leben eine Gestalt zu geben. Samariter, welche die „Kunst der Selbstsorge" beherrschen, sind schöpferisch tätig, indem sie das Gelingen der eigenen Existenz als selbstverantworteten Prozess begreifen und die „Regierung über sich selbst" übernehmen. Die Haltung und das Verhalten der Sorge ist nicht erst im Sinne eines Kraftaktes zum Schutz seiner selbst dann angesagt, wenn man ausbrennt. Im Gegenteil: *Lebenskunst ist ständiges Gestalten und Entwickeln des eigenen Lebensstils.*

Wichtig scheint mir die modelltheoretisch bedeutsame Weiterentwicklung des Burn-out-Modells durch die Perspektive der Engagementforschung. Burn-out und Engagement sind entgegengesetzte Pole eines Kontinuums. Wichtiger als Burn-out-Vermeidung ist der Perspektivenwechsel zur Förderung von Engagement, Vitalität, Energie, Stolz und Absorbiertheit.

Selbstsorge hat sehr wenig mit ängstlicher Selbstbewahrung zu tun. Im Gegenteil: Die moderne Glücksforschung hat – gegen den öffentlichen Trend – das Forschungsergebnis ins Licht gerückt, dass *ganzheitliche Hingabeprozesse und nicht Selbst-Such-Prozesse* die Kernvorgänge der Erfahrung des erfüllten Lebens darstellen.

> ❯❯ Samariter und Samariterinnen werden dann glücklich, wenn sie ihr Engagement für die Menschen und ihr sorgendes Engagement für sich selbst als zwei Dimensionen ein und desselben Prozesses der Hingabe der eigenen Existenz an die Menschen und an Gott betrachten.

Mit anderen Worten: Musik machen, Kochen, Lesen, beten, Gespräche führen, Zeit für andere opfern, für andere kämpfen usw.: *Je mehr Ideen und Möglichkeiten jemand besitzt, etwas hingebungsvoll zu tun, umso weniger brennt er aus.* Dies bedeutet jedoch nicht stete Aktion, schon gar nicht Aktionismus: Glücklich wird nur der, der sich auch immer wieder dem zweckfreien Dasein hingeben kann: der Erholung, der Meditation, dem Gebet, dem Träumen usw.

Hingabe ist Kerndynamik des Christseins – auch in seiner professionellen Form des Samariters. Wer sich hingibt, erhält das Hundertfache zurück. Hingabe an das, was mich wirklich erfüllt, sei es privat, in den persönlichen Beziehungen oder im heilenden Engagement, ist Selbstsorge. Es wird daher zur entscheidenden Herausforderung an Samariter, nicht Rückzugsnischen zu bewahren, sondern *ganzheitliche „Hingaberäume"* zu erschließen. Dann befruchten sich Engagement für Leidende und Selbstsorge gegenseitig und lassen das Leben gelingen.

Literatur

Verwendete Literatur

Foucault M (1987) Die Sorge um sich: Sexualität und Wahrheit III. Suhrkamp, Frankfurt
Ratzinger J (1960) Heil: Theologisch. In: Höfer J, Rahner K (Hrsg) Lexikon für Theologie und Kirche. Herder, Freiburg, S 78–80
Stenger HM (2000) Im Zeichen des Hirten und des Lammes: Mitgift und Gift biblischer Bilder. Tyrolia, Innsbruck

Weiterführende Literatur

Albrecht SL (2010) Handbook of Employee Engagement: Perspectives, Issues, Research and Practice. Elgar, Cheltenham
Antonovsky A (1997) Salutogenese. Zur Entmystifizierung der Gesundheit. dgvt-Verlag, Tübingen
Baumgartner I (1997) Pastoralpsychologie: Einführung in die Praxis heilender Seelsorge. Patmos, Düsseldorf
Bierhoff H-W (2009) Psychologie prosozialen Verhaltens: Warum wir anderen helfen. Kohlhammer, Stuttgart
Csikszentmihalyi M (1999) Lebe gut! Wie Sie das Beste aus Ihrem Leben machen. Klett-Cotta, Stuttgart
Gussone B, Schiepek G (2000) Die „Sorge um sich": Burnout-Prävention und Lebenskunst in helfenden Berufen. Vorwort. dgvt-Verlag, Tübingen
Jacobs C (2000) Salutogenese: Eine pastoralpsychologische Studie zu seelischer Gesundheit, Ressourcen und Umgang mit Belastung bei Seelsorgern. Echter, Würzburg
Jacobs C (2008) Entschieden zur Leidenschaft: Pastoralpsychologische Perspektiven zu einer Grundkraft lebendiger Seelsorge. Diakonia 39: S 25–31
Jacobs C (2011) Kompetenzen stärken – Ressourcen entfalten: Salutogenese für Pflegende. In: Baumgartner I, Haslbeck B, Kochmann M (Hrsg) Christlich basiertes Coaching für Pflegekräfte. Verlag Katholischer Pflegeverband, Regensburg, S 112–127
Keupp H (1997) Von der (Un-)Möglichkeit erwachsen zu werden: Jugend zwischen Multioptionalität und Identitätsdiffusion. In: Keupp H (Hrsg) Ermutigung zum aufrechten Gang. dgvt-Verlag, Tübingen, S 49–68
Koenig HG, McCullough ME, Larson DB (2001) Handbook of Religion and Health. University Press, Oxford
Thoresen CE, Harris AHS (2004) Spirituality, Religion, and Health: A Scientific Perspective. In: Raczynski JM, Leviton LC (Hrsg) Handbook of Clinical Health Psychology 2: Disorders of Behavior and Health. American Psychological Association, Washington, S 269–298
Waadt M, Acker J (2012) Mit ACT gegen Burnout: Mit Achtsamkeit und Akzeptanz den Teufelskreis durchbrechen. Huber, Bern

Religiös-spirituelle Begleitung von Demenzkranken aus der Sicht von Pflegekräften

Janusz Surzykiewicz

A. Büssing, J. Surzykiewicz, Z. Zimowski (Hrsg.), *Dem Gutes tun, der leidet*,
DOI 10.1007/978-3-662-44279-1_13, © Springer-Verlag Berlin Heidelberg 2015

Die Rolle von Spiritualität und Religiosität wird in jüngster Zeit auch im pflegerischen Bereich betont und praktisch bedacht. Dies wird nicht nur in einer vermehrten Anzahl theoriebezogener Publikationen und empirischer Forschungsarbeiten der Pflegewissenschaften zum Thema Demenz deutlich und durch eine Hervorhebung spirituell-religiöser Akzente in der praktischen Pflege sichtbar, sondern zeigt sich auch in einer wachsenden Nachfrage nach Seminar- und Fortbildungsmöglichkeiten zu diesem Themenfeld. Die vorliegende Herausarbeitung eröffnet zunächst einen kurzen Einblick in existierende Befunde, um dann diesbezüglich Ergebnisse eigener Forschungsarbeiten darzustellen.

13.1 Demenz im Alter – eine stetig wachsende Herausforderung für die Pflege

Wenn über Demenz gesprochen wird, ist nicht eine bestimmte Krankheit gemeint. Vielmehr muss von einem Oberbegriff „Demenz" ausgegangen werden, der für sehr viele unterschiedliche Krankheitsbilder steht (Alzheimer's Association 2014; Albert et al. 2011; Petersen et al. 2001).

Demenz geht mit einer irreversiblen Hirnleistungsschwäche aufgrund hirnorganischer Veränderungen bzw. Hirnstrukturschädigungen einher (Taner 2010; Islam et al. 2010; Agency for Health Care Research and Quality 2010; American Psychiatric Association 2000). Im Wesentlichen handelt es sich um Symptome, die einen Verlust der Verstandes- und Geistesfähigkeit kennzeichnen. In diesem Prozess verändern sich zunächst die Persönlichkeit des Menschen und seine grundlegenden Wesenseigenschaften, bis es schließlich zu einem Kontrollverlust über die eigenen Körperfunktionen kommt (Krämer und Förstl 2008). Dabei werden mehrere Typen der Demenz und verschiedene Mischformen diagnostiziert. Primäre Demenzen sind jene, bei denen der krankhafte Prozess direkt im Gehirn entsteht und sich überwiegend im Zentralnervensystem abspielt (Cipriani et al. 2011; National Institutes of Health 2010; Walter und Haass 2004). Ein typisches Beispiel für die Deformation bzw. den Zerfall der menschlichen Funktionen ist die neurodegenerative Alzheimerdemenz, deren Prävalenz mit dem Alter

exponentiell zunimmt und ca. die Hälfte der über 90-Jährigen betrifft (Rott 2011). Bei den sekundären Demenzen liegen die pathophysiologischen Ursachen extrazerebral. Körperliche Erkrankungen haben das Gehirn erst im Nachhinein mit einbezogen (American Psychiatric Association 2000; Oesterreich 1993). Zudem werden verschiedene Demenzphasen unterschieden (Niklewski et al. 2006; Dilling et al. 2010). Viele Autoren halten sich dabei an eine dreistufige Einteilung. Im frühen Demenzstadium ist der Beginn einer zunehmenden Vergesslichkeit der Betroffenen auffällig. Diese wahrzunehmenden kognitiven Einbußen verunsichern und beängstigen und führen – oftmals als Reaktion auf diese Abbauerfahrungen – zu Aggressivität oder Depression. Das Selbstbild und die Identität werden durch diese Veränderungen stark beeinträchtigt. Im Anfangsstadium der Demenz ist das Sprachverständnis noch weitgehend intakt. Menschen leiden darunter, dass ihre Welt in Fragmente zerfällt, sie sich fremd und nicht mehr zugehörig fühlen und ihr Leben als bedeutungs- und sinnlos empfinden. Hauptcharakteristikum einer mittleren Demenzphase ist, dass die bewusste Unterscheidung von Vergangenheit und Gegenwart verschwindet. Bei fortgeschrittener Demenz treten starke kognitive Verzerrungen auf. Im späten Stadium ist ein völliger Sprachzerfall und eine Desorientierung gegeben, verbunden mit einer zunehmenden Immobilität und Pflegebedürftigkeit (Held und Ermini-Fünfschilling 2004; Smith und Lunde 2013).

Demenz stellt eine der größten Herausforderungen der modernen Gesundheits- und Pflegefürsorge dar. Um die Anforderungen der Zukunft effektiv meistern zu können, darf diese nicht nur die Sicherung einer effektiven und gleichzeitig hohen Qualität sicherstellen, sondern muss auch auf die Schaffung eines umfassenden Fürsorgesystems zielen. Demenz beansprucht ein ganzes Gesundheits- und Pflegesystem und ist auch eine enorme Belastung für die pflegenden Angehörigen. Zwar werden immer noch circa zwei Drittel der Pflegebedürftigen zu Hause gepflegt, doch steigt die Nachfrage nach qualifiziertem Personal kontinuierlich an. So zeigen Bharucha und Kollegen (2004), dass Menschen mit Demenz fünfmal häufiger in Pflegeeinrichtungen betreut werden als vergleichbare Populationen. In den USA etwa stellen an Demenz erkrankte Bewohner in Pflegeheimen mit annähernd 70 % die größte Gruppe der Pflegebedürftigen. Dabei ist in den nächsten Jahren eine steigende Tendenz zu erwarten, was die Pflegequalität weiter herausfordern wird (Alzheimer's Association 2007). Auch in Deutschland wird im Bereich der Altenpflege von einer zunehmenden Pflegebedürftigkeit ausgegangen. Ursachen hierfür sind u. a. sinkende Unterstützungsmöglichkeiten seitens der Familien, wie z. B. geografische Distanzen, Singleleben einer größeren Zahl betroffener Menschen, kinderarme Familien, spätere Familiengründungen, steigende Zahlen von Scheidungen und Wiederheirat. Hinzu kommt, dass Frauen, die sich traditionell um die Nöte der Familienangehörigen sorgten, heute mehrheitlich berufstätig sind (Riley und Bowen 2005). Ebenso wird einhergehend mit der höheren Lebenserwartung der Bevölkerung über das 85. Lebensjahr hinaus auch die Zahl an Demenzerkrankungen künftig weiter ansteigen (Olvera 1999; vgl. für Deutschland: Krischak et al. 2013).

13.2 Verschiedene Aspekte der Pflege bei Menschen mit Demenz

Hinsichtlich der Ursachen von Demenz stützt sich die Forschung bislang überwiegend auf physiologische Auslösemechanismen. Entsprechend ist die klinische Psychiatrie und Neuropsychologie vor allem auf Pharmakotherapie spezialisiert, während psychosoziale Therapieansätze eher sekundär betrachtet werden (Radebold und Hirsch 2003; Holt et al. 2009; Mittelmann 2013). So basieren auch die Ansätze der Pflegewissenschaft auf diesen Wissensgrundlagen. Auf der andere Seite jedoch wird immer deutlicher, dass es neben den sehr wichtigen medizinischen Betrachtungen von Demenz wie auch einer umfassenden Organisation des Pflegesystems rational und ethisch nicht länger vertretbar ist, Menschen mit Demenz nur durch das Prisma der Neurobiologie und „hyperkognitive" Zugangsweisen zu betrachten und zu behandeln (Post 2000; Zarit und Talley 2013). Vielmehr belegen wissenschaftliche Erkenntnisse den protektiven Charakter kognitiver und psychoemotionaler Zugangsweisen wie auch die Bedeutung einer sozialen Einbindung

des Demenzerkrankten. Beispielsweise geben die Therapieeffekte verhaltenstherapeutischer Kompetenztrainings, die seit mehreren Jahren begleitend zu medikamentösen Ansätzen praktiziert werden, Hinweise darauf, dass der Einfluss psychosozialer Faktoren größer sein könnte als bisher angenommen (Ehrhardt et al. 1998; Potyk 2005; Johnson und Johnson 2007; Holt et al. 2009; Gräßel et al. 2011, 2013). So nimmt etwa die „Reminiscence Therapy" an, dass spezielle Übungen mentale Handlungsmodelle zu stimulieren vermögen und auf diese Weise Verbindungen zu früheren und scheinbar vergessenen Erfahrungen reaktiviert werden können (Schäfer-Walkmann et al. 2004; Potyk 2005; Trevitt und MacKinlay 2006; MacKinlay 2009; Mittelmann 2013). Petzold (1997) spricht in diesem Zusammenhang von einem „Ressourcenreservoir" und meint damit alle nutzbaren Ressourcen eines Systems. Ebenso wurde erkannt, dass Pflege nicht nur biologische und physiologische Belange abdecken darf, sondern auch andere („höhere") und oftmals sehr individuell ausgeprägte Bedürfnisse älterer Menschen berücksichtigen sollte (z. B. soziale, emotionale, religiös-spirituelle Bedürfnisse). So etwa können Betroffene im Falle einer ausbleibenden oder nur unzureichenden Deckung existenzieller Bedürfnisse destruktiv reagieren bzw. auch in Depression und/oder Vereinsamung verfallen (Bourgeois 2002; Higgins 2005; Roth 2005; Woods und Pratt 2005; Cecchin 2001). Die Situation wird besonders problematisch, wenn sich die kognitiven und kommunikativen Beeinträchtigungen verstärken. Wie in einem Teufelskreis jedoch entstehen typischerweise gerade dann progressive Abhängigkeiten vom Pflegepersonal in Pflegeheimen, das sich angesichts der zunehmenden Einschränkungen des Klienten immer stärker vor allem auf die Erfüllung basaler Belange, wie Nahrungs- und Medikamentenversorgung konzentriert. Oftmals schrumpft mit steigendem Erkrankungsgrad das ohnehin schon eingeschränkte Interaktions- und Kommunikationsspektrum immer weiter, mit zugleich steigender Tendenz zur Aggressivität seitens der Demenzerkrankten (Harrison 1993; Jenkins und Price 1996; Lawrence 2003). Auch für das Pflegepersonal kann dies in einen chronischen Zirkel der Frustration münden oder sogar Burn-out-Erkrankungen hervorrufen (Peterson et al. 2002; Duffy et al. 2009).

Bezug nehmend auf diese Problemstellung zeigt die Literatursichtung eine zunehmende Fokussierung auf die Frage nach Bedürfnissen von Menschen mit Demenz (u. a. Conley und Burman 2011; Hirakawa et al. 2011; Thompsell und Lovestone 2002; Wackerbarth und Johnson 2002; Wald et al. 2003; Gerritsen et al. 2007). Dabei sind jedoch Studien, die gezielt Maßnahmen und Methoden zur Sicherung existenzieller Bedürfnisse und Lebensqualität demenzerkrankter Menschen erforschen und vermitteln, deutlich unterrepräsentiert. Dennoch weiß man, dass auch alte Menschen – trotz diverser Einschränkungen, Beeinträchtigungen und Verlusterlebnisse – ein relativ hohes Maß an Lebenszufriedenheit und Qualität erfahren können (Blanchflower und Oswald 2008; Borg et al. 2008; George 2010). Zwar gibt es bis heute in Bezug auf Demenz keine allgemeingültige Definition des Begriffes „Lebensqualität", doch wurden aus über 300 gesichteten Fachartikeln zur Lebensqualität von Menschen mit kognitiven Beeinträchtigungen theoretische „Lebensqualitäts-Dimensionen" herausgearbeitet (Oppikofer 2008; Bond 1999). Im Rahmen dessen werden ebenso Bedürfnisse mit existenziellen Belangen wie auch kulturelle und religiös-spirituelle Bedürfnisse aufgeführt.

13.3 Religiöse und spirituelle Dimensionen der Pflege bei Menschen mit Demenz

Die Tatsache, dass auch angesichts von Demenzerkrankungen biologische, psychische und soziale Bedürfnisse ausgeprägt bleiben (Padmaprabha et al. 2012), findet auch in der medizinischen Pflege immer mehr Beachtung. So existieren zunehmend Bemühungen, nicht nur die Versorgung von psychophysischen Grundbedürfnissen zu gewährleisten, sondern chronisch Erkrankten auch ein möglichst wertvolles Leben zu sichern (Doherty 2006; Grypdonck 2005; McCurdy 1998).

Vor allem religiöse und spirituelle Bedürfnisse scheinen dabei für Menschen mit Demenz oftmals von ganz besonderer Bedeutung zu sein, wie vor allem die englischsprachige Pflegeliteratur vielfach betont (Lawrence 2003; Stuckey und Gwyther 2003; Spurlock 2005; Meier Robinson 2013). Hinsicht-

lich einer Klassifikation dieser Bedürfnisse konnte Städtler-Mach (2009) im Zuge einer qualitativen Untersuchung mit deutschen Demenzpatienten fünf Bedürfnisgruppen aufzeigen. Diese unterteilen sich in (1) menschliche Beziehungen, (2) Elemente religiösen (Er-)Lebens, (3) psychische und körperliche Befindlichkeiten, (4) Äußerungen im Zusammenhang mit Sterben und Tod, (5) konkrete Situationen im Alltagsumfeld. Bezug nehmend auf eine umfangreiche Literaturanalyse unterteilten Keast et al. (2010) spirituelle Bedürfnisse in drei Kategorien. Diese betreffen (1) Bedürfnisse zur Aufrechterhaltung der eigenen Sinn- und Bedeutungshaftigkeit, die sich positiv auf einen Aufbau von Bewältigungsstrategien auswirkt; (2) Bedürfnisse zur Aufrechterhaltung eines sozialen Beziehungsgefüges, das Betroffenen ebenso Sicherheit und Zugehörigkeitsgefühle vermittelt wie auch ihr Selbstwertgefühl stärkt. Zudem fördert eine soziale Einbettung ihre emotionale Responsivität und ihre aktive Teilnahme am Leben; (3) Bedürfnisse nach Transzendenz bzw. einer Beziehung zu Gott. Diese unterstützt eine positive Integration der Krankheit in das eigene Leben und damit auch die Akzeptanz der eigenen Gebrechlichkeit und Vergänglichkeit.

In der Tat konnte gezeigt werden, dass eine spirituelle Begleitung von Alzheimererkrankten eine Verlangsamung des Krankheitsverlaufs begünstigt (Ruder 2009). Dennoch aber werden religiös-spirituelle Bedürfnisse demenzerkrankter Menschen in der Praxis eher selten berücksichtigt (Everett 1996; Powers und Watson 2011). Eine explizite Integration spirituell-religiöser Aspekte etwa erfolgt in Deutschland bislang nur im Rahmen des Palliative-Care-Ansatzes sowie im Total-Pain-Ansatz (Steffen-Bürgi 2007; Heller und Knipping 2007; Schneider et al. 2009). Darüber hinausgehend wird eine konzeptionelle Vernetzung von Spiritualität, Medizin und Pflege eher der konfessionellen Seelsorge und Krankenpflege überlassen (Theil 2011; Sanborne 2008; Johnson und Johnson 2007). Auch die wissenschaftliche Auseinandersetzung mit dieser Thematik befindet sich in Deutschland noch im Status Nascendi (Maschewsky-Schneider und Hey 2011; Gräßel et al. 2013). So sind in den beiden großen deutschen Seniorenstudien, die im Auftrag des Deutschen Zentrums für Altersfragen erfolgten (Tesch-Römer et al. 2002; Motel-Klingebiel et al.

2003), die Begriffe der Spiritualität und Religiosität nicht aufzufinden, wenngleich die eingesetzten Erhebungsskalen zu Lebensqualitäten entsprechende Subskalen umfasst hätten.

Immerhin motivieren neuere Ansätze der Ressourcenorientierung sowie eine kultursensible Berücksichtigung des Wertesystems von Klienten zu einem kooperativeren Verhältnis zwischen Pflege und Religiosität/Spiritualität. Zugleich jedoch muss in diesem Zusammenhang angemahnt werden, dass bislang noch kein Konsens hinsichtlich der Definition des Spiritualitätsbegriffs im Kontext spiritueller Bedürfnisse und Ressourcen erzielt werden konnte (Post 2000; Richards 2000; McEwen 2005; Killick 2011; Taylor 2008; Sessanna et al. 2011; Meier Robinson 2013).

Spirituelle Bedürfnisse von Menschen mit Demenz lassen sich als existenziell-spirituell bzw. religiös-spirituell bezeichnen. Konkret werden Begriffe wie Trost, Akzeptanz, Liebe, Güte, Verbundenheit, Vertrautheit, lebensförderliche Beziehungen, Sinn, Identität und Zugehörigkeit verwendet. Auch ein einfaches Berühren und Halten kann spirituellen Trost und Hoffnung zum Ausdruck bringen (Ortiz und Langer 2002; Stern 2005; Goodall 2009; Ennis und Kazer 2013). Bezug nehmend auf dieses Verständnis kann vermutet werden, dass vieles, was in der pflegerischen Praxis passiert, häufig intuitiv und stillschweigend „spirituell" ist. Diese Inhalte finden sich aber genauso in religiösen Konnotationen und stellen als solche einen wesentlichen Rahmen existenzieller Pflege dar (Meier Robinson 2013; Körtner et al. 2009). Beide Konstrukte überlappen sich, indem sich intrinsische Religiosität in einigen Aspekten eines breit verstandenen Spiritualitätsverständnisses widerspiegelt (Stuckey 2003; Koenig et al. 2004; Belschner und Krischke 2005; Büssing und Kohls 2011). Aus der Perspektive der Pflegewissenschaften und der sozialen Arbeit umfasst das Spiritualitätsverständnis mehrere Komponenten (Ortiz und Langer 2002; Sadler und Biggs 2006; Clarke 2009): Verbundensein mit anderen; Transzendenz im Leben; eine aus der Liebe erwachsende Vitalität; eine sinnstiftende Fähigkeit zur persönlichen Reflexion über ultimative Ziele; Ausdruck eigener Spiritualität im Privaten und in der Öffentlichkeit. Bei dieser Konzeptualisierung wird die anthropologische Dimension betont, menschliche Erfahrun-

gen in ihrer ganzen Existenz. Maßgeblich ist hier die ganz persönliche Beziehung eines Menschen zu einer fundamentalen Begründung des Lebens, aus dem auch sein Handeln und Tun resultieren und Sinn gewonnen wird. Bei der Gestaltung des spirituellen bzw. religiösen Lebens werden Rituale und Symbole aus dem persönlichen Hintergrund sowie religiöse oder spirituelle Erfahrungen eingesetzt und interpretiert. Fundamental bleibt hier die Verbundenheit und Offenheit für andere Menschen, die nicht nur die Transzendenz vom Subjekt selbst darstellt, sondern auch seine Fähigkeit, mit der Transzendenz von anderen in Verbindung zu bleiben. In den theoretischen Konzeptionen des Helfens wird diese als sog. „relationale Spiritualität" bezeichnet (Hide 2002; Vance 2004; Favre 2004; Ennis und Kazer 2013).

Das Spiritualitätsbedürfnis unterliegt einer gewissen Entwicklung im Laufe des Lebens. Dabei handelt es sich um eine Art Qualitätswandel vom „Tun ins Sein" (Dein 2005). Vor allem Menschen, die sich ihrem Lebensende nähern, beschäftigen sich im Zuge dessen deutlich stärker mit Fragen nach dem Sinn und mit spirituellen/religiösen Themen (Renz 2003; Kaufman et al. 2007; Meier Robinson 2013; Ruhland 2008; Wattis und Curran 2003). Dies u. a., um Stressoren und Bedrohungen besser bewältigen zu können. Gelebte Spiritualität und Religiosität helfen, Gefühle von Unsicherheit, Zweifel und Angst durch Hoffnung und Vertrauen und vielleicht sogar Selbstsicherheit in der Zusage des Aufgehobenseins zu ersetzen. Sie vermitteln Geduld im Leiden und in der Annahme körperlicher, geistiger und psychischer Einschränkungen, wecken Ausdauerkraft im Vertrauen auf Gott, geben Sinnorientierung wie auch Sinn für Schicksal und Tod (Greene et al. 2003; Hughes et al. 2009; Brodsky 2000; Koenig et al. 2001; Greene und Conrad 2002; Rosmarin et al. 2009; Grossarth-Maticek 2010; Sanborne 2008; Stuckey 2003; Lenshyn 2004; Roff und Parker 2003; Hide 2002; Bell und Troxel 2001). Ebenso dient Spiritualität der Erhaltung von Kontinuität und verleiht gerade älteren Menschen damit eine innere wie auch äußere Stabilität (Meier Robinson 2013).

Diese allgemeinen Feststellungen treffen auch für Menschen mit Demenz zu, vor allem in den ersten Phasen der Erkrankung. Spirituelles und religiöses Coping kann bei der aktiven Problembewältigung helfen, bei der Vergebung, bei der kognitiven Restrukturierung, bei der Förderung von Anpassungsprozessen, bei der Relativierung unerreichbar gewordener Leistungsstärke (Pargament et al. 2004; Beuscher und Grando 2009). Allerdings können auch negative Effekte eintreten, indem die Erkrankung z. B. als Bestrafung Gottes gesehen wird. In diesem Fall kann es zu einem weiteren Abbau des Gesundheitszustands kommen, zu einer geringeren Lebensqualität sowie zu depressiven Verstimmungen (Pargament et al. 2004; Eppel 2007). Aus gerontopsychologischer Sicht ist es daher wichtig, Spiritualität oder Religiosität als eine von mehreren Ressourcen innerhalb jeder Person zu betrachten, die gleichwertig zu anderen Ressourcen eine Person in die Lage versetzen kann, ihr Wohlbefinden zu stabilisieren, Selbstregulationsprozesse anzuleiten und die Lebensqualität zu erhöhen. Religiosität/Spiritualität kann somit protektiv und präventiv zum Erhalt des Wohlbefindens auch bei Menschen mit Demenz beitragen (Kruse 2006; Lehr 2007; Ruder 2009; Gunzelmann 2008; Hughes et al. 2009). Bei der Pflege von dementen Menschen geht es jedoch nicht nur um Aktivierung, sondern auch um die Vermittlung von Geborgenheit, Sicherheit und Ruhe. Je weiter die Krankheit entwickelt ist, desto weniger ausschlaggebend sind kognitive bzw. sprachkommunizierte Inhalte, vielmehr zählt die Zuwendung, die Sprachmelodie und Gesamtausstrahlung in der Fürsorge. Daher können der Klang einer Stimme oder Musik eine wohltuende Wirkung haben. Auch Körperkontakt, beispielsweise in Form einer Berührung, ist vor allem in der fortgeschrittenen Phase wichtig. Wenngleich es dabei möglicherweise nicht mehr zu einer Verbesserung des allgemeinen Zustands kommen kann, führen diese Erfahrungen dennoch zu einer Stabilisierung von Lebensqualität (Jolley et al. 2010).

Diesen Erkenntnissen folgend spricht man in den letzten Jahren auch im Kontext von Alterungsprozessen von Resilienz, die als eine Art Zusammenspiel zwischen subjektbezogenen Eigenschaften und Einstellungen einerseits und sozialen Gegebenheiten andererseits eine bessere Bewältigung verschiedener Belastungssituationen unterstützt (Greene et al. 2003; Leppert und Strauß 2011; Herdman 2012; Lackey 2014).

13.4 Zur Notwendigkeit einer religiös-spirituellen Exploration in der Pflege

Eine adäquate religiös-spirituelle Betreuung von Menschen mit Demenz erfordert zuerst eine gute religiöse und spirituelle Exploration („spiritual assessment") bzw. angemessene Diagnostik (Kaiser 2007; Pargament 2011). Roff und Parker (2003) gehen davon aus, dass Informationen über spirituelle Bedürfnisse der Klienten mit Demenz genauso wichtig sind wie Kenntnisse über ihren physischen und psychischen Zustand sowie ihre soziale Einbettung. Sie plädieren für eine umfassende Diagnostik und ein komplexes, holistisches Pflegemodell. Diesen Vorgaben entsprechend umfasst die Pflegeausbildung in den USA bereits verbindliche Schulungen zum spirituellen Assessment, verbunden mit Modulen zur Notwendigkeit einer religiös-spirituellen Begleitung älterer Patienten (Selman et al. 2011; Baldacchino 2011; Puchalski 2006, 2008; National Institute on Aging und Fetzer Institute Working Group 1997). In Deutschland initiierten Frick und Kollegen (2006) im Bereich der Spiritual Care in Palliativeinrichtungen ein mittlerweile validiertes Assessment-Instrument zur patientenzentrierten Indikation für eine spirituelle Begleitung (SPIR; Hauf 2009).

Eine systematische Erhebung wie auch eine gewisse Sensibilität gegenüber spirituell-religiösen Belangen ist von wichtiger Bedeutung, da diese Bedürfnisse bei Demenzkranken oftmals nur schwer zu erkennen sind. Gerade mit voranschreitender Erkrankung lassen sich die innerpsychischen Vorgänge der Patienten und ihre Bedürfnisse oftmals nur noch erahnen. Sie äußern sich versteckt im körperlichen Zustand, in der psychischen Befindlichkeit, im Verhalten und in Verhaltensänderungen (Erichsen und Büssing 2013; MacKinlay und McFadden 2004). Dennoch aber machen Angestellte im Gesundheitswesen, in Senioren- und Pflegeheimen, Hospizen oder anderen Einrichtungen oftmals Erfahrungen in der Begegnung mit Patienten, die mit dem Phänomen Spiritualität zu tun haben. Es kann eine Aussage des Patienten sein, eine Geste, aber auch das Schweigen in bestimmten Momenten. Es muss gar nicht in Verbindung mit großer Lebensnot oder mit dem Tod stehen, doch übesteigen diese Momente die ganz normalen Situationen und weisen auf andere Dimensionen des Alltagslebens hin (Carr et al. 2011; MacKinlay 2010; Weiher 2009; Brennan und Heiser 2005; Schultz 2004). Ausgehend davon ist es notwendig, im Zuge des spirituellen Assessments nicht nur routiniert nach Religiosität und Spiritualität zu fragen, sondern auch eine förderliche Sensibilität für diese in der Praxis zu haben. Eine solche ist auch notwendig, um eine Vertrauensbasis zu schaffen, insbesondere da die Betreuung vor allem im Anfangsstadium mit einem hohen Maß an Verunsicherung und Orientierungsverlust belastet ist.

Darüber hinaus verlangen die berufliche Professionalität und ethische Werte, die der Pflege von älteren Menschen zugrunde liegen, dass die Notwendigkeit eines spirituellen Assessments unabhängig von den individuellen Einstellungen der Pflegeperson ernst genommen wird (Nelson-Becker et al. 2006; Hudson 2012; Whitehouse 2013). So nämlich ist das spirituelle Assessment – ebenso wie ein kultursensibles Pflege-Assessment – Voraussetzung nicht nur für eine tragfähige Pflegebeziehung, genaue Pflegediagnostik und zielführende Pflegeplanung, sondern vor allem auch für das Zufriedenstellen des Klienten und seiner Familie.

13.5 Bedarf einer umfassenden Pflege

Immer stärker wird in der Fachliteratur die eigentlich selbstverständliche Notwendigkeit betont, auch und insbesondere Menschen mit Demenz mit Achtung zu begegnen und die Individualität jeder Existenz als unverwechselbare Person zu würdigen. Somit ist Pflege nicht nur als Merkmal einer pflegerischen Handlung zu verstehen, sondern als moralischer Imperativ, das heißt, es ist die Verpflichtung einer jeden Pflegeperson, die persönliche Integrität des Betroffenen zu bewahren.

Den dementen Menschen nicht als defizitär zu sehen oder in seiner Verwirrtheit aufzugeben, sondern ihm weiterhin als unverwechselbare Person in aller Offenheit und Echtheit zu begegnen, sich auf ihn einzulassen und bereit zu sein, ihn als gleichwertigen Menschen zu sehen und von ihm zu lernen, ist eine Herausforderung. Gelingt es der Pflege jedoch,

die Pathologisierung der Verwirrtheit zu überwinden und sich vielmehr an den Ressourcen und Bedürfnissen des Menschen zu orientieren, so hilft dies zugleich auch dem Menschen mit Demenzproblemen, ein positives Selbstbild aufzubauen. Von zentraler Bedeutung ist somit zunächst das anthropologische Grundverständnis, das den Menschen umfassend und multidimensional in seinen biopsychosozialen und spirituellen Zusammenhängen sieht, um entsprechend die Vieldimensionalität der Bedürfnisse aufzunehmen (Kitwood und Bredin 1992; McCurdy 1998; Käppeli 2001; Lünstroth 2006; Hudson 2012).

Pflege soll und darf sich daher nicht allein auf eine körpernahe Assistenz beziehen, sondern muss in einem umfassenden Ansatz auf eine Sicherung des physischen und psychischen Wohlbefindens der Pflegeperson zielen. In diesem Sinne sollten Pflege, Unterstützung und Betreuung individuell an der subjektiven Lebenswelt des pflegebedürftigen Menschen ausgerichtet sein und seinen spezifischen Gewohnheiten, Interessen und Bedürfnissen entsprechen, seine Lebensfragen und -ängste aufgreifen. Dies gilt auch für eine Wertschätzung und Berücksichtigung seines kulturellen, weltanschaulichen und religiösen Hintergrunds (Powers und Watson 2011; Goodall 2009; Ruder 2009; Doherty 2006). Als theoretischer Bezugsrahmen für diese Auffassung kann z. B. das Systemmodell von Betty Neuman angeführt werden, in dem Gesundheit mit Wohlbefinden gleichgesetzt wird (Schaeffer et al. 1997).

Neben anderen Faktoren können in diesem Zugang auch Spiritualität und Religiosität eine wichtige Rolle spielen. In welchem Ausmaß und hinsichtlich welcher Aspekte Spiritualität konkret im Aufgabenbereich der professionellen Pflege realisiert werden sollte, ist konzeptionell noch nicht ganz geklärt. Nur wenige traditionelle Pflegetheorien greifen diese Aspekte auf. Einige neuere Pflegemodelle hingegen beginnen, auch spirituelle Konzepte zu integrieren (Leininger 1978; Watson 1996; Baldacchino 2006; Molzahn und Sheilds 2008; von Dach und Osterbrink 2013). Beispielsweise erarbeiteten Richards und Bergin (2004) ein Rahmenkonzept, bei dem religiöse Inhalte möglichst konkret in eine professionelle, säkulare Psychotherapiemethode integriert werden. Auch im Journal of Advanced Nursing (2008) wird die Notwendigkeit einer spirituellen Reflexivität vertieft sowie Grundlagen entwickelt, die nach einem allgemeinen Konsens in der Pflegewissenschaft suchen. Fürsorge und seelischer Beistand sollen sich als existenzielle Kommunikation und reflexive Praxis entwickeln sowie als organisationale und individuelle Kompetenz im Pflegealltag selbst konstituieren (Reber 2013).

Eine solch umfassender Ansatz von Pflege knüpft konzeptionell gesehen an die Ursprünge der institutionalisierten Pflege an, die aus religiösen Traditionen heraus motiviert war und auch als solche in verschiedenen Einrichtungen verkörpert wurde. In der beruflichen Professionalisierung kam es jedoch im weiteren Verlauf der Geschichte zu einer Entkopplung der spirituellen Komponente und ihrer ausschließlichen Delegierung an die Seelsorge. Die aufgezeigten aktuellen Strömungen jedoch tragen in den letzten Jahren positiv dazu bei, wieder eine Annäherung zwischen seelsorgerlicher Fürsorge und verschiedenen Pflegeberufen zu schaffen (Ruhland 2008; Ruder 2009; Koslander et al. 2009; Carr et al. 2011; Mittelmann 2013). Die Problematik, wie mit spirituellen Fragen und Bedürfnissen kranker Menschen, einschließlich derjenigen mit Demenz, adäquat umgegangen und welche Unterstützung ihnen von pflegerischer Seite angeboten werden soll und kann, ist demnach eine drängende Frage der Praxis.

Einhergehend mit diesen Entwicklungen nimmt auch die Pflegepolitik diese Option langsam auf und versucht, vor dem Hintergrund des zentralen Leitbildes einer individualisierten Pflege die Berücksichtigung spiritueller Bedürfnisse per Richtlinien zu implementieren und deren Umsetzung auf den Weg zu bringen. Diese Anforderungen sind in manchen Ländern (u. a. USA, Australien) schon fester Bestandteil der Professionalität und der fachlichen Tätigkeit (Lopez 2006), wenngleich hierzu nur wenig Literatur aufzufinden ist. Allmählich findet dieser Bereich auch in anderen Ländern Eingang in die Ausbildung von Medizinern (Puchalski und Larson 1998; Chibnall und Duckro 2000) und Pflegekräften (Greenstreet 1999; Spurlock 2005; Baldacchino 2011; Lopez et al. 2014). Um diese Bestrebungen auch in Deutschland zu realisieren, sind vor allem die sozialen Träger (u. a. Arbeiterwohlfahrt, Caritas, Diakonie) gefordert, Ausbildungsangebote neu zu fokussieren

und die Arbeitsrhythmen konzeptionell anzupassen (Marti 2014). So nämlich bieten die aktuellen Curricula noch zu wenige Grundlagen, um einem spirituellen Auftrag im Berufsalltag angemessen nachkommen zu können. Dies gilt auch für das konzeptionelle Verständnis spiritueller Bedürfnisse und spiritueller Pflege, das in seiner derzeitigen Erfassung keine klaren Richtlinien für Interventionen zu geben vermag und entsprechend nicht als fester Bestandteil einer qualifizierten Pflegeleistung auszuweisen ist (Spurlock 2005; Teixeira 2008; Jolley et al. 2010). Hinzu kommt, dass – unabhängig von der persönlichen Bereitschaft der Pflegekräfte für eine spirituelle Begleitung – oftmals auch Zeit und Räumlichkeiten für derartige Unterstützungsangebote fehlen (von Dach und Osterbrink 2013; Molzahn und Sheilds 2008; Baldacchino 2006; Greasley et al. 2001). Hintergrund ist hier, dass die Planung und Umsetzung einer ganzheitlichen und somit auch spiritualitäts- und religiositätssensiblen Pflege in sozialpolitische Rahmenbedingungen eingebettet ist. Die personellen Anforderungen für Heime regelt die Heimpersonal-Verordnung. Nüchtern betrachtet spielen Spiritualität und Religiosität in der „öffentlichen" Gesundheits- und Altenpflege in Deutschland, ähnlich wie noch in vielen anderen Ländern, damit eher eine marginale Rolle und sind nur selten in Pflegeprogrammen konzeptualisiert.

13.6   Pflegekräfte und ihr Umgang mit Fragen der Spiritualität bzw. Religiosität

Verschiedene Studien belegen, dass Pflegekräfte die Lebensqualität von Menschen mit Demenz zu erhöhen vermögen, wenn sie ihre religiösen und spirituellen Äußerungen wahrnehmen und auch aktiv anregen (Narayanasamy 2001; Collins und Bowland 2012; Higgins 2013; Ennis und Kazer 2013). Dies gilt auch für ihre Angehörigen, die aus einer spirituellen Sensibilität seitens des medizinischen und pflegerischen Personals ebenfalls Unterstützung ableiten (Stuckey und Gwyther 2003; Calvo et al. 2011; Meier Robinson 2013).

Vor diesem Hintergrund verlangt die pflegerische Professionalität einen sachlichen Umgang mit den Werten, Überzeugungen und Gefühlen

13.6 · Pflegekräfte und ihr Umgang mit Fragen der Spiritualität bzw. Religiosität

109

13

der Pflegebedürftigen unabhängig von eigenen Anschauungen und eine Auseinandersetzung mit den ausgesprochenen und unausgesprochenen spirituellen Bedürfnissen der pflegebedürftigen Menschen (Hebert et al. 2007; Körtner et al. 2009; von Dach und Osterbrink 2013). Dabei ist es von Vorteil, wenn das Pflegepersonal eine für Spiritualität und Religiosität aufgeschlossene Haltung mitbringt. Um in diesem Sinne begleiten zu können, bedarf es nicht in erster Linie einer eigenen Spiritualität/Religiosität oder der Zugehörigkeit zu einer christlichen Gemeinschaft. Es bedarf aber der Fähigkeit und Bereitschaft, einer Begegnung gewachsen zu sein, die existenzielle Alltagsmomente und religiöse Bezüge wahrnehmbar zur Geltung bringen kann (Martin 2012; Quinn et al. 2012; Wilks et al. 2013). Auch gelingt es mit einer offenen Haltung gegenüber religiös-spirituellen Inhalten besser, entsprechende Methoden und Rituale zum Einsatz zu bringen. Studien belegen hier einen positiven Zusammenhang zwischen dem eigenen spirituellen Leben von Pflegekräften und ihrem Spiritual-Care-Angebot für Patienten (Golberg 1998; Messikomer und De Craemer 2002; Taylor 2002). In diesem Sinne sollten Pflegekräfte zunächst selbstreflexiv mit ihren eigenen Überzeugungen und Einstellungen umgehen, um die Spiritualität des Pflegebedürftigen unabhängig explorieren und offener auf ihre Bedürfnisse eingehen zu können. Konkret geht es darum, den pflegebedürftigen Menschen darin zu unterstützen, angesichts der aktuellen Situation seinen Lebenssinn aufrecht zu erhalten, Transzendenzerfahrungen zu machen, Beziehungen zur Natur und anderen Menschen zu initiieren bzw. zu bewahren und seine religiöse Beziehung zu Gott zu fördern (Stern 2005; Knutson 2007; Webb 2010).

Mauk und Schmidt (2004) fassen auf Grundlage verschiedener Fachpublikationen Merkmale von Pflegekräften zusammen, die ihren spirituellen Auftrag in der Pflegepraxis kennzeichnen:

- Pflegepersonen sehen „spiritual care" zwar durchaus auch als ihre Aufgabe an, viele wissen jedoch nicht, wie sie diese in ihre Arbeit integrieren sollen.
- Pflegepersonen im Palliativbereich und im Hospiz nutzen spirituelle Interventionen häufiger als in anderen Bereichen.

- Pflegepersonen fühlen sich, unabhängig von ihrem Qualifikationsniveau, zumeist unzureichend für diese Aufgabe ausgebildet.
- Pflegepersonen müssen für sich ihre Spiritualität definieren, um Patienten „spiritual care" anbieten zu können.
- Pflegepersonen, die ihren Patienten „spiritual care" anbieten wollen, sollten die Gelegenheit haben, kontinuierlich an Fortbildungsangeboten teilzunehmen.

Der spirituelle Unterstützungsauftrag fällt Pflegekräften dabei leichter, wenn sie folgende Aspekte berücksichtigen.

- Klärung des eigenen Standpunkts in spirituell-existenziellen Fragen,
- Auseinandersetzung mit der eigenen Sterblichkeit und dem eigenen Leid,
- eine Lebensführung, die es ermöglicht, Spiritualität in einem weiten und offen verstandenen Sinn auch selbst zu leben,
- Lebenserfahrung und persönliche Reife.

Wichtig für eine umfassende Berücksichtigung auch spiritueller Belange der pflegebedürftigen Personen ist es, neben einem sensiblen persönlichen Eingehen auf die Überzeugungen der Klienten seitens der Pflegekräfte die Spiritualitätsaspekte auch in die Diagnostik (d.h. Bedeutung von Spiritualität für den jeweiligen Patienten) und in den Pflegeplan aufzunehmen (z.B. Prüfung, ob überhaupt die Möglichkeit besteht, spirituelle Interventionen in den Pflegeprozess zu integrieren; Stevens-Barnum 2002; Goodall 2009).

Um spirituelle Bedürfnisse anzusprechen, muss eine persönliche, vertrauensvolle Beziehung zwischen dem jeweiligen professionell Tätigen, dem Erkrankten und seinen Angehörigen vorhanden sein. Jedoch ist dies oftmals aus mangelnden finanziellen, personellen und persönlichen Ressourcen nicht gegeben (Greasley et al. 2001). Hinsichtlich der Frage, inwiefern spirituelle Interventionen seitens der Pflegekräfte in der Praxis tatsächlich Umsetzung finden, existieren bislang nur vereinzelte Studien. Stranahan (2001) zeigte im Rahmen einer Erhebung von 102 Pflegekräften, dass die meisten von ihnen privat für ihre Patienten beteten. Zwar stellen die meisten Pflegekräfte für ihre Patienten auch Kontakte mit Geistlichen her, doch gaben zugleich auch über 50 % der Befragten an, sehr wenige bis gar keine spirituellen Angebote selbst zu initiieren. In diesem Zusammenhang wurde der Bedarf nach mehr Lehrgängen und Schulungen zu dieser Thematik formuliert. In Rahmen des Berliner Projekts „Menschen mit Demenz in der Kommune – Achtsamkeit und seelsorgerische Begleitung für Menschen mit Demenz" wurde eine Studie unter Angehörigen und Pflegekräften durchgeführt (Maschewsky-Schneider und Hey 2011). Dabei wurden 269 Pflegekräfte u. a. zu ihren religiösen und spirituellen Ritualen im Alltag befragt. Als häufigstes Ritual wurde dabei das Erleben der Natur angegeben (198 Nennungen) wie auch Gespräche über den Sinn des Lebens (126 Nennungen) sowie Kunst, Singen und Musik (129 Nennungen). Ebenfalls genannt wurden u. a. die Teilnahme an religiösen Festen (98 Nennungen), Gespräche über den Glauben (91) sowie der Besuch einer religiösen Einrichtung (82) und Beten (81). In der Frage zur Rolle von Spiritualität/Religion im Pflegealltag fand man in der Studie folgende Angaben: Knapp 75 % der Pflegekräfte gaben an, dass Spiritualität/Religion im Alltag ihrer Klienten/Klientinnen eine Rolle spiele. Für 71,8 % ist Spiritualität/Religion ein wichtiger Aspekt in der Pflege und für 69,9 % Bestandteil der Pflege. 71,8 % der Befragten halten Spiritualität/Religion im Pflegealltag für umsetzbar bzw. setzen sie bereits um und für etwa 20 % der Pflegekräfte ist Spiritualität/Religion im Pflegealltag nicht umsetzbar. Als Hinderungsgründe dafür sehen sie am häufigsten keinen Bedarf (27 Nennungen) bzw. kein Interesse (22) seitens der Klienten/Klientinnen. Auch zeitliche (13) bzw. personelle Gründe (10) wurden genannt. Einige der Befragten möchten aus persönlichen Gründen (8) keine spirituellen/religiösen Angebote umsetzen. Für andere waren finanzielle Gründe (2) ausschlaggebend. Die Mehrheit (65,8 %) der Pflegekräfte gab an, dass sie an spirituellen/religiösen Angeboten interessiert ist. Über 78 % meinten, dass diese Angebote im Pflegealltag umsetzbar sind bzw. bereits umgesetzt werden. In einer weiteren Studie, die allerdings nicht schwerpunktmäßig den Demenzbereich betrifft, fanden von Dach und Osterbrink (2013) mittels einer Onlinebefragung von 533 Pflegefachleuten der deutschsprachigen Schweiz heraus, dass Spiri-

tualität für die Mehrheit des untersuchten Pflegepersonals von hoher Relevanz ist. Dies gilt sowohl in Bezug auf die eigene Person (für 78 % gehört die spirituelle Begleitung zum Berufsverständnis) als auch für den Umgang mit Patienten (80 % haben immer wieder mit spirituellen Bedürfnissen der Patienten zu tun). Gleichzeitig geben die Befragten zu, wenig darüber zu sprechen. In diesem Zusammenhang wird vom Problem der spirituellen Defizite und Unzulänglichkeiten des Pflegepersonals im Umgang mit spirituellen Kraftquellen gesprochen (Nagai-Jacobsen und Burkhardt 1989; Stuart et al. 1989).

Zusammenfassend wächst im allgemeinen Pflegewesen das Bewusstsein um die Bedeutung einer spiritualitätssensiblen Kultur im Umgang mit Klienten nur langsam. Dies gilt sowohl im Hinblick auf das Pflegepersonal als auch für die Entwicklung einer entsprechenden Unternehmenskultur. Erst wenn jedoch die verschiedenen Berufsgruppen einer Einrichtung offen dafür sind, dass auch spirituelle und religiöse Aspekte zur ganzheitlichen Betrachtung der Altenpflege gehören, wird mit der Kooperation der verschiedenen Dienste auch auf diesem Gebiet zu rechnen sein (MacKinlay 2009; Roth 2005; Wattis und Curran 2003).

13.7 Spiritualität und Religiosität als Copingressourcen für das Personal

Spiritualität wird nicht nur als wichtige Ressource für die Patienten erkannt, sondern auch für das Pflegepersonal selbst. Persönliche Spiritualität findet ihre Bedeutung in der Art und Weise, wie jemand sein Leben lebt, andere in ihrem Leben begleitet, sie pflegt und Erfüllung im Beruf findet, ohne dabei selbst zu erkranken bzw. auszubrennen (Baldacchino 2006; Choi et al. 2008; von Dach und Osterbrink 2013).

In einer nationalen Erhebung in den USA wurde Spiritualität als wichtige Copingressource für das Pflegepersonal diagnostiziert. 73 % der Befragten gaben an, dass sie durch die regelmäßige Anwendung spiritueller Rituale mit den Anforderungen der Pflege besser zurecht kämen (Stolley et al. 1999; National Alliance for Caregiving and the AARP

2004; Wilks und Vonk 2008; Heo und Koeske 2013). Derartige Ergebnisse wurden auch in der Studie von Wright und Neuberger (2012) bestätigt. Spiritualität wurde hier als Schlüssel für eine erfolgreiche Pflege von Menschen mit Demenz erkannt und als wesentliche Ressource bei der Bewältigung der beruflichen Herausforderungen gesehen.

Andere Studien belegen darüber hinaus, dass sich Spiritualität auch positiv auf pflegende Angehörige von Menschen mit Demenz auswirkt. Spirituelle und religiöse Einstellungen sind eine wichtige Stütze im Helfen und Pflegen und minimieren die empfundene Last (Glueckauf et al. 2009; Lowis et al. 2005; Leblanc et al. 2004; Acton und Miller 2003; Roff und Parker 2003; Wood und Parham 1990). Ebenso verbessern sie das Wohlbefinden der Pflegenden (Olvera 1999; Stuckey 2001; Hillier und Barrow 2007) und senken die Depressionsrate (Koenig et al. 2001; Koenig et al. 2004; Jacobs 2006). Vor diesem Hintergrund könnte Spiritualität als wichtige Copingvariable auch als Unterstützungssystem für pflegende Angehörige institutionalisiert werden. Zu prüfen ist dabei die Übertragbarkeit der Befunde in eine sich zunehmend säkular gestaltende Gesellschaft.

Zusammenfassend resultiert aus diesen Befunden die Notwendigkeit, eine entsprechende Ausbildung und Vorbereitung für das Pflegepersonal zu sichern wie auch pflegenden Angehörigen entsprechende Angebote zu eröffnen. Roff und Parker (2003) betonen, dass erweiterte spirituelle Kenntnisse und eine gute Ausbildung in diesem Bereich eine allgemein bessere Qualität der Pflege von Menschen mit Demenz ermöglichen.

13.8 Studie zum Commitment von Pflegekräften hinsichtlich religiös-spiritueller Unterstützungsangebote in der Pflege

13.8.1 Ziel und Fragestellung der eigenen Untersuchung

Wie der bisherige Forschungsstand zeigt, ist es von hoher Bedeutung, im Rahmen der Pflege auch spirituelle und religiöse Bedürfnisse der pflegebedürf-

tigen Personen zu berücksichtigen, als Gesprächspartner zur Verfügung zu stehen, religiös-spirituelle Unterstützungsangebote an Klienten zu kommunizieren wie auch entsprechende Begegnungen zu arrangieren.

Immer häufiger stellt sich in diesem Zusammenhang jedoch die Frage, inwieweit die Pflegekräfte tatsächlich auf die an sie gestellten Anforderungen hinsichtlich einer religiös-spirituellen Betreuung ihrer Klienten vorbereitet sind. Dies gilt ebenso für das notwendige Know-how von inhaltlicher und methodischer Seite wie auch insbesondere für ihre innere Überzeugung, dieser speziellen Aufgabenstellung nachzukommen. Die spirituelle und religiöse Begleitung stellt für Menschen in Pflegeheimen eine zentrale Ressource in Krankheit und Alter dar. Entsprechend häufig thematisieren sie selbst in ihren Gesprächen religiöse, spirituelle und existenzielle Inhalte und fordern Antworten ein (z. B. „Gibt es ein Leben nach dem Tod?", „Ich möchte mit Jesus sprechen!", „Ich habe Engel gesehen!"). Andererseits jedoch belegen verschiedene Studien, dass Pflegekräfte spirituell-religiöse Sachverhalte vermehrt an andere Berufsgruppen abzugeben versuchen und eher scheu über eigene diesbezügliche Bedürfnisse sprechen. Zugleich jedoch weiß man, dass pflegebedürftige Menschen spirituell-religiöse Inhalte auch gerne mit der Pflegekraft thematisieren würden und nicht unbedingt nur mit dem Seelsorger (Baldacchino 2006; Maschewsky-Schneider und Hey 2011; von Dach und Osterbrink 2013).

Bezug nehmend auf den förderlichen Einfluss einer religiös-spirituellen Betreuung wie auch den Wunsch nach spirituell-religiöser Begleitung seitens der Erkrankten oder auch ihrer Angehörigen untersucht die vorliegende Studie, inwieweit Pflegekräfte aus subjektiver Sicht die Notwendigkeit und Bedeutung dieses impliziten Auftrags erkennen und daher ein entsprechendes Commitment gegenüber dieser Herausforderung angeben. Man nimmt an, dass, je höher das eigene Bewusstsein für das Spirituelle und Religiöse in der Pflege ausgeprägt ist, diese Aspekte umso mehr in das Pflegegeschehen einbezogen werden (von Dach und Osterbrink 2013; Mauk und Schmidt 2004). Als diesbezüglich wichtige Variable wird eine persönliche religiöse und/oder spirituelle Glaubenshaltung des Pflegepersonals angenommen, da die Kongruenz zwischen eigener Überzeugung und implizitem bzw. institutionellem Handlungsauftrag ein entsprechendes Commitment positiv beeinflussen sollte (Molzahn und Sheilds 2008; Baldacchino 2006; Messikomer und De Craemer 2002; Taylor 2002). Darüber hinaus liegt der Fokus der hier vorgestellten Untersuchung auf einer Identifizierung weiterer Einflussfaktoren, die sich prägend auf die Bereitschaft des Pflegepersonals, ihrem religiösen und spirituellen Auftrag nachzukommen, auswirken. Bezug nehmend auf die sozialpsychologische Theorie des geplanten Verhaltens (Ajzen 1991) werden als diesbezüglich relevante Motivationsfaktoren vor allem persönliche Einstellungen gegenüber dem geforderten Verhalten, subjektive Normenüberzeugungen sowie die subjektiv wahrgenommene Verhaltenskontrolle der Pflegekräfte vermutet. Persönliche Einstellungen einer Pflegekraft konstituieren sich dabei ebenso aus der von ihr subjektiv eingeschätzten Wahrscheinlichkeit, dass religiöse und spirituelle Betreuungsversuche ihrerseits positive Auswirkungen für die Klienten implizieren, wie auch der von ihr diesbezüglich beigemessene Wert. Die subjektive Norm meint das Bewusstsein der Pflegekräfte um ihren spirituell-religiösen Auftrag, einhergehend mit der subjektiven Bereitschaft, diesbezüglich einzuwilligen. Die wahrgenommene Verhaltenskontrolle schließlich beschreibt die erwartete Mühelosigkeit der Pflegekraft, die religiös-spirituelle Begleitung ihrer Klienten zu gewährleisten. Diesbezüglich wäre zu vermuten, dass es Pflegekräften als religionspädagogisch nichtprofessionalisiertes Personal möglicherweise mitunter schwerfällt, über religiöse und spirituelle Themen mit fremden, oftmals geistig verwirrten Personen zu sprechen.

Die Studie möchte somit nicht nur die Gültigkeit dieser Zusammenhänge prüfen, sondern aufbauend darauf evaluieren, inwieweit die für ein Commitment als relevant spezifizierten Einflussfaktoren bei den Pflegekräften tatsächlich handlungsförderlich ausgeprägt sind. Ziel ist es, mit Blick auf Interventionsmaßnahmen für eine Optimierung der religiös-spirituellen Versorgung von Pflegeheimbewohnern wie auch zur Verbesserung von Bereitschaft und Commitment der Pflegekraft im Sinne eines Anstoßes intrinsischer Motivationsprozesse relevante Handlungsbedarfe abzuschätzen.

13.8.2 Methodische Grundlagen

Beschreibung der Stichprobe Da Einstellungen und Haltungen von Pflegekräften hinsichtlich ihres impliziten Auftrags der spirituellen und religiösen Begleitung ihrer Klienten neben persönlichen Faktoren auch maßgeblich durch Klima, Leitbild und Voraussetzungen der jeweiligen Pflegeeinrichtung bestimmt werden, sollte die Befragung breit gefächert angelegt und so eine möglichst große Zahl an unterschiedlichen Pflegeeinrichtungen einschließen. Ausgehend von dieser Zielsetzung konnten 104 Pflegekräfte aus insgesamt 21 verschiedenen Einrichtungen rekrutiert werden. Diese setzen sich aus sieben Einrichtungen mit konfessionellem Träger (33,3 %), fünf freigemeinnützigen Einrichtungen mit nichtkonfessionellem Träger (23,8 %) und neun Einrichtungen mit öffentlichem Träger (42,9 %) zusammen. Die Stichprobe selbst umfasste 76 Frauen (73,1 %) und 28 Männer (26,9 %). Die Berufserfahrung der Befragten streut zwischen sechs und 34 Jahren mit einem Durchschnitt von $M = 19{,}9$ Jahren ($SD = 7{,}6$ Jahre).

Untersuchungsinstrument Zur empirischen Untersuchung der explizierten Forschungsfragen wurde ein standardisierter Fragebogen entwickelt. Dieser behandelt in drei großen Themenblöcken die oben stehend explizierten Konstrukte, die jeweils über Itemlisten unterschiedlicher Längen abgefragt und im Rahmen statistischer Analysen faktorenanalytisch zusammengefasst wurden. Da bislang kaum Untersuchungen zu subjektiven Wahrnehmungen und Commitment hinsichtlich des spirituell-religiösen Begleitungsauftrags von Krankenpflegern vorliegen, mussten die verwendeten Skalen durchweg neu konzipiert werden. Die Bearbeitung sämtlicher Items erfolgte anhand einer sechsstufigen Likert-Skala mit den Polen „trifft überhaupt nicht zu" (1) bis „trifft voll und ganz zu" (6).

Einstellungen gegenüber dem religiös-spirituellen Auftrag: Bezug nehmend auf die Theorie des geplanten Verhaltens (Ajzen 1991) konstituieren sich persönliche Einstellungen aus Konsequenzerwartungen, die mit dem relevanten Verhalten verbunden sind, sowie dem subjektiven Wert, der diesen Handlungskonsequenzen beigemessen wird. In diesem Zusammenhang erhoben acht Items Wahrnehmungen und

Einschätzungen von Spiritualität und Religiosität als Bewältigungs- und Lebensressourcen (z. B. *Der Glaube an Gott hilft, krisenhafte Zustände im Leben leichter zu bewältigen*; Cronbachs α = .85). Weitere 21 Items untersuchten von Pflegekräften wahrgenommene Auswirkungen und Konsequenzen religiös-spiritueller Angebote für Demenzkranke. Diesbezüglich konnte eine dreidimensionale Faktorenstruktur aufgedeckt werden. Sieben Items bildeten eine Subskala zur subjektiv wahrgenommenen Bedeutung religiös-spiritueller Begleitungsangebote für Demenzkranke (z. B. *Ich denke, dass Gespräche über Gott und Glaube für Demenzkranke wichtige Bezugspunkte darstellen*; Cronbachs α = .74). Die beiden anderen Subskalen bezogen sich auf von Pflegekräften wahrgenommene Auswirkungen religiös-spiritueller Angebote auf das Verhalten von Demenzpatienten. Neun Items thematisierten diesbezüglich Auswirkungen auf die soziale Einbindung der Klienten (z. B. *Religiös-spirituelle Gruppenerfahrungen wirken sich positiv auf das Interaktionsverhalten von Demenzkranken aus*). Die übrigen fünf Items betrafen subjektiv wahrgenommene Auswirkungen auf alltagspraktische Fähigkeiten der Demenzpatienten (z. B. *Religiös-spirituelle Aktivitäten wirken sich positiv auf das Erinnerungsvermögen von Demenzkranken aus*; Cronbachs α = .72).

Subjektive Norm hinsichtlich des religiös-spirituellen Auftrags: Dieser zweite Themenkomplex betraf das Wissen der Pflegekräfte um ihren impliziten Auftrag der spirituell-religiösen Begleitung von Demenzpatienten wie auch ihre diesbezügliche Einwilligungsmotivation. Sechs Items thematisierten die Frage, wie präsent und bewusst den Pflegekräften ihr religiös-spiritueller Auftrag im Alltagshandeln tatsächlich ist (z. B. *In meiner täglichen Routine ist mir mein religiös-spiritueller Auftrag eher unbewusst*; Cronbachs α = .64). Weitere fünf Items maßen die Bereitschaft der Pflegekräfte, diesem Auftrag nachzukommen (z. B. *Ich sehe meine Aufgaben primär in meinen pflegerischen Tätigkeiten*; Cronbachs α = .77).

Wahrgenommene Verhaltenskontrolle des religiös-spirituellen Auftrags: Die erwartete Mühelosigkeit, mit der eine Pflegekraft ihren spirituell-religiösen Auftrag gegenüber ihren Klienten aus subjektiver Sicht zu realisieren vermag, wurde als multidimensionales Konstrukt mit mehreren Skalen untersucht. Fünf Items betrafen die Frage, inwiefern

die Pflegekräfte mit Blick auf ihren religiös-spirituellen Auftrag während ihrer Ausbildung selbst an religiös-spirituellen Angeboten teilgenommen hatten (z. B. *Ich habe während meiner Ausbildung Angebote zur spirituell-religiösen Fortbildung wahrgenommen*; Cronbachs α = .85). Zwei Einzelitems, die dem SpREUK-Fragebogen (Büssing et al. 2005) entnommen wurden, dienten zur Selbsteinschätzung der Pflegekräfte hinsichtlich ihrer religiösen und spirituellen Überzeugung (*Ich empfinde mich als religiösen Menschen* bzw. *Ich empfinde mich als spirituellen Menschen*). Insgesamt 15 Items fragten mit Blick auf den religiös-spirituellen Auftrag der Pflegekräfte nach ihrem subjektiven Befinden in Anbetracht dieser Aufgabenstellung. In diesem Zusammenhang wurde eine zweidimensionale Faktorenstruktur expliziert. Neun Items thematisierten diesbezüglich das Ausmaß, zu dem sich eine Pflegekraft zu diesen Aufgaben vorbereitet fühlt, wobei hier vorwiegend relevantes Wissen und Kompetenzen im Vordergrund standen (z. B. *Ich denke, dass ich gut in der Lage bin, mich auf religiöse bzw. spirituelle Bedürfnisse meiner Klienten einzulassen*; Cronbachs α = .84). Die übrigen sechs Items bezogen sich demgegenüber auf das Ausmaß an Zugewandtheit vs. Scheu in Anbetracht einer Konfrontation mit spirituell-religiösen Themenstellungen (z. B. *Ich verspüre eine Scheu, mit anderen Menschen über religiöse bzw. spirituelle Themen sprechen zu müssen*; Cronbachs α = .72).

Unterstützungsbedarf seitens Pflegekräfte: Fünf Items erhoben zusätzlich, welche Unterstützungsbedarfe bei Pflegekräften hinsichtlich ihres religiös-spirituellen Auftrags konkret formuliert werden (z. B. *Ich wünsche mir Hilfsmaterialien zur Gestaltung religiös-spiritueller Angebote*). Da diese Informationen unmittelbar qualitativ zur Ableitung möglicher Interventionsmaßnahmen nutzbar gemacht werden können, wurde auf eine faktorenanalytische Dimensionsreduktion verzichtet.

Häufigkeit der Konfrontation mit spirituell-religiösen Themen: Ein Einzelitem fragte danach, wie häufig die Pflegepersonen mit religiös-spirituellen Bedürfnissen ihrer Klienten konfrontiert werden. Auf diese Weise sollte der seitens der Pflegekraft subjektiv wahrgenommene Bedarf an spirituell-religiöser Unterstützung Demenzkranker aufgedeckt werden. Die Skalierung des Items erfolgte sechsstufig mit den Polen „überhaupt nicht" (1) bis „sehr häufig" (6).

Commitment der Pflegekräfte hinsichtlich ihres religiös-spirituellen Auftrags: Als abhängige Variable der Untersuchung diente die Fragestellung, inwiefern die Pflegekräfte ein Commitment gegenüber ihrem religiös-spirituellen Auftrag angeben. Fünf Items, die faktorenanalytisch zu einem gemeinsamen Generalfaktor zusammengefasst werden konnten, erhoben jeweils konkrete religiös-spirituelle Handlungsfelder und fragten diesbezüglich nach der Bereitschaft der Pflegenden, sich darauf einzulassen (z. B. *Bei Bedarf singe ich mit meinen Klienten religiöse Lieder*; Cronbachs α = .70).

13.8.3 Ergebnisse

Die Überprüfung der explizierten Forschungsfragen erfolgte überwiegend auf Basis regressionsanalytischer Untersuchungen. Darüber hinaus wurden im Rahmen deskriptiver Analysen die wichtigsten statistischen Kennwerte der einzelnen Konstrukte wie auch Häufigkeitsverteilungen angegeben.

Hinsichtlich der Fragestellung, wie häufig sich Pflegekräfte mit religiös-spirituellen Bedürfnissen ihrer pflegebedürftigen Personen konfrontiert sehen, wird ein deutlicher Bedarf seitens der Pflegekräfte deutlich. So geben insgesamt 46,2 % der Pflegekräfte ($N = 48$) an, sehr häufig (13,5 %, $N = 14$) oder häufig (32,7 %, $N = 34$) mit entsprechenden Bedürfnissen konfrontiert zu sein. Weitere 28 Personen (26,9 %) geben an, gelegentlich mit spirituell-religiösen Belangen ihrer Klienten in Berührung zu kommen. 19,2 % der Befragten ($N = 20$) geben an, dass diese Interaktionen selten vorkommen. Nur zwei Personen (1,9 %) geben an, dass sie nie mit spirituell-religiösen Bedürfnissen ihrer Klienten konfrontiert worden wären, weitere sechs Personen (5,8 %) nur sehr selten. Insgesamt jedoch wird in den Wahrnehmungen des Pflegepersonals eine hohe Nachfrage seitens der pflegebedürftigen Personen deutlich.

In diesem Zusammenhang wurde in einem nächsten Schritt geprüft, welche Einflussfaktoren das diesbezügliche Commitment und die Handlungsbereitschaft des Pflegepersonals stärken und insofern positiv beeinflussen können. Bezug nehmend auf

das angenommene Wirkmodell, das diesbezüglich Einflüsse durch persönliche Einstellungen, subjektive Normen und der wahrgenommenen Verhaltenskontrolle religiös-spiritueller Aktivitäten vermutet (Ajzen 1991), wurde eine multiple Regressionsanalyse gerechnet. Als Kriteriumsvariable wurde die Commitment-Skala zugrunde gelegt, die die spirituell-religiöse Handlungsbereitschaft der Pflegenden erfasst. Als Prädiktorvariablen wurden sämtliche Skalen einbezogen, die zur Operationalisierung der vermuteten Einflussfaktoren herangezogen wurden. Basierend auf einer schrittweisen Variablenselektion konnten sechs der insgesamt elf Prädiktorvariablen mit signifikanten Erklärungsbeiträgen in das Regressionsmodell aufgenommen werden (siehe ◘ Tab. 13.1). Die Varianzaufklärung dieser Modellspezifikation liegt bei $R^2_{\text{korr}} = .74$ und erweist sich sowohl als statistisch wie auch praktisch höchst bedeutsam ($F(6,97) = 50,75$, $p < .01$, $f^2 = 2,89$). Dabei sind modellkonform alle drei Einflussfaktoren des Wirkmodells durch Prädiktorvariablen vertreten. Bezug nehmend auf den Einfluss persönlicher Einstellungen gegenüber dem spirituell-religiösen Auftrag leisten sowohl die subjektiv wahrgenommene Bedeutung religiös-spiritueller Begleitungsangebote für Demenzkranke als auch diesbezüglich wahrgenommene Auswirkungen auf alltagspraktische Fähigkeiten der Pflegebedürftigen jeweils signifikante Beiträge zur Erklärung des Commitments auf Seiten der Pflegekraft. Die subjektive Norm hinsichtlich des impliziten religiös-spirituellen Auftrags wurde als zweidimensionales Konstrukt operationalisiert, das einerseits die alltägliche Präsenz und Bewusstheit um den spirituell-religiösen Auftrag seitens der Pflegekraft misst wie auch ihre Einwilligungsmotivation, diesem Auftrag nachzukommen. Beide Dimensionen weisen entsprechend auch im vorliegenden Regressionsmodell signifikante Erklärungsbeiträge auf. Im Rahmen der wahrgenommenen Verhaltenskontrolle hinsichtlich des religiös-spirituellen Auftrags erweist sich die subjektiv empfundene Zugewandtheit bzw. Scheu der Pflegekräfte, religiös-spirituelle Aktivitäten zu initiieren bzw. auszuüben, als relevante Erklärungsvariable. Dies gilt auch für die Selbstwahrnehmung der Pflegekraft als spiritueller Mensch (siehe Tab. 13.1).

Die fehlende Aufnahme der übrigen fünf Prädiktorvariablen in das Regressionsmodell lässt sich

◻ Tab. 13.1 Multiple Regressionsanalyse zur Vorhersage des Commitments von Pflegekräften angesichts ihres spirituell-religiösen Betreuungsauftrags

	B	SE (B)	β	T	P
Kriterium: Commitment der Pflegekräfte hinsichtlich ihres religiös-spirituellen Auftrags					
Einstellung – RS als Ressource			.12	1.55	.125
Einstellung – Bedeutung RS-Betreuung für Demenzkranke	.20	.10	.17	2.08	.040
Einstellung – Wirkung RS-Betreuung auf soziale Einbindung			.07	0.82	.412
Einstellung – Wirkung RS-Betreuung auf alltagsprakt. Fähigkeiten	.18	.10	.15	1.98	.049
Subj. Norm – Bewusstheit um RS-Auftrag	.46	.09	.33	5.22	.000
Subj. Norm – Einwilligungsmotivation	.19	.09	.14	2.06	.042
Verh.-Kontrolle – Teilnahme an RS-Angeboten in Ausbildung			.02	0.31	.760
Verh.-Kontrolle – Selbsteinschätzung als religiöser Mensch			.10	1.23	.223
Verh.-Kontrolle – Selbsteinschätzung als spiritueller Mensch	.18	.09	.16	2.00	.047
Verh.-Kontrolle – Gefühl der Vorbereitung auf RS-Auftrag			.04	0.50	.622
Verh.-Kontrolle – Zugewandtheit zu RS-Auftrag	.21	.09	.17	2.35	.021

durch starke Multikollinearitätsprobleme zwischen den unabhängigen Variablen erklären. So liegt die Toleranz der ausgeschlossenen Variablen durchwegs zwischen .36 und .41, was entsprechend anzeigt, dass diese zu 59 bis 64 % durch jeweils andere Prädiktorvariablen erklärt werden und somit in ihrem eigenständigen Erklärungsbeitrag ersetzbar sind.

Ausgehend von einer Spezifikation der relevanten Einflussgrößen für ein positives Commitment der Pflegekräfte gegenüber ihrem religiös-spirituellen Auftrag sollen nunmehr die deskriptiven Statistiken und Häufigkeitsverteilungen dieser Einflussgrößen betrachtet werden. Ziel ist es hierbei zu prüfen, inwieweit relevante Prädiktorvariablen in der Stichprobe handlungsförderlich ausgeprägt sind bzw. Handlungs- und Interventionsbedarf als konkrete Ansatzpunkte zur Stärkung des Commitments aufweisen. Da die bereits spezifizierten Multikollinearitätsprobleme zwischen sämtlichen herangezogenen Prädiktorvariablen ebenso auch auf eine wichtige Bedeutung jener Variablen verweisen, die nicht mehr in das Regressionsmodell aufgenommen wurden, werden nachfolgend sämtliche Prädiktorvariablen berücksichtigt.

Beginnend mit der Kriteriumsvariable, die die Handlungsbereitschaft bzw. das Commitment der Pflegekräfte zu ihrem religiös-spirituellen Begleitungsauftrag untersuchte, wird eine mittlere Handlungsbereitschaft von $M = 4,00$ ($SD = 1,59$) deutlich, die eine diesbezüglich eher bejahende Haltung anzeigt. Aufgeschlüsselt nach dem Ausmaß der spezifischen Zustimmung zeigt sich bei 42,3 % ($N = 44$) der Befragten eine hohes Commitment (trifft voll und ganz zu: 17,3 %; trifft zu: 25 %), bei weiteren 23,1 % ($N = 24$) eine immerhin noch tendenzielle Zustimmung. Andererseits jedoch äußern sich auch 34,6 % der Befragten ($N = 36$) hinsichtlich ihrer spirituell-religiösen Handlungsbereitschaft als eher kritisch. Wenngleich knapp 66 % der Befragten eine eher positive Bereitschaft aufweisen, deutet das verbleibende Drittel einen wichtigen Interventions- und Handlungsbedarf an (siehe ◻ Abb. 13.1).

In einem ersten Schritt sollen Interventionsspielräume für ein verbessertes Commitment der Pflegekräfte hinsichtlich ihres impliziten religiös-spirituellen Auftrags im Zuge ihrer *wahrgenommenen Verhaltenskontrolle* untersucht werden. Bezug nehmend auf die erwartete Mühelosigkeit, mit der sie ihrem religiös-spirituellen Auftrag nachzukommen vermögen, konnte sich das subjektive Ausmaß an Zugewandtheit zu dieser Aufgabe als signifikanter Prädiktor im Regressionsmodell qua-

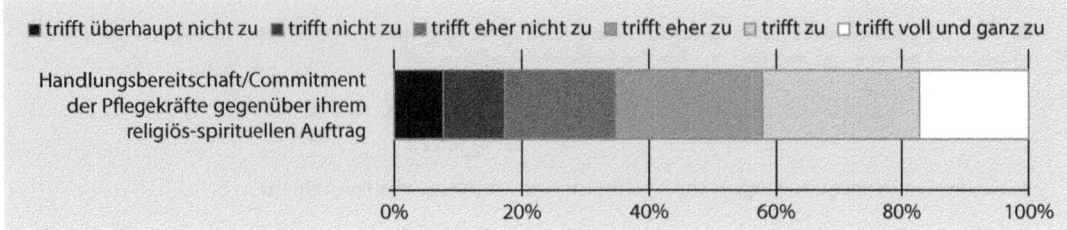

■ **Abb. 13.1** Häufigkeitsverteilung der Handlungsbereitschaft/des Commitments der Pflegekräfte

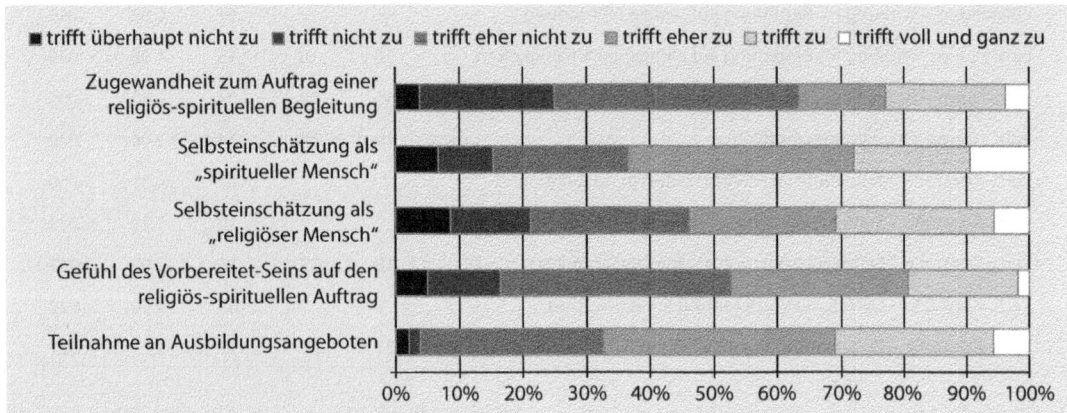

■ **Abb. 13.2** Häufigkeitsverteilung der Prädiktorvariablen zur wahrgenommenen Verhaltenskontrolle

lifizieren. Eine Betrachtung der vorgefundenen Ausprägungen dieses Faktors zeigt jedoch, dass das mittlere Ausmaß an subjektiv empfundener Zugewandtheit zu dieser Aufgabe mit einem Wert von $M = 3{,}3$ ($SD = 1{,}2$) eher als „nicht zutreffend" einzustufen ist und somit eine tendenzielle Scheu der Pflegekräfte zu erkennen gibt, sich den religiös-spirituellen Bedürfnissen ihrer Klienten anzunehmen. Im Rahmen der Häufigkeitsverteilung wird entsprechend deutlich, dass nur 23 % der Befragten ($N = 24$) eine Zugewandtheit als „voll und ganz zutreffend" (3,8 %, $N = 4$) bzw. „zutreffend" (19,2 %, $N = 20$) bejahen. Immerhin 13,5 % ($N = 14$) geben an, dass eine Zugewandtheit ihrerseits „eher zutreffend" ist. Demgegenüber jedoch nehmen 38,5 % der Befragten ($N = 40$) mit der Aussage „trifft eher nicht zu" eine tendenziell distanziertere Haltung ein. 26 Personen (25 %) geben direkt an, keine Zugewandtheit zu diesem Auftrag zu verspüren („trifft nicht zu": 21,2 % bzw. „trifft überhaupt nicht zu": 3,8 %; siehe ■ Abb. 13.2).

Ebenfalls einen signifikanten Erklärungsbeitrag zur Vorhersage einer religiös-spirituellen Handlungsbereitschaft leistet die Spiritualität einer Pflegekraft. Die mittlere Zustimmung von $M = 3{,}8$ ($SD = 1{,}3$) zur Selbsteinschätzung als spiritueller Mensch deutet darauf hin, dass sich die befragten Pflegekräfte im Mittel als „eher" spirituell einschätzen. Dennoch aber geben 15,2 % der Befragten ($N = 16$) an, dass eine solche Haltung für sie „überhaupt nicht" (6,7 %; $N = 7$) bzw. nicht (8,7 %; $N = 9$) zutreffe. Weitere 21,2 % ($N = 22$) lassen ebenfalls eine tendenziell negative Selbsteinschätzung hinsichtlich ihrer persönlichen Spiritualität erkennen („trifft eher nicht zu"). Wenngleich sich andererseits 27,9 % ($N = 29$) der Befragten als spirituelle Menschen (trifft voll und ganz zu: 9,6 %; trifft zu: 18,3 %) deklarieren, lässt auch dieser Einflussfaktor wichtige Interventionsspielräume erkennen (siehe ■ Abb. 13.2).

Die subjektive Einschätzung zur eigenen Religiosität lässt mit einer mittleren Ausprägung von $M = 3{,}6$ ($SD = 1{,}4$) eine tendenziell distanzierte Haltung erkennen (Skalenwert 3: „trifft eher nicht zu"; Skalenwert 4: „trifft eher zu"). So erklären 21,2 % der Befragten ($N = 21$), dass sie sich selbst als „über-

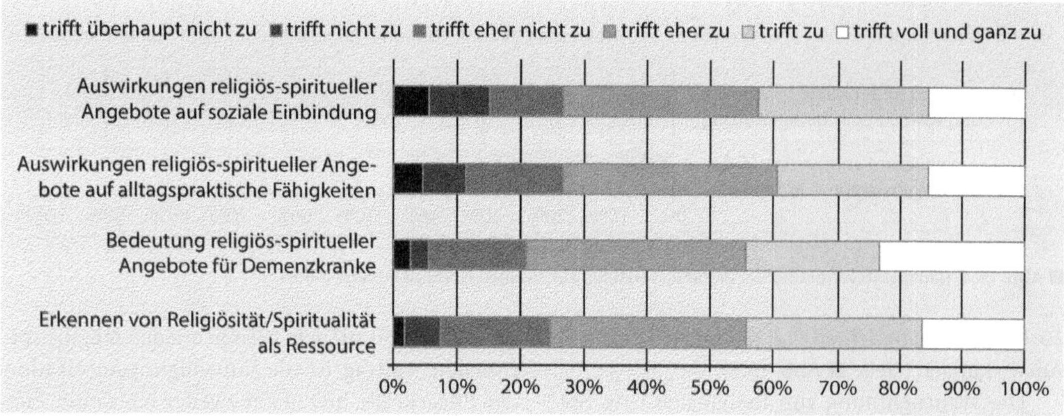

Abb. 13.3 Häufigkeitsverteilung der Prädiktorvariablen zur persönlichen Einstellung gegenüber dem religiös-spirituellen Auftrag

haupt nicht" (8,7 %; $N=9$) bzw. „nicht" (12,5 %; $N=13$) religiös beschreiben würden. Weitere 25 % ($N=26$) lassen ebenfalls eine tendenziell negative Selbsteinschätzung hinsichtlich ihrer persönlichen Religiosität erkennen („trifft eher nicht zu"; siehe Abb. 13.2).

Auch deuten die Daten darauf hin, dass sich die Befragten tendenziell nicht ausreichend auf ihren religiös-spirituellen Auftrag vorbereitet fühlen ($M=3{,}5$; $SD=1{,}1$). So stimmen nur 1,9 % der Befragten ($N=2$) einem Gefühl des Vorbereitetseins „voll und ganz" zu. Weitere 18 Befragte (17,3 %) fühlen sich immerhin als „zutreffend" vorbereitet, 29 Personen (27,9 %) als „eher" vorbereitet. Ausgehend von der Tatsache jedoch, dass über die Hälfte der Befragten (52,8 %) hinsichtlich ihres relevanten Wissens und ihrer Kompetenzen für eine religiös-spirituelle Begleitung eine verneinende Haltung einnimmt, ist hier ein dringender Handlungsbedarf notwendig (siehe Abb. 13.2).

Die Beteiligungsrate der Pflegekräfte an religiös-spirituellen Angeboten während ihrer Ausbildungszeit lässt sich mit einer mittleren Beteiligung von $M=4{,}00$ („trifft eher zu", $SD=1{,}05$) als eher positiv beschreiben. Nur vier Personen geben an, dass eine Beteiligung ihrerseits „überhaupt nicht" (1,9 %, $N=2$) bzw. „nicht" zutreffend war (1,9 %, $N=2$; siehe Abb. 13.2).

Hinsichtlich der persönlichen *Einstellungen* der Pflegekräfte zu ihrem impliziten religiös-spirituellen Auftrag konnten zwei Prädiktorvariablen zur Vorhersage ihrer Handlungsbereitschaft spezifiziert werden. Zum einen handelte es sich dabei um die von ihnen wahrgenommene Bedeutung religiös-spiritueller Begleitungsangebote für Demenzkranke. Ausgehend von einer mittleren Einschätzung von $M=4{,}38$ ($SD=1{,}2$) wird eine diesbezüglich positive Einschätzung der Pflegekräfte deutlich. Insgesamt 44,3 % der Befragten ($N=46$) stimmen dieser Bedeutung sehr nachdrücklich ($N=24$; 23,1 %) bzw. nachdrücklich ($N=22$; 21,2 %) zu. Weitere 34,6 % ($N=36$) erkennen eine tendenzielle Bedeutung. Lediglich 5,8 % ($N=6$) sehen für Demenzkranke keine Bedeutung in einer religiös-spirituellen Begleitung (siehe Abb. 13.3).

Ein ähnlich positives Bild zeigt sich auch für den zweiten signifikanten Modellprädiktor. Hierbei handelte es sich um die Einschätzungen der Pflegekräfte hinsichtlich möglicher Auswirkungen einer religiös-spirituellen Begleitung auf die alltagspraktischen Fähigkeiten ihrer Klienten. Diese bringen mit einer mittleren Ausprägung von $M=4{,}12$ ($SD=1{,}3$) eine tendenziell optimistische Haltung der Pflegekräfte zum Ausdruck, die sich in ganz ähnlicher Form auch hinsichtlich der sozialen Einbindung der Klienten gestaltet ($M=4{,}10$; $SD=1{,}4$). Bezug nehmend auf die alltagspraktischen Fähigkeiten der Demenzkranken erkennen 39,4 % der Befragten ($N=41$) sehr positive (15,4 %) bzw. positive (24,0 %) Implikationen, weitere 35 Personen (33,7 %) geben tendenziell positive Auswirkungen an. Hinsichtlich der sozialen Einbindung von Demenzkranken geben sogar 42,3 % der Pflegekräfte sehr positive (15,4 %) bzw. positive Auswirkungen (26,9 %) an.

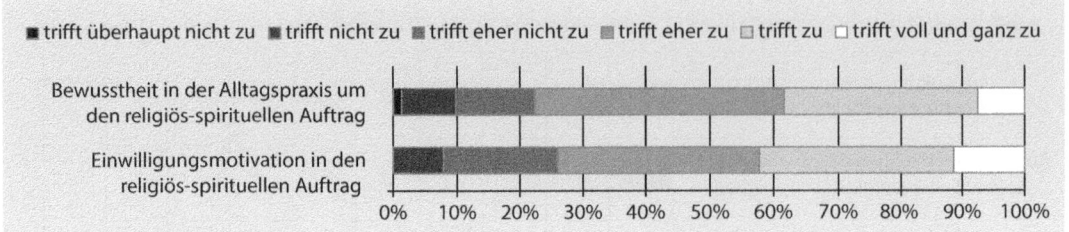

◘ Abb. 13.4 Häufigkeitsverteilung der Prädiktorvariablen zur sozialen Norm der Pflegekräfte

30,8 % ($N = 32$) berichten von tendenziell positiven Auswirkungen (siehe ◘ Abb. 13.3).

Die Wahrnehmung von Religiosität bzw. Spiritualität als wichtige Lebens- und Bewältigungsressource sollte ebenfalls die Einstellung der Pflegekräfte hinsichtlich ihrer religiös-spirituellen Handlungsbereitschaft positiv beeinflussen. Diesbezüglich konnte eine tendenzielle mittlere Zustimmung von $M = 4,26$ ($SD = 1,2$) gemessen werden. 75 % der Befragten ($N = 78$) zeigen hier positive Zustimmungswerte an (trifft voll und ganz zu: 16,3 %; trifft zu: 27,9 %; trifft eher zu: 30,8 %). Demgegenüber jedoch erkennen immerhin 7,7 % ($N = 8$) der Pflegekräfte keine Ressourcen in einer persönlich gelebten Spiritualität bzw. Religiosität. Weitere 17,3 % ($N = 18$) äußern sich diesbezüglich ebenfalls tendenziell negativ (siehe ◘ Abb. 13.3). Auch hierin könnten sich mögliche Interventionsspielräume abzeichnen.

Als dritte Prädiktorengruppe wurden die *subjektiven Normen* der Pflegekräfte hinsichtlich des religiös-spirituellen Auftrags untersucht. Die Bewusstheit der Pflegekräfte in der alltäglichen Arbeitsroutine um ihren impliziten religiös-spirituellen Auftrag erwies sich im Regressionsmodell als stärkster Prädiktor zur Vorhersage von Commitment bzw. Handlungsbereitschaft des Pflegepersonals hinsichtlich ihres religiös-spirituellen Auftrags. Mit einem Mittelwert von $M = 4,13$ ($SD = 1,1$) ist dieses Bewusstsein bei den Pflegekräften allerdings nur tendenziell vorhanden und zeigt mit Blick auf die Bedeutung dieses Prädiktors wichtige Interventionsspielräume auf. So geben 9,7 % ($N = 10$) der Pflegekräfte an, sich dieses Auftrag in ihrer Alltagspraxis nicht (8,7 %) bzw. sogar überhaupt nicht (1 %) bewusst zu sein. Weitere 12,5 % ($N = 13$) geben an, ihren religiös-spirituellen Auftrag im Alltag als „eher nicht" bewusst wahrzunehmen (siehe ◘ Abb. 13.4).

Aufbauend auf dem Wissen um den religiös-spirituellen Auftrag ist die Einwilligungsmotivation der Pflegekräfte hierzu ein zweiter relevanter Einflussfaktor in diesem Zusammenhang, der sich auf das Commitment der Pflegekräfte auswirkt. Auch hier lässt sich mit einem Mittelwert von $M = 4,20$ ($SD = 1,1$) eine zumindest tendenzielle Bereitschaft zur Einwilligung der Pflegekräfte in ihren religiös-spirituellen Auftrag erkennen. Dennoch aber geben 26 % der Befragten ($N = 27$) an, diese Motivation nicht (7,7 %) bzw. eher nicht (18,3 %) aufzubringen (siehe ◘ Abb. 13.4). Auch hier zeichnet sich ein möglicherweise relevanter Handlungsbedarf für eine Optimierung des Commitments der Pflegekräfte ab.

13.9 Schlussfolgerungen und Implikationen

Die dargestellten Befragungsergebnisse des Pflegepersonals hinsichtlich ihres Commitments zu einer auch religiös-spirituellen Begleitung von Demenzkranken decken sich weitgehend mit den Befunden aus internationalen Studien. So konnte auch in der vorliegenden deutschen Stichprobe gezeigt werden, dass sich Pflegekräfte relativ häufig mit religiös-spirituellen Bedürfnissen ihrer Klienten konfrontiert sehen und ein entsprechender Handlungsbedarf für sie ersichtlich wird. In diesem Zusammenhang wurde deutlich, dass der Ansatz einer spiritualitäts- und religiositätssensiblen Pflege aus Sicht des Pflegepersonals im Umgang mit dementen Menschen nicht nur fachlich wichtig erscheint und vielen auch vertraut ist, sondern auch mit einer tendenziell positiven Haltung sowie einer prinzipiell bejahenden Verhaltensbereitschaft verknüpft ist. Darin wird deutlich, dass eine religiös-spirituell untermauerte

Pflege für die Pflegekräfte nicht nur als akzeptabel wahrgenommen wird, sondern auch ein diesbezüglich aktives Commitment nach sich ziehen kann. Die Einbeziehung der sozialpsychologischen Theorie des geplanten Verhaltens von Ajzen (1991) hat sich hierbei als geeignet erwiesen, die persönlichen Einstellungen einer Pflegekraft und ihre relevanten Motivationsfaktoren zu erfassen und zu belegen. So konnten wichtige Prädiktorvariablen als Ansatzpunkte zur Stärkung des Commitments für eine religiös-spirituelle Begleitung aufgedeckt werden. Diese eröffnen wichtige Handlungs- und Interventionsmöglichkeiten zur weiteren Stärkung und Unterstützung der Pflegekräfte hinsichtlich dieses impliziten Auftrags. Auch mit Blick auf eine mögliche Institutionalisierung und Formalisierung dieses Auftrags wurde deutlich, dass die Pflegekräfte diesem erweiterten Aufgabenfeld prinzipiell offen gegenüberstehen, die Bedeutung einer spirituell-religiösen Begleitung für Menschen mit Demenz erkennen und daher bereit sind, eine solche Maßnahme mitzutragen.

Konkret wurde deutlich, dass sich eine persönliche religiöse und/oder spirituelle Glaubenshaltung des Pflegepersonals positiv auf die Wahrnehmungssensibilität von spirituellen und religiösen Inhalten und die empfundene Mühelosigkeit, spirituell-religiöse Arbeitsmethoden einzusetzen, auswirkt. Zugleich jedoch wird in diesem Zusammenhang eine mangelnde Vorbereitung auf eine spirituell-religiöse Begleitung angemahnt, die sich u. a. in einer gewissen Scheu ausdrückt, entsprechende Angebote zu initiieren, und somit das eigentlich vorhandene Commitment negativ beeinflusst. Ebenfalls zeigt sich, dass die subjektive Norm hinsichtlich des impliziten religiös-spirituellen Auftrags den Pflegekräften in ihrer alltäglichen Routine sowohl präsent ist, als auch positive Befürwortung findet. Diese Bewusstheit der Pflegekräfte hinsichtlich ihres impliziten Auftrags einer religiös-spirituellen Begleitung erwies sich im Regressionsmodell als stärkster Verhaltensprädiktor. Darüber hinaus konnten weitere wichtige Motivationsfaktoren aufgezeigt werden. Diese betreffen die subjektive Wahrnehmung von Religiosität bzw. Spiritualität als wichtige Lebens- und Bewältigungsressource wie auch das Erkennen der Bedeutung religiös-spiritueller Begleitungsangebote für Demenzkranke.

Zusammenfassend eröffnen die Befunde eine sehr optimistische Perspektive zur Etablierung einer umfassenden Pflegekultur mit religiös-spirituellen Elementen durch Pflegekräfte. Wie die Daten zeigen, besteht eine prinzipiell positive und optimistische Grundhaltung der Pflegekräfte hinsichtlich einer religiös-spirituellen Betreuung. So muss nicht etwa an der Motivationsbasis der Handelnden angesetzt werden, sondern vielmehr an der praktischen Vermittlung während ihrer Ausbildung sowie einer aktiven Förderung im Zuge der Unternehmenskultur. Was fehlt, ist nicht die persönliche Bereitschaft bzw. die Bewusstheit der Pflegenden um die Bedeutung von Religiosität und Spiritualität als Ressource für Menschen mit Demenz. Vielmehr gilt es, das implizite Auftragsbewusstsein stärker zu formalisieren, gesetzlich zu verankern, konsequent in der Ausbildung zu vertreten und im Rahmen dessen auch Methoden und Konzeptionen zur religiös-spirituellen Betreuung zu vermitteln. Durch eine so fundierte Kompetenzvermittlung können nicht nur Einwilligungsmotivation und Bewusstheit der Pflegekräfte weiter gestärkt, sondern vor allem auch mögliche Scheubarrieren überwunden werden.

Literatur

Acton GJ, Miller EW (2003) Spirituality in caregivers of family members with dementia. Journal of Holistic Nursing 21(2):117–130

Agency for Health Care Research and Quality (2010) Alzheimer's Disease and Cognitive Decline. www.ahrq.gov

Ajzen I (1991) The theory of planned behavior. Organizational Behavior and Human Decision Processes 50:179–211

Albert MS, DeKosky ST, Dickson D, Dubois B, Feldman HH, Fox N et al (2011) The diagnosis of mild cognitive impairment due to Alzheimer's disease: Recommendations from the National Institute on Aging – Alzheimer's Association workgroups on m diagnostic guidelines for Alzheimer's disease. Alzheimers Dement 7(3):270–279

Alzheimer's Association (2007) Alzheimer's disease facts and figures. http://www.alz.org/national/documents/Report 2007FactsAnd Figures.pdf

Alzheimer's Association (2014) Alzheimer's disease facts and figures. Alzheimer's & Dementia 10(2): 135–270, e27–e92

American Psychiatric Association (2000) Diagnostic and statistical manual of mental disorders. American Psychiatric Association, Arlington, VA

Baldacchino DR (2006) Nursing competencies for spiritual care. Journal of Clinical Nursing 15(7):885–896

Baldacchino DR (2011) Teaching spiritual care: The perceived impact on qualified nurses. Nurse Education in Practice 11:47–53

Bell V, Troxel D (2001) Spirituality and the person with dementia: A view from the field. Alzheimer's Care Quarterly 2(2):31–45

Belschner W, Krischke N (2005) Transpersonales Vertrauen. Manual. LIT, Münster

Beuscher L, Grando VT (2009) Using spirituality to cope with early-stage Alzheimer's disease. Western Journal of Nursing Research 31:583–98

Bharucha AJ, Pandav R, Shen C, Dodge HH, Ganguli M (2004) Predictors of nursing facility admission: A 12-year epidemiological study in the United States. Journal of the American Geriatrics Society 52(3):434–439

Blanchflower D, Oswald A (2008) Is well-being u-shaped over the life cycle? Social Science & Medicine 66(8):1733–1749

Bond J (1999) Quality of life for people with dementia: Approaches to the challenge of measurement. Aging and Society 1(9):561–579

Borg C, Fagerström C, Balducci C, Burholt V, Ferring D, Weber G, Wenger C, Holst G, Hallberg I (2008) Life satisfaction in 6 European countries: the relationship to health, self-esteem, and social and financial resources among people (aged 65–89) with reduced functional capacity. Geriatric Nursing 29(1):48–57

Bourgeois MS (2002) The challenge of communicating with persons with dementia. Alzheimer's Care Quarterly 3(2):132–144

Brennan M, Heiser D (2005) Introduction: Spiritual assessment and intervention: Current directions and applications. Journal of Religion, Spirituality & Aging 17(1–2):1–20

Brodsky A (2000) The role of religion in the lives of resilient, urban, African American, single mothers. Journal of Community Psychology 28(2):199–219

Büssing A, Kohls N (2011) Spiritualität transdisziplinär: wissenschaftliche Grundlagen im Zusammenhang mit Gesundheit und Krankheit. Springer, Berlin, Heidelberg

Büssing A, Ostermann T, Matthiessen PF (2005) Role of religion and spirituality in medical patients: confirmatory results with the SpREUK questionnaire. Health Quality Life Outcomes 3(10):1–10

Calvo A, Moglia C, Ilardi A, Cammarosano S, Gallo S, Canosa A et al (2011) Religiousness is positively associated with quality of life of ALS caregivers. Amyotrophic Lateral Sclerosis 12(3):168–171

Carr TJ, Hicks-Moore S, Montgomery P (2011) What's so big about the „little things": A phenomenological inquiry into the meaning of spiritual care in dementia. Dementia 10(3):399–414

Cecchin ML (2001) Reconsidering the role of being a daughter of a mother with dementia. Journal of Family Studies 7(1):101–107

Chibnall JT, Duckro PN (2000) Does exposure to issues of spirituality predict medical students' attitudes toward spirituality in medicine? Academic Medicine 75:661

Choi G, Tirrito T, Mills F (2008) Caregiver's Spirituality and Its Influence on Maintaining the Elderly and Disabled in a Home Environment. Journal of Gerontological Social Work 51(3/4):247–259

Cipriani G, Dolciotti C, Picchi L, Bonuccelli U (2011) Alzheimer and his disease: a brief history. Neurological Sciences 32(2):275–279

Clarke J (2009) A critical view of how nursing has defined spirituality. Journal of Clinical Nursing 18(12):1666–1673

Collins WL, Bowland S (2012) Spiritual Practices for Caregivers and Care Receivers. Journal of Religion, Spirituality & Aging 24(3):235–248

Conley V, Burman ME (2011) Informational needs of caregivers of terminally ill patients in a rural state. Virginia Henderson International Nursing Library. http://hdl.handle.net/10755/169169

von Dach C, Osterbrink J (2013) Spiritualität der Pflege. Spiritual Care 2(3):21–30

Dein S (2005) Working with a patient who is in denial. *European. Journal of Palliative Care* 12(6):251–253

Dilling H, Mombour W, Schmidt MH (Hrsg) (2010) Internationale Klassifikation psychischer Störungen. ICD-10 Kapitel V (F), Klinisch-diagnostische Leitlinien. Verlag Hans Huber, Bern

Doherty D (2006) Spirituality and dementia. Spirituality and Health International, 7(4):203–210

Duffy B, Oyebode JR, Allen J (2009) Burnout among care staff for older adults with dementia. Dementia 8:515–541

Ehrhardt T, Hampel H, Hegerl U, Möller H-J (1998) Das Verhaltenstherapeutische Kompetenztraining VKT – Eine spezifische Intervention für Patienten mit einer beginnenden Alzheimer-Demenz. Zeitschrift für Gerontologie und Geriatrie 31:112–119

Ennis EM, Kazer MW (2013) The role of spiritual nursing interventions on improved outcomes in older adults with dementia. Holistic Nursing Practice 27(2):106–113

Eppel H (2007) Stress als Risiko und Chance. Grundlagen von Belastung, Bewältigung und Ressourcen. W. Kohlhammer, Stuttgart

Erichsen NB, Büssing A (2013) Spiritual needs of elderly living in residential/nursing homes. Evidence-Based Complementary and Alternative Medicine. http://dx.doi.org/10.1155/2013/913247

Everett D (1996) Forget me not: The spiritual care of people with Alzheimer's Disease. Inkwell Press., Edmonton

Favre CA (2004) Relational spirituality and social caregiving. Social Work 49(2):241–249

Frick E, Riedner C, Fegg M, Hauf S, Borasio GD (2006) A clinical interview assessing cancer patients' spiritual needs and preferences. European Journal of Cancer Care 15:238–243

George L (2010) Still happy after all these years: Research frontiers on subjective well-being in later life. The Journals of Gerontology Series B: Psychological Sciences and Social Sciences 65(3):331–339

Gerritsen DL, Ettema TP, Boelens E, Bos J, Hoogeveen F, de Lange J et al (2007) Quality of life in dementia: do professional caregivers focus on the significant domains? American Journal of Alzheimer's Disease and Other Dementias 22(3):176–183

Glueckauf RL, Davis WS, Allen K et al (2009) Integrative cognitive, behavioral and spiritual counseling for rural dementia caregivers with depression. Rehabilitation Psychology 54:449–461

Golberg B (1998) Connection: an exploration of spirituality in nursing care. Journal of Advanced Nursing 27:836–842

Goodall MA (2009) The evaluation of spiritual care in a dementia care setting. Dementia 8(2):167–183

Gräßel E, Stemmer R, Eichenseer B, Pickel S, Donath C, Kornhuber J, Luttenberger K (2011) Non-pharmacological, multicomponent group therapy in patients with degenerative dementia: a 12-months randomized, controlled trial. BMC Medicine 9:129

Gräßel E, Siebert J, Ulbrecht G, Stemmer R (2013) Was leisten „nicht-medikamentöse" Therapien bei Demenz? Ein Überblick über aktuelle Projekte. Informationsdienst. Altersfragen 40(2):7–16

Greasley P, Chiu LF, Gartland RM (2001) The concept of spiritual care in mental health nursing. Journal of Advanced Nursing 33(5):629–637

Greene RR, Conrad AP (2002) Basic assumptions and terms. In: Greene RR (Hrsg) Resiliency: An integrated approach to practice, policy, and research. NASW Press, Washington, DC, S 29–62

Greene RR, Galambos C, Lee Y (2003) Resilience Theory: Theoretical and Professional Conceptualization. *Journal of Human Behavior in the Social.* Environment 8(4):75–91

Greenstreet WM (1999) Teaching spirituality in nursing: a literature review. Nurse Education Today 19:649–658

Grossarth-Maticek R (2010) Formen der Religiosität und ihre Auswirkungen auf Gesundheit und Kreativität: Einige Ergebnisse aus den Heidelberger prospektiven Interventionsstudien. Wege zum Menschen 62(4):313–331

Grypdonck M (2005) Ein Modell zur Pflege chronisch Kranker. In: E, Seidl, & I, Walter (Hrsg) Chronisch kranke Menschen in ihrem Alltag. Maudrich, Wien, S 9–60

Gunzelmann T (2008) Ist Altern messbar? In: Oswald WD, Gatterer G, Fleischmann UM (Hrsg) Gerontopsychologie, Grundlagen und klinische Aspekte zur Psychologie des Alterns. Springer, Wien, S 59–77

Harrison C (1993) Personhood, dementia, and the integrity of a life. Canadian Journal on Aging 12(4):428–440

Hauf, St. T. (2009). *Das halbstrukturierte, klinische Interview „SPIR" zur Erfassung spiritueller Überzeugungen und Bedürfnisse von Patienten mit Krebserkrankung.* Dissertation zum Erwerb des Doktorgrades der Medizin an der Medizinischen Fakultät der Ludwig-Maximilians-Universität zu München.

Hebert RS, Arnold RM, Schulz R (2007) Improving well-being in caregivers of terminally ill patients. Making the case for patient suffering as a focus for intervention research. Journal of Pain and Symptom Management 34(5):539–546

Held C, Ermini-Fünfschilling D (2004) Das demenzgerechte Heim: Lebensraumgestaltung, Betreuung und Pflege für Menschen mit leichter, mittelschwerer und schwerer Alzheimerkrankheit. Karger, Medical and Scientific Publishers

Heller A, Knipping C (2007) Palliative Care – Haltungen und Orientierungen. In: Knipping C (Hrsg) Lehrbuch Palliative Care, 2. Aufl. Verlag Hans Huber, Bern

Heo GJ, Koeske G (2013) The role of religious coping and race in Alzheimer's disease caregiving. Journal of Applied Gerontology 32(5):582–604

Herdman TH (2012) NANDA International Diagnosis: Definitions and Classifications 2012–2014. Wiley Blackwell, Oxford

Hide K (2002) Symbol ritual and dementia. Journal of Religious Gerontology 13(3):77–90

Higgins P (2005) Bringing spiritual light into dementia. Journal of Dementia Care 13(2):10–11

Higgins P (2013) Meeting the religious needs of residents with dementia: Being helped to follow lifelong faith practices can be a source of comfort to many people living with cognitive impairment. Nursing older people 25(9):25–29

Hillier SH, Barrow GM (2007) Aging, the individual, and society, 8. Aufl. Thomson Wadsworth, Belmont, CA

Hirakawa Y, Kuzuya M, Enoki H, Uemura K (2011) Information needs and sources of family caregivers of home elderly patients. Archives of Gerontology and Geriatrics 52:202–205

Holt J, Stiltner L, Wallace R (2009) Do patients at high risk of Alzheimer's disease benefit from early treatment? Journal of Family Practice 58(6):320–322

Hudson R (2012) „Personhood.". In: Cobb M, Puchalski CM, Rumbold B (Hrsg) The Oxford Textbook of Spirituality in Healthcare. Oxford University Press, Oxford, S 105–111

Hughes N, Closs SJ, Clark D (2009) Experiencing cancer in old age: a qualitative systematic review. Qualitative Health Research 19(8):1139–1153

Islam M, Alam S, Ferdousy R, Chowdhury E (2010) Analysis of Morphological Brain Change of Alzheimer Disease (AD) Patients. Applied Physics Research 2(2):148–155

Jacobs BJ (2006) The emotional survival guide for caregivers: Looking after yourself and your family while helping an aging parent. The Guilford Press, New York

Jenkins D, Price B (1996) Dementia and personhood: A focus for care? Journal of Advanced Nursing 24:84–90

Johnson GE, Johnson RH (2007) Implicit and explicit memory: implications for the pastoral care of persons with dementia. Journal of Religion, Spirituality, and Aging 19(3):43–53

Jolley D, Benbow SM, Grizzell M, Willmott S, Bawn S, Kingston P (2010) Spirituality and faith in dementia. Dementia 9(3):311–325

Journal of Advanced Nursing 61–64 (2008)

Kaiser P (2007) Religion in der Psychiatrie, eine (un-)bewusste Verdrängung? Vandenhoeck & Ruprecht, Göttingen.

Käppeli S (2001) Mit-Leiden – eine vergessene Tradition der Pflege? Pflege 14:293–306

Kaufman Y, Anaki D, Binns M et al (2007) Cognitive decline in Alzheimer's disease: impact of spirituality, religiosity, and QOL. Neurology 68(18):1509–1514

Keast K, Leskovar C, Brohm R (2010) A systematic review of spirituality and dementia in LTC. Ann Long Term Care 18:41–47

Killick J (2011) Becoming a friend of time: A Consideration of how we may Approach Persons with Dementia through Spiritual Sharing in the Moment. In: Jewell A (Hrsg) Spirituality and Personhood in Dementia. Jessica Kingsley Publishers, London, S 52–63

Kitwood T, Bredin K (1992) Towards a theory of dementia care: personhood and well-being. Ageing Society 12:269–87

Knutson LD (2007) Compassionate caregiving: Practical help and spiritual encouragement. Baker Books, Bethany House Publishers, Baker Publishing Group. South Bloomington, Minnesota.

Koenig HG, McCullough M, Larson D (2001) Handbook of religion and health. Oxford University Press, New York

Koenig HG, George LK, Titus P (2004) Religion, spirituality, and health in medically ill hospitalized older patients. Journal of American Geriatrics Society 52:554–562

Körtner U, Müller S, Kletecka-Pulker M, Inthorn J (2009) Spiritualität, Religion und Kultur am Krankenbett. Springer Verlag, Wien

Koslander T, da Silva AB, Roxberg Å (2009) Existential and spiritual needs in mental health care: An ethical and holistic perspective. Journal of Holistic Nursing 27:43–44

Krämer G, Förstl H (2008) Alzheimer und andere Demenzformen. TRIAS, Stuttgart

Krischak G, Schmidt JP, Kaluscha R, Gassner I, Rakowski D, Tepohl L, Christiansen M (2013) Prognose des Rehabilitationsbedarfs bis 2040 anhand aktuarieller Risikoklassifikationen. German Medical Science GMS Publishing House, Düsseldorf

Kruse A (2006) Plädoyer für ein Pro-Aging. Informationsdienst Altersfragen 33(5):4–7

Lackey, S. L. (2014). *Christianity and resilience as experienced by caregivers of dementia patients*.Dissertation. Sam Houston State University.

Lawrence RM (2003) Aspects of Spirituality in Dementia Care When Clinicians Tune into Silence. Dementia 2(3):393–402

Leblanc AJ, Driscoll AK, Pearlin LI (2004) Religiosity and the expansion of caregiver stress. Aging and Mental Health 8(5):410–421

Lehr U (2007) Psychologie des Alterns, 11. Aufl. Quelle & Meye, Wiebelsheim

Leininger M (1978) Transcultural nursing: Concepts, theories, and practices. Wiley, New York

Lenshyn J (2004) Reaching the living echo: a new paradigm for the provision of spiritual care for persons living with Alzheimer's. Alzheimer's Care Quarterly, 5(4), 313–323.

Leppert K, Strauß B (2011) Die Rolle von Resilienz für die Bewältigung von Belastungen im Kontext von Altersübergängen. Zeitschrift für Gerontologie und Geriatrie 44(5):313–317

Lopez GA (2006) Ethics Outflanked. America 194(8):14

Lopez V, Fischer I, Leigh MC, Larkin D, Webster S (2014) Spirituality, religiosity, and personal beliefs of Australian undergraduate nursing students. Journal of Transcultural Nursing 25(4):395–402

Lowis MJ, Edwards AC, Roe CA, Jewell AJ, Jackson MI, Tidmarsh WM (2005) The role of religion in mediating the transition to residential care. Journal of Aging Studies 19(3):349–362

Lünstroth R (2006) Vom Kranken zum Menschen: Ein Plädoyer gegen die Rede vom defizitären Menschen. In: Bolle G-F (Hrsg) Komm mal mit: Demenz als theologische und kirchliche Herausforderung. Glaubenszeugnisse unserer Zeit. Knesebeck, München, S 35–41

MacKinlay E (2009) Using spiritual reminiscence with a small group of Latvian residents with dementia in a nursing home: A multifaith and multicultural perspective. Journal of Religion, Spirituality and Aging 21(4):318–329

MacKinlay E (2010) Ageing and Spirituality across Faiths and Cultures. Jessica Kingsley Publishers, London

MacKinlay E, McFadden SH (2004) Ways of studying religion, spirituality, and aging: the social scientific approach. Journal of Religious Gerontology 16(3–4):75–90

Marti P (2014) Das Zusammenspiel von Wohlbefinden und Lebenssinn in der Entwicklung zum Alter: eine praktisch-theologische Studie Bd. 5. LIT Verlag, Münster

Martin M (2012) Religion, Gesundheit und Alter: Einflüsse auf die Inanspruchnahme und die Bereitschaft zur Übernahme von gesundheitlicher Versorgung. Schlussbericht. Ein Projekt im Rahmen des Nationalen Forschungsprogramms „Religionsgemeinschaften, Staat und Gesellschaft (NFP 58)". Psychologisches Institut der Universität Zürich. http://www.nrp58.ch/files/downloads/NFP58_Schlussbericht_Martin.pdf

Maschewsky-Schneider, U., & Hey, M. (2011). *Abschlussbericht Projekt „Menschen mit Demenz in der Kommune – Achtsamkeit und seelsorgerische Begleitung für Menschen mit Demenz"*. Charite Berlin School of Public Health.

Mauk KL, Schmidt NK (2004) Spiritual care in nursing practice. Lippincott Williams & Wilkins, Philadelphia

McCurdy DB (1998) Personhood, spirituality, and hope in the care of human beings with dementia. The Journal of Clinical Ethics 9:81–91

McEwen M (2005) Spiritual nursing care: state of the art. Holistic nursing practice 19(4):161–168

Meier Robinson, K (2013) Faith and Spirituality: Supporting Caregivers of Individuals with Dementia. In: St. Zarit H, Talley RC (Hrsg) Caregiving for Alzheimer's disease and related disorders. Research, practice, policy. Springer Science+Business Media, New York, S 91–106

Messikomer CM, De Craemer W (2002) The Spirituality of Academic Physicians: An Ethnography of a Scripture-based Group in an Academic Medical Center. Academic Medicine 77(6):562–573

Mittelmann M (2013) Psychosocial Interventions to Address the Emotional Needs of Caregivers of Individuals with Alzheimer's Disease. In: St. Zarit H, Talley RC (Hrsg) Caregiving for Alzheimer's disease and related disorders. Research, practice, policy. Springer Science+Business Media, New York, S 17–34

Molzahn AE, Sheilds L (2008) Why is it so hard to talk about spirituality? The Canadian Nurse 104(1):25

Motel-Klingebiel, A, Tesch-Römer, C, Kondratowitz, v H-J (2003) Die gesellschaftsvergleichende Studie OASIS: Familiale und wohlfahrtsstaatliche Determinanten der Lebensqualität im Alter. In: Karl F (Hrsg) Sozial- und verhaltenswissenschaftliche Gerontologie. Juventa, Weinheim, S 163–183

Nagai-Jacobsen MG, Burkhardt MA (1989) Spirituality: cornerstone of holistic nursing practice. Holistic Nursing Practice 3(3):18–26

Narayanasamy N (2001) Title Spiritual care: a practical guide for nurses and healthcare practitioners. Quay Books, Lancaster

National Alliance for Caregiving, AARP (2004) Caregiving in the United States. http://www.caregiving.org/data/04finalreport.pdf

National Institute on Aging, Fetzer Institute Working Group (1997) Measurement scale on religion, spirituality, health, and aging. National Institute on Aging, Bethesda, MD

National Institutes of Health (2010) Preventing Alzheimer's Disease and Cognitive Decline. Final Panel Statement. http://consensus.nih.gov

Nelson-Becker H, Nakashima M, Canda ER (2006) Spirituality in Professional Helping Interventions. In: Berkman B, D'Ambruoso S (Hrsg) Oxford handbook of social work in health and aging. Oxford Press, Boston, S 797–807

Niklewski G, Nordmann H, Riecke-Niklewski R (2006) Demenz: Hilfe für Angehörige und Betroffene. Stiftung Warentest, Berlin

Oesterreich K (1993) Gerontopsychiatrie. Forschung, Lehre, Praxis, Perspektiven. Quintessenz, München

Olvera LS (1999) What are the effects of caregiving on caregivers? Masteral Thesis. California State University, Sacramento

Oppikofer S (2008) Lebensqualität bei Demenz. Eine Bestandaufnahme, Sichtung und Dokumentation bestehender Instrumente zur Messung der Lebensqualität bei Menschen mit schwerer Demenz Züricher Schriften zur Gerontologie, Bd. 5.

Ortiz LPA, Langer N (2002) Assessment of spirituality and religion in later life: „acknowledging clients" needs and personal resources. Journal of Gerontological Social Work 37(1):5–21

Padmaprabha D, Sperlinger DJ, Boddington S (2012) The lived experience of spirituality and dementia in older people living with mild to moderate dementia. Dementia 11:75–94

Pargament KI (2011) Spiritually integrated psychotherapy: Understanding and addressing the sacred. Guilford Press, New York

Pargament K, Koenig H, Tarakeshwar N, Hahn J (2004) Religious coping methods as predictors of psychological, physical and spiritual outcomes among medically ill elderly patients: a two-year longitudinal study. Journal of Health Psychology 9(6):713–730

Peterson D, Berg-Weger M, McGillick J, Schwartz L (2002) Basic care I: The effect of dementia-specific training on certified nursing assistants and other staff. American Journal of Alzheimer's Disease and Other Dementias 17(3):154–164

Petersen RC, Stevens JC, Ganguli M, Tangalos EG, Cummings JL, Cummings JL (2001) Practice parameters: early detection of dementia: mild cognitive impairment (an evidence based review). Neurology 56:1133–1143

Petzold H (1997) Das Ressourcenkonzept in der sozialinterventiven Praxeologie und Systemberatung. Integrative Therapie 23(4):435–471

Post SG (2000) The concept of Alzheimer disease in a hypercognitive society. In: Whitehouse PJ, Maurer K, Ballenger JF (Hrsg) Concepts of Alzheimer Disease. Biological, Clinical, and Cultural Perspektives. John Hopkins University Press, Baltimore, S 245–256

Potyk D (2005) Treatments for Alzheimer Disease. Southern Medical Journal 98(6):628–635

Powers BA, Watson NM (2011) Spiritual nurturance and support for nursing home residents with dementia. Dementia 1(10):159–180

Puchalski CM (2006) Spiritual Care: Practical tools. In: Puchalski CM (Hrsg) A time for listening and caring: Spirituality and the care of the chronically ill and dying. Oxford University Press, Oxford, New York, S 229–251

Puchalski CM (2008) Spirituality and the care of patients at the end-of-life: an essential component of care. OMEGA 56(1):33–46

Puchalski CM, Larson DB (1998) Developing curricula in spirituality and medicine. Academic Medicine 73:970–974

Quinn C, Clare L, Woods RT (2012) What predicts whether caregivers of people with dementia find meaning in their role? International Journal of Geriatric Psychiatry 27(11):1195–1202

Radebold H, Hirsch RD (2003) Tiefenpsychologische/psychoanalytische Behandlungsverfahren. In: Förstl H (Hrsg) Lehrbuch der Gerontopsychiatrie und -psychotherapie. Grundlagen – Klinik – Therapie. Thieme, Stuttgart, New York, S 179–187

Reber J (2013) Christlich-spirituelle Unternehmenskultur. Kohlhammer Verlag, Stuttgart

Renz M (2003) Grenzerfahrung Gott. Spirituelle Erfahrungen in Leid und Krankheit. Herder, Freiburg im Breisgau

Richards M (2000) Communicating „soul to soul" – Challenges for care providers. Southwest Journal of Aging 16(1):3–6 (15(2))

Richards PS, Bergin AE (2004) Religion and psychotherapy: A case book. American Psychological Association, Washington

Riley LD, Bowen C (2005) The sandwich generation: Challenges and coping strategies of multigenerational families. The Family Journal 13(1):52–58

Roff LL, Parker MW (2003) Person to person: spirituality and Alzheimer's disease care. Alzheimer's Care Quarterly 4:267–270

Rosmarin DH, Krumrei EJ, Andersson G (2009) Religion as a predictor of psychological distress in two religious communities. Cognitive Behaviour Therapy 38:54–64

Roth DE (2005) Culture change in long-term care: Educating the next generation. Journal of Gerontological Social Work 45(1/2):233–248

Rott C (2011) Zwischen Vitalität und Pflegebedürftigkeit: Stärken und Schwächen des hohen Alters. In: Petzold HG, Horn E, Müller L (Hrsg) Hochaltrigkeit. Herausforderung für persönliche Lebensführung und biopsychosoziale Arbeit. VS Verlag für Sozialwissenschaften, Wiesbaden, S 55–74

Ruder S (2009) Incorporating Spirituality Into the Care of Persons with Alzheimer's Disease. Alzheimer's Care Today 10(4):221–227

Ruhland R (2008) Spiritualität im Alter. Verlag Dietmar Klotz GmbH, Eschborn

Sadler E, Biggs S (2006) Exploring the links between spirituality and „successful aging. Journal of Social Work Practice 20(3):267–280

Sanborne EL (2008) Praying with those who might forget: pastoral considerations with memory impairment. Journal of Pastoral Care and Counseling 62(3):207–217

Schaeffer D, Moers M, Steppe H, Meleis A (1997) Pflegetheorien. Beispiele aus den USA. Verlag Hans Huber, Bern

Schäfer-Walkmann S, Kolben A, Nißl-Gambihler A (2004) Ein Handbuch zur Betrieblichen Gesundheitsförderung in sozialen Einrichtungen. Selbstpflegeprogramm. Neues Soziales Wissen e. V., Augsburg

Schneider N, Lückmann SL, Behmann M, Bisson S (2009) Problems and challenges for palliative care: What are the views of different stakeholders on the meso and macro level of the health system? Health Policy 93(1):11–20

Schultz NC (2004) Forgetting but not Forgotten: Understanding, Support and Spiritual Care for People with Dementia and Those who Care for them. Openbook Publishers, Adelaide, South Australia

Selman L, Harding R, Gysels M, Speck P, Higginson IJ (2011) The Measurement of Spirituality in Palliative Care and the Content of Tools Validated Cross-Culturally: A Systematic Review. Journal of Pain and Symptom Management 41(4):728–752

Sessanna L, Finnell DS, Underhill M, Change YP, Peng HL (2011) Measures assessing spirituality as more than religiosity: A methodological review of nursing and health-related literature. Journal of Advanced Nursing 67(8):1677–1694

Smith GE, Lunde A (2013) Early Diagnosis of Alzheimer's Disease, Caregiving, and Family Dynamics. In: St. Zarit H, Talley RC (Hrsg) Caregiving for alzheimer's disease and related disorders. Research, practice, policy. Springer Science+Business Media, New York, S 3–16

Spurlock WR (2005) Spiritual well-being and caregiver burden in Alzheimer's caregivers. Geriatric Nursing 26:154–161

Städtler-Mach B (2009) Religiöse Bedürfnisse bei Menschen mit Demenz. Eine Studie. Zeitschrift für Gerontologie und Ethik 2:124–136

Steffen-Bürgi B (2007) Reflexionen zu ausgewählten Definitionen von Palliative Care. In: Knipping C (Hrsg) Lehrbuch Palliative Care. Verlag Hans Huber, Bern

Stern B (2005) Phenomenological approach towards understanding the nature and meaning of engagement in religious ritual activity: perspectives from persons with dementia and their caregivers. UMI Dissertation Services, ProQuest Information and Learning, Ann Arbor, MI

Stevens-Barnum B (2002) Spiritualität in der Pflege. Verlag Hans Huber, Bern

Stolley JM, Buckwalter KC, Koenig HG (1999) Prayer and religious coping for caregivers of persons with Alzheimer's disease and related disorders. American Journal of Alzheimer's Disease and Other Dementias 14(3):181–191

Stranahan S (2001) Spiritual perception, attitudes about spiritual care, and spiritual care practices among nurse practitioners. Western Journal of Nursing Research 23(1):90–104

Stuart E, Deckro J, Mandle C (1989) Spirituality in health and healing: a clinical model. Holistic Nursing Practice 3:35–46

Stuckey JC (2001) Blessed assurance: The role of religion and spirituality in Alzheimer's disease caregiving and other significant life events. Journal of Aging Studies 15:69–84

Stuckey JC (2003) Faith, Aging, and Dementia Experiences of Christian, Jewish, and Non-Religious Spousal Caregivers and Older Adults. Dementia 2(3):337–352

Stuckey JC, Gwyther LP (2003) Dementia, religion, and spirituality. Dementia 2:291–297

Taner N (2010) Genetics of Alzheimer's Disease: Lessons Learned in Two Decades. Turkish Journal of Neurology 16(1):1–11

Taylor B (2008) Entertainment Theology (Cultural Exegesis): New-Edge Spirituality in a Digital Democracy. Baker Books, Grand Rapids, MI

Taylor EJ (2002) Spiritual care: Nursing theory, research, and practice. Pearson, Prentice Hall Pearson, Upper Saddle River, NJ

Teixeira ME (2008) Self-transcendence: A concept analysis for nursing praxis. Holistic Nursing Practice 22(1):25–31

Tesch-Römer C, Kanowski S, Engstler H (2002) Das hohe Alter: Individuelle und gesellschaftliche Verantwortung. In: Bundesministerium für Familie, Senioren, Frauen und Jugend (Hrsg) Vierter Altenbericht zur Lage der älteren Generation in der Bundesrepublik Deutschland, S 51–58

Theil MM (2011) Geriatric-focused CPE as a tool in seminary training. Journal of Religion, Spirituality and Aging 23(1/2):128–138

Thompsell A, Lovestone S (2002) Out of sight out of mind? Support and information given to distant and near relatives of those with dementia. International Journal of Geriatric Psychiatry 17:804–807

Trevitt C, MacKinlay E (2006) „I am just an ordinary person …". Spiritual reminiscence in older people with memory loss. Journal of Religion, Spirituality and Aging 18(2–3):79–91

Vance DE (2004) Spiritual activities for adults with Alzheimers's disease: the cognitive components of dementia and religion. Religion, Spirituality and Aging 1–2(17):109–130

Wackerbarth SB, Johnson MMS (2002) Essential information and support needs of family caregivers. Patient Education and Counselling 47:95–100

Wald C, Walker M, Livingston G (2003) What to tell dementia caregivers: The rules of three. International Journal of Geriatric Psychiatry 18:313–317

Walter J, Haass, C (2004) Zellbiologische Grundlagen der Alzheimer-Demenz. In: Bergener W, Hampel H, Zaudig, M (Hrsg) Gerontopsychiatrie: Grundlagen, Klinik und Praxis. Wissenschaftliche Verlagsgesellschaft mbH, Stuttgart, S 46–58

Watson J (1996) Pflege: Wissenschaft und menschliche Zuwendung. Huber, Bern

Wattis J, Curran S (Hrsg) (2003) Practical management of dementia: a multi-professional approach. Radcliffe Medical Press., Oxford

Webb G (2010) Intimations of the great unlearning: Interreligious spirituality and the demise of consciousness which is Alzheimer's. http://speakingoffaith.publicradio.org/programs/2009alzheimers/essay_web

Weiher E (2009) Das Geheimnis des Lebens berühren – Spiritualität bei Krankheit, Sterben, Tod. Stuttgart: Kohlhammer Verlag

Whitehouse PJ (2013) Ethical Issues: Perspective 1: Providing the Care for Individuals with Alzheimer's Disease: Practice, Education, Policy, and Research. In: St. Zarit H, Talley RC (Hrsg) Caregiving for Alzheimer's disease and related disorders. Research, practice, policy. Springer Science + Business Media, New York, S 139–152

Wilks DE, Vonk ME (2008) Private prayer among Alzheimer's disease caregivers: mediating burden and resiliency. Journal of Gerontological Social Work 50(3–4):113–131

Wilks SE, Ketchum MM, Chen Z, Bowman AM (2013) Psychometric Reevaluation of the Spiritual Support Scale in a Sample of Alzheimer's Caregivers. Journal of Religion & Spirituality in Social Work: Social Thought 32(4):313–329

Wood JB, Parham IA (1990) Coping with perceived burden: Ethnic and cultural issues in Alzheimer's family caregiving. Journal of Applied Gerontology 9(3):325–339

Woods, B, Pratt R (2005) Awareness in dementia: Ethical and legal issues in relation to people with dementia. Aging & Mental Health 9(5):423–429

Wright S, Neuberger J (2012) Why spirituality is essential for nurses. Nursing Standard 26:19–21

Zarit, St H, Talley, RC (Hrsg) (2013) Caregiving for Alzheimer's disease and related disorders. Research, practice, policy. Springer Science + Business Media, New York

Der Samariter – eine schwierige Identifikationsfigur für Pflegeberufe

Carl Heese

A. Büssing, J. Surzykiewicz, Z. Zimowski (Hrsg.), *Dem Gutes tun, der leidet*,
DOI 10.1007/978-3-662-44279-1_14, © Springer-Verlag Berlin Heidelberg 2015

Unser Handeln ist durch unser Selbstverständnis geprägt, das wiederum von einer Reihe kognitiver Faktoren wie Überzeugungen, Werthaltungen, Einstellungen oder Zielvorstellungen abhängt. Neben diesen Faktoren finden sich aber auch imaginative, denen im Allgemeinen eine größere Relevanz für unser Handeln zugesprochen wird. Wie in der Medienwelt übertrifft hier die Bildhaftigkeit in ihrer Wirkungsmacht die mehr sprachliche Verfasstheit. Persönliche Leitbilder haben daher einen starken handlungsregulierenden Effekt und so ist es nicht verwunderlich, dass nach einer kurzen Phase, in der die rationalistische Programmatik der Leitbildlosigkeit ausgegeben worden war, inzwischen dem Aufbau oder der Auswahl geeigneter Leitfiguren in Pädagogik und Psychotherapie wieder einiger Raum gewährt wird.

14.1   Leitbild für die Pflege

Zu den identifikatorischen Leitbildern mit einer besonderen Bedeutung für die Pflegeberufe zählt seit jeher auch die Imagination, die von der Erzählung vom barmherzigen Samariter evoziert wird. Die Bedeutung des suggestiven Bildes vom Samariter ist aber für den Pflegeberuf zutiefst ambivalent. Sie vereinigt eine hohe intuitive Überzeugungskraft mit pathologieverdächtigen und professionsfeindlichen Momenten. Seine Verwendung ist daher geradezu unumgänglich und gleichzeitig unmöglich – das wird man schwierig nennen müssen.

Der Mann aus Samaria ist eine der biblischen Figuren, deren Präsenz im allgemeinen Bewusstsein weniger verblasst ist als die vieler anderer. Als feststehender Begriff „Samariter" hat er Eingang gefunden in die – etwas gehobene – Alltagssprache, er steht hier für den selbstlosen Einsatz für Hilfsbedürftige, für ein selbstverständliches Sich-ablenken-Lassen von eigenen Interessen und Zielen durch das unmittelbare Angerührtsein vom Leiden eines Anderen. Die religiöse Konnotation kann bei dieser Gestaltung eines humanen Grundimpulses soweit zurücktreten, dass ein gewerkschaftsnaher Wohlfahrtsverband – der Arbeitersamariterbund – den Begriff problemlos im Namen führen kann. Einen wichtigen Faktor für die auch heute noch breite Präsenz im öffentlichen Sprachgebrauch und Bewusstsein auch außerhalb

des kirchlichen Raums mag die klassisch-bürgerliche Rezeption der Figur bei Schiller darstellen. In den Kallias-Briefen (Schiller 1986) wird das Handeln des Samariters mit mehreren motivationalen Varianten interpretiert und in Begriffen der kantischen Moralphilosophie, wenn auch an deren Grenze, diskutiert. Der selbstlos handelnde Samariter, der Aufwand und ‚Kosten' spontan in Kauf nimmt, um einem anderen in Not behilflich zu sein, wird von Schiller als der ausgezeichnet, der nicht nur kantisch pflichtgemäß, sondern im nachdrücklichen Sinn ‚schön' im Sinne von sichtbarer Autonomie – der berühmten ‚Freiheit in der Erscheinung' – handelt.

14.2   Samariter als Identifikation zeitgemäß?

Aber trotz dieser recht ungebrochenen und durch die Transformation in der Weimarer Klassik verstärkten Überlieferung ist der Samariter keine Figur, die die Mitarbeiter in Therapie und Pflege problemlos zur Identifikation einladen könnte. Sie enthält zwar exemplarisch das Moment des unmittelbaren Angerührtseins durch das Leiden von Menschen, das jeder in diesen Berufszweigen (und darüber hinaus) kennen sollte; aber kaum ein Mitglied dieser Berufe wird heute sein Handeln daraus ableiten wollen oder gar sein berufliches Selbstverständnis darauf aufbauen. Eine unmittelbare Hilfemotivation in diesen Berufen ist eher Gegenstand des Medizinersarkasmus, wie ihn Gottfried Benn im Gedichtezyklus „Morgue" von 1912 exemplarisch formuliert hat:

> » Die Schwester mit dem Engelssinn, hält sterile Tupfer hin …
> *(Benn 1912)*

Die naive Selbstlosigkeit im Zusammenhang mit dem Helferberuf ist unglaubwürdig geworden.

Spätestens seit Wolfgang Schmidbauers „hilflosen Helfern" aus dem Jahr 1977 steht die einfache Hilfemotivation generell unter Verdacht. Schmidbauer reiht sich mit seinem Buch (Schmidbauer 1977) in die Tradition einer Schule des Verdachts ein, die auf Nietzsche zurückreicht, und in der moralische Haltungen als Tarnungen entlarvt werden. Die Hilfe für andere wird als verborgene Selbsthilfe demaskiert und zum Syndrombefund umgedeutet, der in der professionellen Reflexion der Ausbildung, der Supervision, aber auch der Teamleitung bearbeitet werden muss. Erkennbar ist das Syndrom am unersättlichen Verlangen der Betroffenen nach Bestätigung durch Ausübung der Helferrolle, an ihrer Vermeidung von Gegenseitigkeit, der Störung im Erleben von Aggressionen (eigene werden nicht erlebt) und den starren Werthaltungen.

14.3 Das Helfersyndrom

Das Buch von Schmidbauer ist im psychosozialen Bereich sehr stark rezipiert worden. Die Grundzüge des Helfersyndroms sind mittlerweile zum Lehrbuchbestand in der Pflegeausbildung geworden (z. B. Menche 2011, S. 210 f.). Hier ist das ‚Helfersyndrom‘ so ausgiebig diskutiert worden, dass mitunter eine absurd anmutende Lage entstanden ist: Als Erläuterung einer Berufswahl für einen Helferberuf ist eine Hilfemotivation kaum mehr zu vertreten. Ohne ausführliche Problematisierung erscheint sie als Mangel an Selbstreflexion und ist beruflich dequalifizierend.

In einem resümierenden Text, über 30 Jahre nach dem Erscheinen des Buches, hat Schmidbauer (2009) sein Konzept noch einmal verteidigt. Seit den Siebzigerjahren seien die Helferthemen in der Öffentlichkeit bekannter geworden, immer wieder habe es sich gezeigt, dass es so etwas wie ‚eine Persönlichkeitsstörung von Helfern‘ gebe, sie werde vor allem charakterisiert durch die Helfersucht, ein zwanghaftes Moment in der Hilfemotivation. Die Beschreibung des Syndroms aus den Siebzigerjahren sei auch heute noch aktuell. Schmidbauer distanziert sich aber – nicht zum ersten Mal – von einer Generalisierung des Begriffs auf alle Helfer. Er habe sich auf einen Aspekt des Phänomens ‚Hilfe‘ beschränkt, denn menschliche Hilfsbereitschaft stelle ein sehr facettenreiches und komplexes Gebilde dar. Sein Fokus lag auf dem Moment der psychischen Selbststabilisierung in der Hilfehandlung, einer narzisstischen Komponente, die hoch problematisch werden könne. Er führt dann die Extremfälle der Pflegehelferinnen von Wien-Lainz an, die in den 1980er-Jahren ihre Patienten ‚erlösen‘ wollten und töteten, und kommt dann ausführlicher auf die Psychobiografie von Radovan Karadzic zu

sprechen, der als Psychiater und Psychotherapeut tätig war, bevor und nachdem er bei der Belagerung von Sarajevo eine schreckliche Rolle gespielt hatte.

14.4 Positive Psychologie

Mit dieser demonstrativen Verortung des Helfersyndroms in den pathologischen Randbereichen ist zunächst wieder Raum für eine positive Aufnahme des Samariters in das Selbstverständnis der Pflegenden gewonnen. Es erscheint sogar so, dass die Beschreibung der pathologischen Helfermotivation ihre unproblematische Form geradezu voraussetzt. Sehr stark wird die positive Sicht auf die Helfermotivation durch die Etablierung des Forschungsprogramms der ‚Positiven Psychologie‘ in den letzten beiden Jahrzehnten unterstützt.

> ❯ Die Positive Psychologie ist Teil eines Perspektivenwechsels in den biopsychosozialen Disziplinen, in dem der Blick von der Pathologie zur Salutogenese und von den Problemgehalten zu den Ressourcen gelenkt wird.

Einer der Väter dieses Wechsels, der Flowforscher Mihaily Csikszentmihalyi liefert einen kurzen und instruktiven Bericht über die Entwicklung der Positiven Psychologie (Csikszentmihalyi und Nakamura 2011). Er betont, dass es sich bei ihr nicht um eine dubiose Alternativpsychologie handelt, so wie früher einmal das Konzept der ‚Psychosynthese‘ mit irrationalen Ganzheitsvorstellungen der angeblich destruktiven Psychoanalyse entgegengesetzt wurde. Die Positive Psychologie teile nicht einmal das alternative Wissenschaftsverständnis, mit dem die humanistische Psychologie sich vom technokratischen Mainstream der Wissenschaft abhob. Immerhin lässt Csikszentmihalyi diese als Vorläufer gelten.

> ❯ Der Positiven Psychologie gehe es aber mit der bewährten Methodologie der empiristischen Psychologie lediglich darum, ein Ungleichgewicht zwischen den negativen und den positiven Perspektiven in der Psychologie zurechtzurücken und so ein reichhaltigeres und weniger einseitiges psychologisches Wissen zu erarbeiten.

In der akademischen Psychologie, zu deren Vertreter Csikszentmihalyi und Martin Seligman (die zweite Gründungsfigur der Positiven Psychologie) durchaus zählen, ist dieses Programm kritisch, aber nicht ablehnend aufgenommen worden. So weist etwa Brandstätter lediglich auf die Unvollständigkeit des Ansatzes hin und fordert eine Einbettung der hier behandelten Konzepte von Glück, Wohlbefinden und psychischer Gesundheit in eine „die ganze Lebensspanne umfassende Entwicklungsperspektive" (Brandstätter 2011, S. 2).

14.5   Strategien zum Glück

Für Glück und Wohlbefinden hat die Positive Psychologie eine Reihe von Bedingungen beschrieben, die das Leben der Einzelnen gelingen lassen sollen. Daraus sind Strategien ableitbar, die Bucher (2009, S. 172 ff.) als Glückssteigerungsstrategien im Alltag vorstellt. Neben der Entwicklung von Dankbarkeit, einer häufig geübten Praxis der Vergebung, der Entfaltung von sozialen Aktivitäten und einem glücksförderlichen Denkstil, der durch Optimismus und die Verwendung von positiven Imaginationen gekennzeichnet ist, führt er auch ‚gute Taten' auf, mit denen wir anderen helfen. Ein Einsatz als Helfer hat hier in einem unkritischen Sinn eine selbstbezügliche Qualität der nichtintendierten Selbsthilfe. Die Befriedigung, die aus dem Helfen gezogen werden kann, wird hier im Unterschied zu Schmidbauer affirmativ vertreten. Dabei bleibt an Ort und Stelle allerdings offen, ob diese Strategien auch bei einer Transformation in die formalisierten Rollenkontexte von Beruf und Profession ihre Wohlbefindensgewinne beibehalten können. Ist das aber gegeben, dann kann der Samariter mit positivem Selbstverständnis aus seiner beruflichen Helfertätigkeit auch persönlichen Gewinn ziehen.

> **Ein Berufsideal als Samariter wäre dann sehr eng mit persönlicher Erfüllung im Beruf verbunden, eine Anwendung als Burn-out-Prophylaxe erscheint diesem umfassenden Gewinn gegenüber fast als zu bescheiden.**

Dennoch wird Kritik an diesem Ideal als Versinnbildlichung des Berufsstandes geübt werden. Zwar ist gerade ein Helferberuf ohne motivationale Verwurzelung in einer spontanen Hilfsbereitschaft schwer vorstellbar, aber es werden sich doch Bedenken aus Berufsverbänden und Pflegewissenschaft erheben, die darauf hinweisen, dass die Idealisierung und Identifizierung des Berufs mit diesem unverzichtbaren Moment noch keine ausreichende Leitbildfunktion übernehmen kann. Hier wird man darauf bestehen, dass der Impuls zum Helfen auch als originär samaritische Helfermotivation noch keinesfalls ausreichen wird, um auch die Kompetenz zur Hilfe zu gewährleisten. Gute Absichten dürfen fachliche Standards für Kenntnisse, Fähigkeiten und Fertigkeiten nicht ersetzen. Die persönliche Motivation zur Berufswahl und -ausübung ist unter dem Professionalitätsaspekt dubios, wenn diese bereits als Qualifikation verstanden wird – oder auch nur missverstanden werden kann (die Pflege ist in diesem Punkt empfindlich, sie befindet sich gerade in einer sehr aktiven Phase ihrer Identitätsarbeit und ist daher leicht irritierbar). Man wird also im Bild des Samariters den Kompetenzaspekt vermissen und wird mit dem Beispiel der ‚Schleckerfrauen' und anderen darauf verweisen, wie leicht in der sozialpolitischen Diskussion der Kompetenzaspekt bei Helferberufen unterschlagen wird – mit den bekannten Folgen für das Qualifikationsprofil, das Ansehen und die Vergütung der Helferberufe. Aus dieser kritischen Perspektive ergibt sich dann sogar eine Notwendigkeit, das Bild des Samariters zu überwinden, um die Professionalisierung der Pflegeberufe voranzutreiben.

14.6   Der Samariter und Mutter Teresa

Der Samariter erweist sich aber als hartnäckig. Mit der Ikonisierung von Mutter Teresa hat er in der Gegenwart eine weibliche Instanzierung in der Pflege erhalten, die selbst schon wieder redensartlich geworden ist. Der realgeschichtliche Kontext des Engagements in den Slums von Kalkutta, in einer Lebenswelt, die mit den postindustriellen Bedingungen der Wissensgesellschaft wenig gemeinsam hat, wird dabei bereits ausgeblendet. Angesichts dieser vitalen Neuformierung des alten Bildes vom Samariter erscheint die Überwindung des Samariters durch seine Abschaffung als Berufsideal als wenig wahrscheinlich. Sie wäre wohl nur hegelisch zu erreichen, wenn es gelänge, eine Figur zu finden oder zu entwickeln, welche die Hilfebereitschaft des Samariters in sich aufbewahrt, aber darüber hinaus – und sogar in der Hauptsache – eine Verkörperung von sorgender und pflegender Kompetenz darstellt. Die Aufgabe, ein zeitgemäßes Leitbild in einer Fortentwicklung des Samariters zu finden, das der Bildung und Selbstbildung, der Persönlichkeitsentwicklung in den Pflegeberufen ideal vorausleuchtet, ist einstweilen noch ungelöst.

Literatur

Benn 1912

Brandstätter J (2011) Positive Entwicklung. Zur Psychologie gelingender Lebensführung. Spektrum, Heidelberg

Bucher A (2009) Psychologie des Glücks. Ein Handbuch. Beltz, Weinheim

Csikszentmihalyi M, Nakamura J (2011) Positive Psychology. Where did it come from, where is it going? In: Sheldon KM, Kashdan TB, Steger MF (Hrsg) Designing Positive Psychology. Oxford University Press, New York, S 2–9

Menche N (Hrsg) (2011) Pflege heute. Lehrbuch für Pflegeberufe, 5. Aufl. Elsevier, München

Schiller F (1986) Kallias oder über die Schönheit/Über Anmut und Würde. Reclam, Stuttgart (http://www.wissen-im-netz.info/literatur/schiller/briefe/1792/179212211.htm)

Schmidbauer W (1977) Die hilflosen Helfer. Über die seelische Problematik der helfenden Berufe. Rowohlt, Reinbek b. Hamburg

Schmidbauer W (2009) Das Helfersyndrom heute. Psychologie heute 2(36):62–67

Der barmherzige Samariter und der unter die Räuber Gefallene in meinem Leben

Marcellina Bihr OP

A. Büssing, J. Surzykiewicz, Z. Zimowski (Hrsg.), *Dem Gutes tun, der leidet*,
DOI 10.1007/978-3-662-44279-1_15, © Springer-Verlag Berlin Heidelberg 2015

Ich will mich kurz vorstellen: Ich bin Sr. Marcellina Bihr aus dem Kloster St. Peter in Bludenz, Vorarlberg. Wir sind fünf Dominikanerinnen aus der Schweiz, welche vor zehn Jahren von der Gemeinschaft in Cazis ausgesandt wurden, um in St. Peter einen Neuanfang zu wagen. Es waren dort nur noch zwei Schwestern von der früheren Gemeinschaft. Eine war 97 Jahre alt, die andere 80.

Soviel ganz kurz zu uns.

Ein Mann ging von Jerusalem nach Jericho hinab und wurde von Räubern überfallen. Sie plünderten ihn aus und schlugen ihn nieder; dann gingen sie weg und ließen ihn halbtot liegen.

Es ist eine Lebensgeschichte vom Unterwegssein, wir empfinden sie oft als Forderungsgeschichte, geh nicht am Elenden vorbei. Nein, es ist zuerst einmal eine Lebensgeschichte, wo alles vorkommt, was zu uns gehört, zu mir, zu Ihnen.

- Sind Sie auch schon über andere hergefallen, mit Worten, Vorhaltungen etc.?
- Wurden Sie auch schon ausgezogen, sprich bloßgestellt, beschämt?
- Kennen Sie Schläge, die zusammenschlagen, erschlagen, wie z. B. Ratschläge, Worte oder Taten?
- Wie viele Menschen liegen ohnmächtig, innerlich tot da, weil ihnen so vieles über die Seele gegangen ist.

Zufällig kam ein Priester, ein Levit denselben Weg herab; er sah und ging weiter.

- Kennen Sie das, Sie wechseln die Straßenseite, weil Sie jemandem nicht begegnen wollen? Sie nehmen einen Anruf nicht entgegen, weil er nicht passt?
- Kenne ich den, der mich links liegen lässt?

Dann kam ein Mann aus Samaria, der auf der Reise war. Als er ihn sah, hatte er Mitleid, ging zu ihm hin, goss Öl und Wein auf seine Wunden. Dann hob er ihn auf sein Reittier, brachte ihn zu einer Herberge und sorgte für ihn.

Nur soweit ich lebe, kann ich andern zum Leben verhelfen. Stehen wir zu allem, was in uns steckt (Räuber, Priester, Levit und Samariter) und vertuschen wir es nicht. Schauen wir uns ehrlich an.

Mit diesem Samariter bringt sich Jesus selbst ins Bild. Er will mir die Last abnehmen, mich entlasten und heilen, denn er hat für mich am Kreuz bezahlt. *Und dann sagt er: Gehe hin und tue desgleichen.*

Der Weg zum Leben geht über das Erbarmen, über die Liebe.

> ⊙ **Erbarmen – Barmherzigkeit heißt lateinisch MISERICORDIA = MISERI – COR – DARE = Dem Elenden sein Herz geben.**

Eine Schwester von uns, sie ist Künstlerin, hat dies in einem Tonrelief dargestellt, wie Gottes Barmherzigkeit aussieht (◻ Abb. 15.1):

Die barmherzige Dreifaltigkeit
- Der Vater hält den Menschen in seinem Elend in den Armen und schenkt ihm seine volle Zuwendung; er sieht ihn voll Liebe an, gibt ihm Ansehen.
- Der Sohn, Jesus, wäscht und küsst die Füße des Menschen. Er kommt von unten, um ihm zu helfen, nicht von oben herab.
- Der Heilige Geist verbindet das Tun der beiden mit seiner Liebe.

Gehe hin und tue desgleichen!

Was tun nun wir Schwestern?
Ich möchte Ihnen einige Beispiele aus unserer Erfahrung erzählen.
Wer kommt zu uns? Wir möchten einen Ort anbieten, wo Menschen *auftanken* können.
- Menschen mit Burn-out,
- Menschen die krank sind: körperlich krank, z. B. Krebskranke, oder Menschen, die an einer verletzten Seele leiden,
- Menschen mit Leiderfahrung,
- Menschen, die müde, enttäuscht oder hoffnungslos sind,
- Menschen verschiedener Konfessionen,
- Einsame Menschen.
Was tun wir? Es geht uns um den Menschen!
- Wir versuchen den Menschen und seine Not wahrzunehmen, ihn zu sehen, ihm Ansehen zu geben.
- Wir hören zu, ohne zu werten, sondern wir versuchen zu verstehen, was den Leidenden quält.

- Wir schenken befristete Lebensgemeinschaft.
- Wir bieten gemeinsames Gebet an (Angebot, nicht Zwang).
- Wir bieten Stille im Haus und Garten.
- Wir teilen miteinander Freude und Leid.
- Wir leben einfach (Zimmer mit Dusche/WC, keine Sessel, aber Gebetsecke usw.).

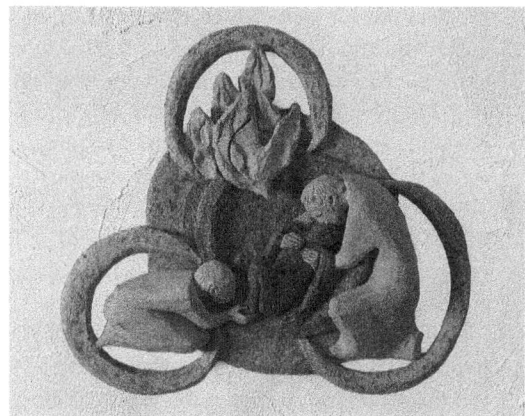

❏ **Abb. 15.1** Die barmherzige Dreieinigkeit · Keramik: Sr. Caritas Müller OP, Cazis; © ars liturgica Buch- & Kunstverlag, MARIA LAACH, Nr. 4573; www.maria-laach.de/verlag

Welche Erfahrungen machen wir?

- Ein Arzt in Deutschland steht in einem Krankenhaus der Abteilung für brustkrebskranke Frauen vor. Für alles war gesorgt: Taxifahrer, der behutsam umgeht mit den Frauen, extra Beratung, wenn jemand eine Perücke braucht, Personal, das sehr achtsam behandelt etc. Aber etwas fehlte, es genügte nicht, gut umsorgt zu sein: Die Spiritualität, der Glaube fehlte. Über das Internet kam er auf uns und fährt nun 3- bis 4-mal pro Jahr (seit drei Jahren) mit einer Gruppe von Frauen zu uns für ein Seminar. Es sind solche dabei, die eben Chemotherapie hatten, solche, die gerade erst die Diagnose erhalten haben, solche, die austherapiert sind, und solche, die im Moment als geheilt gelten. Es ist erstaunlich, wie viel an Bejahung, an Kraft und Mut ein solches Seminar vermitteln kann. Zum Teil kommen diese Frauen später allein oder mit ihrem Mann für eine Zeit zu uns. Wir können diese Frauen nicht heilen, aber wir können der Krankheit Sinn geben.
- Dann denke ich an die Arztfrau aus dem Dorf unseres Mutterklosters. Eines Tages entdeckte sie einen Knoten in ihrer Brust und bekam die niederschmetternde Diagnose, Brustkrebs, Lymphknotenmetastasen und Lebermetastasen. Sie ist verzweifelt, ihr Mann ein praktischer Arzt noch mehr. Sie hat eine Begleitung von einem Diakon, kommt zum Gespräch ins Kloster, merkt auf einmal, wie das Rosenkranzgebet ihr hilft. Dieses scheinbar eintönige Gebet verschafft ihr Ruhe und Kraft. (Ihre Freundinnen können kaum verstehen, dass so eine topmoderne Frau Rosenkranz betet.) Sie beginnt zu kämpfen und gilt im Moment als geheilt. Zwar weiß sie nicht, wann und ob die Krankheit wieder ausbricht, aber sie kann sagen, ich habe keine Angst mehr vor dem Tod und ich lebe jetzt ganz anders. Ihr Ringen hat sie in einem Buch beschrieben: „Himmel, ich komme später". Wer Rositha gekannt hat und sie heute erlebt, spürt, dass ihr Glaube persönlich geworden und gewachsen ist.
- Ich denke an einen Priester, der müde, enttäuscht und traurig zu uns kam. Wegen Intrigen und Neid von kirchlichen Mitarbeitern musste er die Pfarrstelle wechseln. Er erholte sich erstaunlich schnell, setzte sich da und dort in seiner Auszeit für Kranke und Leidende ein und nach der Auszeit schrieb er in einer E-Mail: „Dass ich wieder Freude am Dienst im Weinberg des Herrn habe, verdanke ich neben Gott auch St. Peter."
- Oder ich denke an eine Frau, die voll im Geschäftsleben drin ist, ihr Mann ist pensioniert (15 Jahre älter). Sie kam zu uns mit einem totalen Burn-out, sagte gleich zu Beginn: „Ich war schon an drei Orten, in einem Wellnesshotel, in einer Rehaklinik und sonst an einem Ferienort. Es hat alles nichts geholfen." Nach zwei Tagen traf ich sie abends im Klostergarten auf einer Bank. Ich setzte mich zu ihr und fragte nach dem Ergehen. Sie antwortete: „Irgendetwas geschieht, ich weiß noch nicht was, aber es verändert sich etwas." Sie war im Gebet dabei, hinten, und ließ es auf sich wirken, aber sie war da. Nach den zwei

Wochen war ihr klar, dass sie einiges in ihrem Leben verändern wollte (weniger Arbeit, dafür einfacher leben etc.). Sie ging froh und gestärkt weg. Ein Jahr später kam sie wieder, betete mit uns und erzählte aber, dass sie außer bei uns, sonst 35 Jahre nicht mehr in der Kirche war. Sie hörte von einer Fußwallfahrt, an der eine Mitschwester teilnehmen wollte. Sie wollte unbedingt mit, trotz Rosenkranzgebet auf der Straße. Am Schlussgottesdienst hatte sie den Eindruck, der Priester predige nur für sie. Sie fand den Weg zum Glauben wieder, beichtete, trat mit ihrem Mann wieder in die Kirche ein und ist glücklich wie nie zuvor.

Das sind nur einige Beispiele. Natürlich gibt es auch Menschen, die sich nicht öffnen, die in ihrem Drehen um sich selber verhaftet bleiben, aber vielleicht ist der Zeitpunkt noch nicht da. Ein junger Mann verließ das Kloster einmal fluchtartig, weil er die Stille nicht aushalten konnte. Das muss nicht endgültig sein.

Unsere Erfahrung ist: Die Menschen hungern nach Ansehen, nach Geborgenheit, nach Aussprache, nach dem Wort Gottes und wissen es oft selber nicht. Sie leiden, liegen darnieder, sehen keinen Sinn mehr in ihrem Leben.

> ❯ **Wir haben Ärzte, wir haben gutes Pflegepersonal, aber haben wir auch genügend Samariter, welche sie zu Jesus führen, zum Arzt der Seelen, zum Heiland, zum Sinn des Lebens.**
> **Ich wünsche Ihnen, dass dies Wort Sie berührt: Gehe hin und tue desgleichen.**

15

Der Wirt in seiner institutionellen und ökonomischen Herausforderung

Vom Gesundheitswesen zur Gesundheitswirtschaft – Auswirkungen für Patienten und Ärzte

Harald Mang

A. Büssing, J. Surzykiewicz, Z. Zimowski (Hrsg.), *Dem Gutes tun, der leidet*,
DOI 10.1007/978-3-662-44279-1_16, © Springer-Verlag Berlin Heidelberg 2015

Die Engländer sind stolz auf ihren staatlichen Gesundheitsdienst NHS und möchten ihn nicht missen, auch wenn sie Monate auf eine Untersuchung oder Operation warten müssen. In Deutschland ist die Situation umgekehrt: Die meisten Menschen sind von der Kompetenz ihres Hausarztes überzeugt und haben freien Zugang zu allen medizinischen Leistungen, in der Regel ohne nennenswerte Wartezeit. Dafür stehen sowohl Patienten als auch Ärzte der Organisation der Gesundheitsversorgung kritisch gegenüber. Das System sei nicht effektiv und zu teuer – „Über-, Unter- und Fehlversorgung" ist in diesem Zusammenhang zu einem stehenden Begriff geworden. Ärzte hätten zu wenig Zeit für den einzelnen Patienten und würden unnötige Operationen vornehmen (Schoen et al. 2007, 2009; Koch et al. 2007). Das deutsche Gesundheitssystem leistet jährlich 18 Millionen Krankenhausbehandlungen und eine halbe Milliarde ambulante Arztbesuche. Dem gegenüber stehen Zehntausende Tote durch Behandlungsfehler und Hunderttausende von Komplikationen und Infektionen im Krankenhaus (Klauber et al. 2014). Kann man da noch von „Qualität" sprechen? Oder sind diese Zahlen „normal", weil es sich nicht um Autofahrer oder Flugzeugpassagiere, sondern um mehrheitlich alte und kranke Menschen handelt? Selbst Experten können diese Fragen nicht kurz und bündig beantworten. Der ehemalige Ärztepräsident Jörg-Dietrich Hoppe sagte in einem Interview: „Das Gesundheitswesen ist sehr komplex. Die Anzahl der Variablen liegt bei mehr als 100, in der Rentenversicherung sind es keine zehn. Insofern ist der Ausdruck Haifischbecken von jemand, der da neu hineinkommt, zunächst nachvollziehbar" (Focus 2002). Komplex bedeutet, dass kein erkennbarer Zusammenhang zwischen Ursache und Wirkung besteht und deshalb keine sicheren Vorhersagen möglich sind. Die Entwicklung des Gesundheitswesens zur Gesundheitswirtschaft und die damit verbundenen Auswirkungen für Patienten und Ärzte werden deshalb – mehr oder weniger isoliert – in den drei Handlungssträngen „Medizin", „Gesundheitspolitik" und „Ärztliche Profession" dargestellt. Das Fazit lautet, dass die medizinische Versorgung nach wie vor personenabhängig ist, auch wenn die Wahrscheinlichkeit, Hilfe, Linderung oder Heilung zu erfahren, deutlich zugenommen hat.

16.1 Historische Entwicklungen in der Medizin

Die Erklärungsmodelle von Gesundheit und Krankheit spiegeln das jeweils vorhandene Wissen bzw. Unwissen ihrer Zeit wider. In historischer Abfolge lassen sich in der menschlichen Frühzeit der auf Geisterglauben gründende Dämonismus, die von ca. 500 v. Chr. bis ins 19. Jahrhundert vorherrschende Humoralpathologie und das bis heute weltweit bestimmende biomedizinische Modell unterscheiden.

16.1.1 Humoralpathologie

Die Humoralpathologie oder Viersäftelehre ist eine medizinische Theorie, die Hippokrates von Kos zur Erklärung allgemeiner Körpervorgänge und als Krankheitskonzept um 400 v. Chr. entwickelte. Die hippokratische Medizin war ein bedeutsamer Fortschritt, weil sie die Ursachen für Krankheit und Gesundheit im Menschen selbst und in dessen Umwelt durch Beobachtung und Erfahrung zu ergründen suchte. Damit schuf sie die Grundlage für eine wissenschaftliche Medizin. Das Modell der Humoralpathologie war zwar überwiegend falsch, in Teilbereichen aber richtig und näher an der Realität als der Dämonismus. Bis heute zutreffend ist z. B. die Vermeidung von Gesundheitsrisiken durch Maßhalten. Die falsche Theorie der Körpersäfte führte zu Behandlungen, die zumeist Schaden und kaum jemals Nutzen stifteten. Die Ableitung eines Überschusses an vermeintlich üblen Körpersäften durch Abführmittel, Schröpfen und Aderlass schädigte und tötete unzählige Menschen. Eine Vielzahl empirisch gewonnener Erkenntnisse in Anatomie und Physiologie förderten zwischen dem 16. und 18. Jahrhundert eine zunehmend mechanistische Sichtweise des menschlichen Körpers, ohne jedoch das Verständnis von Krankheiten und ihre Behandlung entscheidend zu verbessern.

16.1.2 Zellularpathologie

Erst das 19. Jahrhundert brachte Fortschritte in der Diagnose und Therapie vieler Krankheiten vor allem durch die Naturwissenschaften. So wies die Zelltheorie den Weg zur Entwicklung von Histologie und mikroskopischer Pathologie. Der Arzt und Politiker Rudolf Virchow wurde durch seine Lehre, wonach die Zelle der Ort der Erkrankung sei, Vorreiter einer bis heute anerkannten Krankheitstheorie ("Zellularpathologie"). Sie löste endgültig die Humoralpathologie ab.

Beobachtungen und Experimente des Ordenspriesters Gregor Mendel im Bereich der Vererbung führten zu ersten Erkenntnissen in der Genetik. Die in der Biologie formulierte Evolutionstheorie verstärkte das Interesse an vergleichender Anatomie und Physiologie.

16.1.3 Hygiene und Bakteriologie

Ignaz Semmelweis postulierte als Ursache des Kindbettfiebers die mangelnde Hygiene der ärztlichen Geburtshelfer. Aus den Beobachtungen des Chemikers Louis Pasteur über Gärungs- und Fäulnisprozesse entwickelte der britische Mediziner Joseph Lister die bahnbrechenden Grundsätze von Asepsis und Antisepsis. Pasteur und sein deutscher Konkurrent Robert Koch wurden zu Begründern der modernen Bakteriologie und Mikrobiologie. Innerhalb weniger Jahrzehnte fand man die Erreger vieler Krankheiten wie Milzbrand, Diphtherie, Typhus, Cholera, Syphilis, Gonorrhö und Tuberkulose. Zwar konnte die Sterblichkeit an diesen Infektionserkrankungen sowie dem Brechdurchfall der Säuglinge und Kleinkinder durch das ärztliche Handeln damals nicht wesentlich gemindert werden, aber das Prinzip der Asepsis in der Chirurgie hat die Sterblichkeit infolge von Wundinfektionen stark gesenkt. Die Entwicklung der Anästhesie gegen den Widerstand der akademischen Ärzteschaft in der ersten Hälfte des 19. Jahrhunderts war einer der bedeutendsten medizinischen Fortschritte überhaupt.

> ❯ Asepsis und Narkose haben einen spürbaren Beitrag zur Reduktion der Letalität bei operativen Eingriffen geleistet und eine fulminante Entwicklung der Chirurgie ermöglicht.

16.1.4 Weitere Fortschritte

Die Fortschritte der Physik und Chemie ermöglichten neue Erkenntnisse der Physiologie des Nervensystems, der Verdauung, des Herz-Kreislauf-Systems, des Hormonsystems und weiterer Stoffwechselfunktionen. Die Entdeckung der Röntgenstrahlen und der Radioaktivität gegen Ende des 19. Jahrhunderts führten rasch zu diagnostischen und therapeutischen Anwendungen.

16.1.5 Das Jahrhundert der Medizin

Das 20. Jahrhundert wird bisweilen als das "Jahrhundert der Medizin" bezeichnet. Die Medizin wurde um eine Fülle von Entdeckungen und Möglichkeiten bereichert: die Insulinbehandlung (1922), das Elektronenmikroskop (1931), Penicillin (1941), Chlorpromazin, die erste antipsychotisch wirkende Substanz (1950), den Polioimpfstoff (1952), die Entdeckung der DNA-Struktur (1953) und die Computertomografie (1971). Die molekulare Pharmakologie, die in der zweiten Hälfte des 20. Jahrhunderts viele Antibiotika, Rezeptorblocker und Zytostatika hervorbrachte, fand ihre Fortsetzung im 21. Jahrhundert in der Pharmakogenetik.

> ❯ Dennoch ist festzuhalten, dass der im Verlauf der Industrialisierung beobachtete Anstieg der Lebenserwartung bis in die zweite Hälfte des 20. Jahrhunderts hinein in entscheidendem Maße auf einen Rückgang der Kindersterblichkeit zurückzuführen war.

Wesentliche Verbesserungen wurden durch die Eindämmung der Kinderarbeit, Ausweitung der Schulpflicht und Verbesserung der Hygiene (zentrale Trinkwasserversorgung, Kanalisation) sowie der Ernährung (Kalorien, Vitamine, Pasteurisierung) erreicht, wohingegen der Beitrag der Ärzte zu dieser Entwicklung eher gering blieb. Dies macht z. B. die Betrachtung der Kindersterblichkeit an Scharlach, Diphtherie, Keuchhusten und Masern in England deutlich. Der überwiegende Rückgang der Sterblichkeit erfolgte in den Jahren zwischen 1850 und 1940. Aber erst nach 1940 wurden kausal wirksame

Antibiotika und die Impfpflicht gegen Diphtherie eingeführt.

> ❯❯ **So bildeten zwar die mikrobiologischen Entdeckungen des 19. Jahrhunderts die Grundlage für Impfungen und gezielte Arzneimitteltherapie, aber ihre massenwirksame Anwendung gelang erst im 20. Jahrhundert. Vor diesem Hintergrund wird die Diskrepanz zwischen dem Selbstverständnis der ärztlichen Profession und dem daraus abgeleiteten öffentlichen Ansehen einerseits und ihrem faktischen Beitrag zur Senkung der Sterblichkeit andererseits deutlich (Freidson 1979).**

Der Mediziner und Politiker Jens Reich schildert, wie hilflos die Medizin noch vor wenigen Jahrzehnten war: „Als ich 1969 sechs Wochen wegen einer Herzmuskelentzündung in der Charité verbrachte, war ich der Einzige im Krankensaal, der wieder gesund herauskam. Links und rechts von mir lagen junge Menschen, die während meines Aufenthaltes oder bald danach starben. Der eine hatte einen schweren Nierenschaden und war davon erblindet. Der Zweite litt an Leukämie und verblutete nach innen. Der Dritte hatte einen schweren Herzklappenfehler. Seine Lunge war mit Wasser gefüllt. Er kämpfte mit jedem Atemzug gegen die drohende Erstickung. Am Fenster lag ein Säufer mit Leberzirrhose in seinem erbärmlichen Delirium. All diese Menschen, vielleicht mit Ausnahme des Trinkers, würden sich heute weit weniger quälen und nicht sterben müssen" (Reich 2008).

16.1.6 Lebenserwartung steigt

Seitdem hat die Lebenserwartung weiter zugenommen, was sich – bei konstant niedriger Säuglings- und Kindersterblichkeit – nur mit den Errungenschaften der modernen Medizin erklären lässt. Dies belegt auch die Entwicklung der Lebenserwartung in Deutschland während der Teilung und nach der Wiedervereinigung. Bis etwa 1975 unterschied sich die Lebenserwartung in den beiden deutschen Staaten nur wenig. Während sie danach in der ehemaligen Bundesrepublik weiter stieg, blieb die Lebenserwartung in der ehemaligen DDR zu-

rück. Das Auseinanderdriften der Lebenserwartung zwischen Ost- und Westdeutschland betraf sowohl Männer als auch Frauen und betrug 1990 für beide Geschlechter etwa vier Jahre. Mit der Wiedervereinigung und den folgenden politischen, sozialen und wirtschaftlichen Veränderungen in Ostdeutschland begann sich die Kluft in der Lebenserwartung wieder zu schließen. Die Ost-West-Unterschiede bei Männern sind heute gering, bei Frauen ganz verschwunden (Vogt 2013).

Der Einfluss der medizinischen Versorgung als Determinante von Gesundheit und Krankheit ist aber nach wie vor geringer als der von Bildung, Beruf und Einkommen („meritokratische Triade"): „Der Erklärungsanteil des Gesundheitswesens im engeren Sinne an der Veränderung der Lebenserwartung bzw. Mortalität liegt nach zahlreichen nationalen und auch international vergleichenden Studien zwischen 10 % und 40 %" (Sachverständigenrat für die Konzertierte Aktion im Gesundheitswesen 2001). Selbstverständlich lässt sich der Beitrag der Medizin nicht allein an ihrer Fähigkeit messen, die Lebenserwartung zu steigern. Bessere Diagnostik, gezielte Prävention, aber auch die Linderung von Leiden und Schmerzen sind die Hauptgaranten des Ansehens der Ärzteschaft in der Bevölkerung.

16.2 Gesundheitspolitik

Tragende Institutionen der Krankenversorgung waren im Mittelalter zunächst kirchliche Einrichtungen, insbesondere Klöster und Mönchsorden. Christliche Hospitäler waren damals keine Krankenhäuser im heutigen Sinn, sondern in erster Linie Armenpflegehäuser. Da Gesundheit und Krankheit als im Wesentlichen außerhalb des menschlichen Verantwortungsbereiches angesehen wurden, beschränkten sich die Leistungen weitgehend auf die Gewährung von Obdach, Nahrung und geistlichen Beistand. Wohlhabende ließen sich zu Hause versorgen und Ärzte statteten ihnen Hausbesuche ab. Neben der Kirche nahmen sich auch weltliche Orden der Krankenversorgung an.

Mitte des 15. Jahrhunderts nahmen die Bedeutung und damit auch die Fürsorgeaktivitäten der Kirche deutlich ab und die Krankenversorgung verlagerte sich auf städtische Versorgungseinrichtungen. Die Städte hatten sich ab dem 13. und 14. Jahrhundert zu eigenständigen politischen Akteuren entwickelt und bauten ein neue, bürgerliche Gesellschaft auf, zu deren Selbstverständnis auch eine öffentliche Verantwortung für die Versorgung ihrer kranken Mitglieder gehörte. Im Zentrum des öffentlichen Gesundheitswesens standen städtische Spitäler und in einigen Städten auch von der Stadt angestellte Ärzte. Damit waren bereits im ausgehenden Mittelalter die wichtigsten Träger von Einrichtungen des Gesundheitswesens herausgebildet, die noch heute das deutsche Gesundheitssystem prägen. Es sind vor allem Kirchen und Wohlfahrtsverbände – zusammengefasst als „freigemeinnützige" Träger – sowie öffentliche Träger, die den überwiegenden Teil der Krankenhäuser und Heime betreiben.

Ein Meilenstein nicht nur in Bezug auf die soziale Sicherung im Krankheitsfall, sondern vor allem auch wegen der darin enthaltenen grundsätzlichen Anerkennung einer staatlichen Verantwortung für die Versorgung Bedürftiger war das Preußische Landrecht von 1794.

> Dieser Grundsatz findet seine Entsprechung in unserem grundgesetzlich verankerten Sozialstaatsprinzip und in der vorherrschenden Rechtsauffassung von einer Verpflichtung des Staates zur Daseinsvorsorge für seine Bürger, was insbesondere auch die ausreichende Versorgung im Krankheitsfall einschließt (z. B. gesetzliche Krankenversicherung, staatliche Krankenhausplanung).

Das 18. und 19. Jahrhundert war durch einen tiefgreifenden sozialen Wandel geprägt. Der Versicherungsschutz wurde schon vor der Schaffung der Sozialgesetze u. a. auf Arbeiter und Dienstboten ausgeweitet. Gemeinden bildeten „Zwangshilfskassen" für Gesellen und Arbeiter sowie kleine Gewerbetriebe als Vorläufer der Allgemeinen Ortskrankenkassen (AOK). Bis 1996 waren die AOK die einzigen Kassen, die für alle Berufsgruppen offen waren. Im 19. Jahrhundert entstanden die ersten Betriebskrankenkassen. Freiwillige, berufsständisch organisierte und nur von den Mitgliedern finanzierte Kassen wurden zumeist allein durch die Mitglieder verwaltet. Bei betrieblichen Kassen, zu

deren Finanzierung der Arbeitgeber anteilig beitrug, war er auch Teil der Selbstverwaltung – ein Grundsatz, der sich bis heute erhalten hat. An der Selbstverwaltung der Ersatzkassen sind die Arbeitgeber nicht beteiligt, auch wenn sie den Arbeitgeberbetrag zu entrichten haben. Der Beitrag der Arbeitgeber hat eine lange Tradition als Ausdruck der Verantwortung und Fürsorgepflicht des Arbeitgebers gegenüber seinen kranken oder in Not befindlichen Untergebenen bzw. Mitarbeitern.

Die soziale Absicherung bei Krankheit bestand trotz der beschriebenen Entwicklung nur für einen Teil der abhängig Beschäftigten und auch diese waren bei länger anhaltender und schwerer Krankheit nur unzureichend vor Verarmung geschützt. 1874 war nur etwa ein Viertel der etwa 8 Millionen Arbeiter versichert. In der Mitte des 19. Jahrhunderts verschärften sich die sozialen Spannungen, die Arbeiter organisierten sich in der Sozialdemokratischen Partei (Gründung 1869). In dieser Zeit setzten sie ihre Hilfskassen auch für sozialpolitische Ziele ein. Die Politik des 1871 gegründeten Deutschen Kaiserreichs hatte zum Ziel, die Arbeiterbewegung zu entschärfen und die Arbeiterschaft durch Sozialreformen an das Kaiserreich zu binden. So wurden mit dem Sozialistengesetz von 1878 alle sozialdemokratischen und kommunistischen Vereine verboten. Auf der anderen Seite kündigte die sog. Kaiserliche Botschaft von 1881 Maßnahmen zur Verbesserung der sozialen Lage der Arbeiter an und zwar bei Krankheit, Betriebsunfällen, Alter und Invalidität.

> Auch wenn der Hauptbeweggrund für die Schaffung der Sozialversicherung der Erhalt und die Stabilisierung der Monarchie war, wurden im Folgenden Strukturen geschaffen, die sich in ihren Grundideen und ihren Grundzügen bewährt haben. Insbesondere die Leitidee von Solidarität und Gegenseitigkeit hat sich als ein tragendes Prinzip für eine soziale und leistungsfähige gesundheitliche Versorgung aller Bürger erwiesen.

16.2.1 Krankenversicherung

Das Krankenversicherungsgesetz von 1883 führte die Versicherungspflicht für Industriearbeiter und Beschäftigte in Handwerks- und sonstigen Gewerbebetrieben bis zu einer bestimmten Einkommenshöhe ein. Die Einkommensgrenze für die Versicherungsberechtigung sollte die besser gestellten Teile der Bevölkerung aus der Versicherung heraushalten. Während sich die Mitgliedschaft in den Innungs- und Betriebskrankenkassen und den Knappschaftskassen nach der Berufszugehörigkeit richtete, dienten die Ortskrankenkassen der jeweiligen Gemeinde als „Auffangkasse" für diejenigen, die nicht über ihren Beruf einer Kasse zugeordnet waren. Angehörige der nicht versicherungspflichtigen Berufe konnten sich wie zuvor in den freiwilligen Hilfskassen, die den Status von Ersatzkassen erhielten, versichern; dies betraf vor allem Angestellte.

Die Beiträge wurden zu zwei Dritteln von den Arbeitnehmern und zu einem Drittel von den Arbeitgebern entrichtet. In der Selbstverwaltung waren die Arbeitnehmer und Arbeitgeber im entsprechenden Zahlenverhältnis vertreten. Der Leistungskatalog umfasste ärztliche Behandlung, Arzneimittel, Krankenhausbehandlung, Krankengeld ab dem 4. Tag der Arbeitsunfähigkeit, Wöchnerinnenunterstützung und Sterbegeld. Die entstandenen Kosten rechneten Kassen und Leistungserbringer (z. B. Ärzte) direkt miteinander ab (Sachleistungsprinzip). In der Anfangszeit der Sozialversicherung war ein eher geringer Anteil der Bevölkerung versichert. Die Ausdehnung erfolgte schrittweise (z. B. auf die Angestellten) und kontinuierlich auf weitere Bevölkerungsgruppen und war erst in den 1970er-Jahren abgeschlossen. Der Anteil der Versicherten an der Bevölkerung betrug 1911 ca. 11 % und 1913 ca. 25 %. Die Schaffung der Krankenversicherung war die Voraussetzung für die folgende Expansion des Gesundheitswesens. Das Versorgungssystem stand erstmals auf einer abgesicherten materiellen Grundlage, die Zahl der Ärzte stieg von 6000 im Jahr 1885 auf 32.000 im Jahr 1909, die Zahl der Krankenhausbetten stieg von 1877 bis 1913 von 25 auf 69 Betten pro 100.000 Einwohner an. 1913 wurde das Recht der unterschiedlichen Versicherungszweige in der Reichsversicherungsordnung zusammengefasst.

Die Gesundheitspolitik in der Weimarer Republik ist im Abschnitt „Ärztliche Profession" dargestellt.

Die Nationalsozialisten beseitigten sehr bald nach ihrer Machtergreifung am 30. Januar 1933 die Selbstverwaltung in der gesamten Sozialversicherung und wechselten die Angestellten gegen NSDAP-Mitglieder aus. Eigeneinrichtungen der Kassen, wie z. B. Ambulatorien und Selbstabgabestellen für Heilmittel, wurden abgeschafft. Nutznießer hiervon war vor allem die Ärzteschaft, von der sich ein vergleichsweise hoher Anteil bereits vor 1933 zum Nationalsozialismus bekannte. Das Leistungsrecht der GKV wurde in einigen Bereichen weiter ausgebaut (z. B. Mütterfürsorge, Zahnersatz, Ausdehnung der Versicherungspflicht auf weitere Gruppen). 1941 wurde die Krankenversicherung der Rentner eingeführt, finanziert durch Beitragsüberweisungen der Rentenversicherungsträger an die Krankenkassen.

In der Bundesrepublik wurde die von den Nationalsozialisten abgeschaffte Selbstverwaltung wiederhergestellt. Für den Bereich der ambulanten ärztlichen Versorgung erhielten die Kassenärztlichen Vereinigungen mit dem Gesetz über das Kassenarztrecht von 1955 die Aufgaben, die ihnen 1931 zugesprochen worden waren. Die Bedarfsplanung und Zulassungsbeschränkungen wurden mit dem „Kassenarzturteil" des Bundesverfassungsgerichts gestoppt. Die daraus folgende Niederlassungsfreiheit war Voraussetzung für die Ausweitung der Zahl der in der ambulanten Versorgung tätigen Ärzte in den 1970er- und 1980er-Jahren (1960: 79.350/1990: 195.254). Ein weiterer Meilenstein in der Entwicklung der ambulanten ärztlichen Versorgung war die Umstellung von Kopfpauschalen auf die Einzelleistungsvergütung in einer neuen Gebührenordnung von 1965.

16.2.2 Krankenversorgung war unterfinanziert

Die Krankenhausversorgung war in den 1950erund 1960er-Jahren durch Unterfinanzierung gekennzeichnet. Zur Deckung der entstehenden Kosten waren weder die GKV noch die Gemeinden oder Länder verpflichtet. Erforderliche Baumaßnahmen und Modernisierung unterblieben. Dies ging einher mit einem Personalmangel im ärztlichen und pflegerischen Bereich (BT-Drucksache V/4230 vom 19.05.1969).

Die große Koalition aus CDU/CSU und SPD entlastete die GKV durch eine Novellierung des Lohnfortzahlungsgesetzes. Dadurch wurde ab 1970 die Finanzierung der Lohnfortzahlung in den ersten sechs Wochen der Erkrankung von der Krankenversicherung auf die Arbeitgeber übertragen, zugleich entfielen die zuvor geltende vierwöchige Wartezeit vor Anspruch auf Lohnfortzahlung und die drei Karenztage vor Beginn der Lohnfortzahlung. Erst nach Ablauf von sechs Wochen verlagerte sich die Finanzierungsverantwortung auf die Krankenkassen. Dies führte zu einer deutlichen Ausgabenentlastung der GKV, die 1965 noch ca. 25 % ihrer Ausgaben für das Krankengeld aufwenden musste. Anschließend leitete die sozialliberale Koalition die längst überfällige Reform der Krankenhausfinanzierung ein. Das Krankenhausfinanzierungsgesetz (KHG) von 1972 und die auf seiner Grundlage erlassene Bundespflegesatzverordnung (BPflV) von 1973 gewährte den Krankenhäusern einen Anspruch auf Deckung ihrer Selbstkosten und führte die staatliche Krankenhausplanung, die duale Finanzierung sowie den allgemeinen Pflegesatz ein.

Der Ausbau der sozialen Sicherung im Krankheitsfall durch die Einbeziehung weiterer Bevölkerungsgruppen in die gesetzliche Krankenversicherung und die Ausweitung des Leistungskatalogs der GKV währte – vor dem Hintergrund einer wirtschaftlichen Wachstumsphase – nur wenige Jahre von 1969 bis 1975. Die drastische Erhöhung der Weltmarktpreise für Rohöl führte Mitte der 1970er-Jahre zu einer Wirtschaftskrise mit steigender Arbeitslosigkeit, in deren Folge sich die Gesundheitspolitik wandelte. Nicht mehr der Ausbau der Kapazitäten und die Verbesserung der Bedarfsdeckung standen im Mittelpunkt, sondern die Begrenzung der Ausgabenentwicklung in der GKV. Jegliche Ausgabensteigerung – wenige Jahre zuvor noch von einem breiten gesellschaftlichen Konsens getragen und als sozialpolitische Errungenschaft angesehen – wurde nun als bedrohliche „Kostenexplosion" angeprangert. 1977 setzte die nunmehr vier Jahrzehnte dauernde Kostendämpfungspolitik im Gesundheitswesen ein, deren Hauptansatzpunkte Veränderungen an den Vergütungssystemen im ambulanten und stationären Bereich sowie die Ausweitung und Erhöhung von Zuzahlungen der Versicherten waren.

16.2.3 Gesundheitsreform

Das Gesundheitsreformgesetz 1989 war die letzte größere Gesundheitsreform in der alten Bundesrepublik vor der deutschen Wiedervereinigung.

> ❯ Zusammenfassend kann man sagen, dass die wesentlichen Strukturen des Gesundheitswesens über Jahrzehnte weitgehend gleich geblieben waren und sich an den traditionellen Strukturen, insbesondere Bismarcks Sozialgesetzgebung, orientierten.

Die 1977 begonnene Phase der Kostendämpfungspolitik zielte ebenso wie der ab 1982 propagierte „Umbau des Sozialstaats" in erster Linie auf eine Umverteilung von Kosten, nicht aber auf grundlegende Strukturveränderungen. Trotz aller Kritik an der Kostenentwicklung des Gesundheitssystems, galten die Strukturen und Leistungen sowohl in der Politik als auch in der öffentlichen Meinung überwiegend als gut und bewahrenswert. Dazu passt auch, dass in den Einleitungen zu den Entwürfen der meisten Kostendämpfungsgesetze dem deutschen Gesundheitswesen eine im internationalen Vergleich hohe Leistungsfähigkeit und Qualität bescheinigt wurde (z. B. leichter Zugang für alle Bürger, trotzdem keine relevanten Wartelisten).

Als es vor diesem Hintergrund 1990 zur Wiedervereinigung kam, war es aus westdeutscher Sicht keine Frage, dass diese als bewährt angesehenen Strukturen erhalten werden sollten. Ein Mischsystem aus dem vollkommen anders strukturierten Gesundheitswesen der ehemaligen DDR und dem westdeutschen System war zu keiner Zeit ein öffentliches Thema der Gesundheitspolitik. Betrachtet man jedoch die Gesundheitspolitik der letzten Jahre, so kann man in einigen Reformkonzepten Ansätze erkennen, für die es in der DDR Parallelen gab: In den Polikliniken existierte eine Verzahnung von ambulanter und stationärer Behandlung, die Krankenhäuser hatten die Funktion eines Gesundheitszentrums für eine definierte Region und die auf Vorsorge, Früherkennung bis zur Nachsorge angelegte Dispensairebetreuung kann man als Vorläufer der 2002 im vereinten Deutschland eingeführten Disease-Management-Programme betrachten. Allerdings wurde das „Experiment" eines staatlichen sozialistischen Gesundheitswesens mit politischer Unterdrückung, wirtschaftlicher Benachteiligung nichtstaatlicher Einrichtungen und teilweise gravierenden Versorgungsmängeln bezahlt (Simon 2005).

16.2.4 Gesundheitsstrukturgesetz

Angesichts eines GKV-Defizits von 10 Milliarden DM im Jahr 1992 wurde die Gesundheitspolitik im vereinten Deutschland auch weiterhin durch „Kostendämpfungsgesetze" geprägt. Allerdings erfolgten ab 1993 auch ordnungspolitische Eingriffe, die auf strukturelle Veränderungen zielten. Den Einstieg bildete 1993 das Gesundheitsstrukturgesetz dessen wichtigste Regelungen waren:

- Sektorale Budgetierung: Um weitere Beitragssatzerhöhungen zu vermeiden, wurden die Steigerungsraten der Gesamtvergütung für die ambulante ärztliche Versorgung, der Ausgaben für Arzneimittel, Heil- und Hilfsmittel und der Krankenhausbudgets gesetzlich begrenzt (sog. Budgetdeckelung). Sie dürfen auch bis heute noch nicht stärker ansteigen als die beitragspflichtigen Einnahmen der GKV-Mitglieder (Veränderungsrate gem. § 71 SGB V).
- Reform der GKV: Wegfall der bisherigen Beschränkung mehrerer Kassenarten auf bestimmte Versichertengruppen, dafür Einführung des sog. Risikostrukturausgleichs (1994).
- Reform der Krankenhausfinanzierung: Einführung eines neuen Entgeltsystems für Krankenhäuser, bestehend aus Basis- und Abteilungspflegesätzen sowie Fallpauschalen und Sonderentgelten (Bundespflegesatzverordnung 1995).

Dieses erste Fallpauschalensystem war nicht einheitlich (z. B. Vollkostenrechnung auf Istkostenbasis) kalkuliert worden, wurde weder gepflegt noch weiterentwickelt und machte (zusammen mit den Sonderentgelten) neben den Pflegesätzen maximal ein Viertel des Krankenhausbudgets aus, sodass es seine wirtschaftliche Zielrichtung verfehlte und später von einem diagnosebezogenen Fallgruppensystem (diagnosis related groups, DRG) abgelöst wurde, das nun für alle stationären Behandlungsfälle gilt. Mit dem GKV-Gesundheitsreformgesetz

2000 unternahm die neue Regierung den Versuch struktureller Veränderungen im Gesundheitswesen. Das Vorhaben, ein sektorübergreifendes Globalbudget für den ambulanten und stationären Bereich einzuführen, scheiterte jedoch im Gesetzgebungsverfahren.

> ❯ Der innovative Kern der Gesundheitsreform 2000, die Einführung integrierter Versorgungsformen, gelangte zwar in das Gesetz, wurde aber so gut wie nicht in die Praxis umgesetzt. Den Krankenhäusern brachte das GKV-Gesundheitsreformgesetz 2000 die seit 30 Jahren am weitesten reichende Reform überhaupt.

16.2.5 Fallpauschalen und DRG

Das Fallpauschalengesetz im Jahr 2002 und in der Folge zwei Fallpauschalenänderungsgesetze waren notwendig, um diesen Paradigmenwechsel in der Krankenhausfinanzierung umzusetzen. Die mit dem DRG-System verbundenen politischen Ziele wie eine Verkürzung der durchschnittlichen Liegezeit und eine Verlangsamung des Kostenanstiegs in den Krankenhäusern wurden erreicht. Zehn Jahre nach seiner Einführung zeigt sich aber auch, dass einige der ursprünglich propagierten Ziele gar nicht erreichbar sind. Während politikberatende Ökonomen und führende Vertreter der gesetzlichen Krankenversicherung zusammen mit dem Bundesgesundheitsministerium die Kosten der stationären Versorgung durch einen Bettenabbau eindämmen wollten und dafür explizit auch Krankenhausschließungen anstrebten, haben a priori falsche Kostendaten, Konstruktionsfehler des Systems und eine kaum vorhersehbare Entwicklung der ärztlichen Profession zu einer wirtschaftlichen Schieflage der Mehrzahl der deutschen Krankenhäuser geführt.

So leidet der Krankenhausbereich spätestens seit Ende der 1990er-Jahre an einer Unterfinanzierung. Die Krankenhausbudgets waren ab 1993 gedeckelt und mehr oder weniger strikt an die Entwicklung der beitragspflichtigen Einnahmen der Krankenkassenmitglieder gekoppelt. Zudem erfolgten zur Entlastung der Krankenkassen 1997, 1998 und

1999 pauschale Budgetkürzungen und 2003 eine Herabsetzung der Veränderungsrate für die Krankenhäuser auf null („Nullrunde"). In den Istkosten der Krankenhäuser fehlten bei Einführung des DRG-Systems zudem die eingesparten Personalkosten durch Nichteinhaltung des Arbeitszeitgesetzes, Nichtberücksichtigung der ärztlichen Weiterbildung und unbezahlte Überstunden. Vor diesem Hintergrund erscheint es plausibel, davon auszugehen, dass die tatsächlichen Durchschnittskosten im Krankenhausbereich unter dem Niveau lagen, das für eine wirtschaftliche Leistungserbringung angemessen und erforderlich ist.

> **Der systemimmanente Konstruktionsfehler ist untrennbar mit der Festlegung von Vergütungen auf der Höhe von Durchschnittskosten aller Krankenhäuser verbunden. Dies zwingt Krankenhäuser, deren Kosten über dem Durchschnitt liegen, dazu, ihre Kosten zu senken, diese Leistungen nicht mehr anzubieten oder gar zu schließen.**

Gelingt es den Krankenhäusern mit überdurchschnittlichen Kosten, diese auf das Niveau der Vergütung zu senken, und wird danach erneut der Kostendurchschnitt aller verbliebenen Krankenhäuser ermittelt, so führt die Kostensenkung der Kliniken mit zuvor überdurchschnittlichen Kosten zu einer Senkung des Kostendurchschnitts und folglich auch der auf seiner Grundlage neu festgesetzten Vergütung. Diese Kalkulationslogik wiederholt sich im deutschen DRG-System jährlich und führt zu einer Abwärtsspirale von Kosten und Vergütungen, dem sog. Kellertreppeneffekt. Deutschland ist der einzige Staat, in dem DRGs als striktes Preissystem eingesetzt werden. Andere Länder, die DRGs nutzen, verwenden diese nur als ein Instrument neben anderen bei der Budgetbemessung.

Die Einhaltung des Arbeitszeitgesetzes, der Wegfall unbezahlter Mehrarbeit und der Verwaltungsaufwand für das komplizierte und jährlich sich ändernde DRG-System führen seit zehn Jahren zu einem überproportionalen Anstieg der Kosten für den ärztlichen Dienst im Krankenhaus. Ebenfalls hohe Preissteigerungsraten haben die Krankenhäuser für Energie, Informationstechnologie und die Umsetzung gesetzlicher Vorgaben zu verkraften.

Die zentralen Probleme der Krankenhausversorgung liegen gegenwärtig darin, dass die im Rahmen der Krankenhausplanung als bedarfsgerecht und leistungsfähig festgestellten Krankenhäuser nicht in ausreichendem Maße wirtschaftlich gesichert werden. Weder kommt ein Großteil der Länder der Verpflichtung zu einer ausreichenden Förderung notwendiger Investitionen nach, noch gewährleistet das DRG-System allen bedarfsgerechten Krankenhäusern eine hinreichende Finanzierung der laufenden Betriebskosten. Ein Finanzierungssystem, das bedarfsgerechten Krankenhäusern die wirtschaftliche Sicherung verweigert, steht im Gegensatz zum zentralen Ziel staatlicher Krankenhauspolitik, der Sicherstellung einer bedarfsgerechten Versorgung der Bevölkerung mit leistungsfähigen Krankenhäusern (Simon 2013).

16.3   Ärztliche Profession

Nicht in allen Kulturen und zu allen Zeiten bildete die Ärzteschaft eine Profession. Sozialhistorische Analysen haben gezeigt, dass erst ab Mitte des 19. Jahrhunderts von einem Aufstieg der Ärzte in eine Profession die Rede sein kann. Ärztliche Professionalisierung ist somit ein Produkt der Industrialisierungsphase der Moderne, und sie kann angemessen nur in Wechselwirkung mit der Ausweitung eines Marktes für medizinische Dienstleistungen und mit den sozialstaatlichen, auf Gesundheit und Daseinsvorsorge ausgerichteten Angeboten verstanden werden.

Es ist oft beschrieben worden, warum und auf welche Weise die moderne Medizin in Kliniken des frühen 19. Jahrhunderts geboren wurde: Die Entstehung von Nationalstaaten in Europa führte zur Neuorganisation der Heere mit Einrichtung von Militärakademien und Militärhospitälern. Diese boten qualifizierten Chirurgen und Ärzten Beamtenstellen, ermöglichten aufgrund eines relativ homogenen, häufig behandlungsfähigen Krankengutes die systematische Erfahrung, Datenerhebung und -dokumentation an Patienten und sahen überdies den klinischen Unterricht von Medizinstudenten vor.

Mit den Wissens- und Behandlungsfortschritten erhöhten sich auch die Anforderungen an die ärztliche Ausbildung. Prüfungsreglements verlangten von Medizinstudenten neben theoretischen Vorlesungen und klinischem Unterricht auch Kurse im Sezieren, Mikroskopieren und Impfen sowie Praktika (z. B. in der Geburtshilfe). Der Staat kontrollierte Qualität und Dauer der Ausbildung, Prüfungsanforderungen und Zulassung zur professionellen Berufsgruppe (Approbation). Interessanterweise hatten sich in der Zeit zwischen 1850 und 1880 ärztliche Standesorganisationen noch kaum gebildet. Dies änderte sich gegen Ende des Jahrhunderts sehr schnell, als zum einen, trotz Erhöhung der Nachfrage, eine deutliche Konkurrenzsituation unter niedergelassenen Ärzten zu verzeichnen war, und als zum andern die aufstrebenden Krankenkassen die berufliche Autonomie des Ärztestandes einzudämmen begannen.

16.3.1 Ärzte kamen aus der Oberschicht

Bis in die Mitte des 19. Jahrhunderts hinein rekrutierte sich die Klientel niedergelassener Ärzte vorwiegend aus der sozialen Oberschicht. Die Arzt-Patient-Beziehung hatte infolge des geringen sozialen Gefälles und der begrenzten wissenschaftlichen Kompetenz noch nichts von der später konstitutiven Asymmetrie an sich. Im Gegenteil, Ärzte waren häufig von Wünschen und Launen ihrer Patienten abhängig. Anders verlief die Entwicklung in den Spitälern: Sowohl in den tonangebenden Militärkrankenhäusern wie in den Armenhospitälern bildete sich eine Gestalt der Arzt-Patient-Beziehung heraus, die durch autoritative Über-/Unterordnung gekennzeichnet war (paternalistisches Modell der Arzt-Patient-Beziehung). Erst mit dem raschen Fortschreiten der medizinischen Erkenntnisse wandelten sich Struktur und Funktion des Krankenhauses und mit ihnen das Verhältnis der Ärzte zumindest zu jenen Bevölkerungsgruppen, die nunmehr als zahlende, vertraglich gebundene Patienten eine Krankenhausbehandlung aufnahmen.

> ❯ Eine direkte Folge der medizinischen Fortschritte war das Ansteigen des Berufsprestiges der Ärzteschaft in der Öffentlichkeit. Dies galt in erster Linie für den klinisch tätigen, im Krankenhaus arbeitenden Mediziner.

Der medizinische Fortschritt brachte diesbezüglich eine dreifache Änderung:

- Er reduzierte die Sterblichkeit,
- er ermöglichte mehr Heilungen und
- er erreichte, dass die Therapie vieler Krankheiten in kürzerer Zeit erfolgte.

Das Krankenhaus verlor den Charakter des Armenasyls und öffnete sich den besitzenden Schichten als Behandlungsort für akute Krankheiten. Der medizinische Fortschritt rechtfertigte die Begründung kalkulierbarer Geschäftsbeziehungen: Der wohlhabende Patient bezahlte dem Krankenhaus für dessen medizinische Leistungen Geld.

> ❯ Im Krankenhaus entstanden somit zwei Patientenklassen: auf der einen Seite selbstzahlende Bürger, die in einem wesentlich privaten, vertragsähnlichen Verhältnis zum Krankenhaus standen, auf der anderen Seite die alte „Klientel", nämlich arme, auf Unterstützung angewiesene Bevölkerungsgruppen, denen die stellvertretend für die Öffentlichkeit übernommene karitative Zielsetzung des Krankenhauses zugutekam.

Das Krankenhaus wurde auf diese Weise zwei Ansprüchen gerecht: der traditionellen Aufgabe christlicher Fürsorge, und der ärztlichen Forderung nach angemessener Honorierung medizinischer Leistungen und nach einer dem damaligen Wissen entsprechenden Arbeits- und Ausbildungsstätte.

16.3.2 Sozialer Wandel durch medizinischen Fortschritt

Bei den niedergelassenen Ärzten lösten die wissenschaftlichen Fortschritte ebenfalls einen sozialen Wandel größten Ausmaßes aus. Hier begann die staatliche Förderung professioneller Monopolbildung: In dem Maße, in dem das staatliche Interesse an einer qualifizierten und gesunden Bevölkerung wuchs, wurden Hygiene, öffentliches Gesundheitswesen und Krankenbehandlung im Bedarfsfall zu vorrangigen Forderungen der Sozialpolitik. Die wichtigste Folge für die ärztliche Professionalisierung bestand in dem staatlich sanktionierten Definitionsmonopol von Krankheit durch die Ärzte. Dem Arzt war innerhalb der Gesetzlichen Krankenversicherung eine zentrale Machtposition gegenüber dem erkrankten Versicherten zugewiesen: Dieser musste, um Krankengeld beziehen zu können, erst eine Erwerbsunfähigkeitsbescheinigung vorlegen, die nur der Arzt ausstellen konnte; er musste sich in regelmäßigen Abständen wieder beim Arzt vorstellen, und er war gehalten, alle ärztlichen Anordnungen strikt zu befolgen. Seine Machtbefugnisse gegenüber dem Patienten bezahlte der Kassenarzt allerdings mit der Abhängigkeit vom Kassenvorstand, der seinen therapeutischen Handlungsspielraum empfindlich einengen konnte, etwa durch Direktiven zur sparsamen Arzneimittelverordnung und durch die Kontrolle seiner Krankschreibungen. Dieser latente Konflikt sollte zu einem Hauptmoment ärztlicher Standespolitik in den kommenden Jahrzehnten werden.

> ❯❯ Mit der Anhebung und Vereinheitlichung von Standards der ärztlichen Ausbildung (1852), dem gesetzlichen Schutz der Berufsbezeichnung „Arzt" und der Aufhebung der Verpflichtung für Ärzte, Arme unentgeltlich zu behandeln (1869), der Gründung eines Dachverbandes deutscher Ärzte (1873) und dem Krankenversicherungsgesetz (1883) waren wichtige Teilziele der Professionalisierung erreicht.

16.4 Hartmannbund und kassenärztliche Vereinigungen

Ab 1892 durften die Kassen die Zahl der Ärzte für bestimmte Versorgungsbereiche festlegen und mit den (Kassen-)Ärzten Einzelverträge schließen („selektives Kontrahieren"). Die Zahl der Ärzte erhöhte sich in den folgenden Jahren stärker als der Bedarf der Kassen, sodass eine zunehmende Zahl von Ärzten ohne Vertrag blieb. Im Jahr 1900 gründete der Arzt Hermann Hartmann den „Schutzverband der Ärzte Deutschlands zur Wahrung ihrer Standesinteressen", der nach seinem Tod den bis heute gültigen Namen „Hartmannbund – Verband

der Ärzte Deutschlands" erhielt. Die Ärzte waren durch ihren berufsständischen Zusammenschluss gut organisiert und führten in den folgenden Jahren Auseinandersetzungen mit den Kassen um Fragen der Vertragsgestaltung und Vergütung, die zu Ärztestreiks und 1913 zu einer Einigung im „Berliner Abkommen" führten. Die Kernpunkte des Abkommens lauteten: gleichberechtigte Beteiligung der Ärzte an der Zulassung, Einzelverträge nur mit Zustimmung des Vertragsausschusses, Festlegung einer Verhältniszahl für die Bedarfsplanung (ein Arzt pro 1350 Versicherte). Die Beziehung zwischen den Ärzten in der ambulanten Versorgung und den Krankenkassen wurde somit auf eine neue Grundlage gestellt. Das Berliner Abkommen kann als erster Schritt in Richtung einer gemeinsamen Selbstverwaltung von Ärzten und Krankenkassen gesehen werden, an der der Staat allerdings noch nicht beteiligt war. Einige der damals festgelegten Strukturmerkmale, wie Verhältniszahlen, Zulassungs- und Vertragsausschuss gelten bis heute.

Die Weiterentwicklung der Sozialversicherung wurde als Aufgabe in die Weimarer Verfassung aufgenommen. Das Berliner Abkommen war auf zehn Jahre befristet. Die Neuverhandlungen über das 1923 auslaufende Abkommen standen unter den Zeichen von Weltwirtschaftskrise und Inflation. Die Krankenkassen litten unter einem chronischen Defizit und unter Zahlungsschwierigkeiten. Dessen ungeachtet forderten die durch den Hartmannbund gut organisierten Ärzte einen regelmäßigen Inflationsausgleich. Die Verhandlungen scheiterten, sodass sich der Staat genötigt sah, das Berliner Abkommen durch eine Notverordnung zu verlängern und dem Abkommen einen gesetzlichen Charakter gab. Ein neu gegründeter „Reichsausschuss für Ärzte und Krankenkassen" sollte die Beziehungen zwischen den Ärzten und Kassen verbindlich regeln. Die Ärzte sahen sich in der Notverordnung benachteiligt, kündigten ihre Verträge mit den Kassen zum 1. Dezember 1923 und traten in einen landesweiten unbefristeten Streik. Kassenpatienten behandelten sie zu dieser Zeit nur noch gegen Barbezahlung. Die Krankenkassen gründeten daraufhin Ambulatorien, in denen sie ihre Patienten von angestellten Ärzten behandeln ließen. Der Streik dauerte zwei Monate. Im Ergebnis wurde im Jahr 1923 die Zahl der Vertragsärzte erhöht (durch Senkung der Verhältniszahl für die Bedarfsplanung). Weiterhin wurden die Einzelverträge ersetzt durch das bis heute gültige Prinzip der Kollektivverträge, welche im „Reichsausschuss für Ärzte und Krankenkassen" für alle Vertragsärzte geschlossen wurden. Die Vertragsärzte wurden vom Hartmannbund vertreten.

16.4.1 Kassenärztliche Vereinigungen

Im Jahr 1931 wurden die Kassenärztlichen Vereinigungen als Selbstverwaltungsorgane der Vertragsärzte geschaffen.

> Ihre Aufgabe bestand und besteht bis heute darin, die Interessen der Vertragsärzte gegenüber den Krankenkassen zu vertreten, die Gesamtsumme der Honorare von den Krankenkassen entgegenzunehmen und sie an die Vertragsärzte entsprechend der jeweils erbrachten Leistungen zu verteilen. Weiterhin sollen sie die Nützlichkeit und Notwendigkeit der Leistungen ärztlicher Tätigkeit sicherstellen.

Die neu geregelten Vertragsbeziehungen traten durch Notverordnung des Reichspräsidenten vom 8. Dezember 1931 in Kraft. Dem Hartmannbund war es somit gelungen, die Verstaatlichung der medizinischen Versorgung abzuwehren. Er musste dafür aber die Einbindung in ein staatliches Reglement mit den Kassenärztlichen Vereinigungen als Körperschaften öffentlichen Rechts akzeptieren, die mit den Krankenkassen auf gleicher Augenhöhe standen. Folgende Prinzipien, die 1931 in Kraft getreten sind, gelten für die Kassenärztlichen Vereinigungen bis heute: Körperschaft öffentlichen Rechts, Sicherstellungsauftrag für die ambulante ärztliche Versorgung der Kassenmitglieder, Kollektivverträge statt Einzelverträge, Gesamtvergütung (Krankenkassen zahlten Kopfpauschalen an die KV) und freie Arztwahl für die Versicherten (Klemperer 2010).

Unabsehbare Folgen für die Entwicklung der medizinischen Wissenschaft, die weitere Professionalisierung der Ärzteschaft und die demokratisch und gewerkschaftlich orientierte Sozialpolitik hatte die nationalsozialistische Machtergreifung. Innerhalb weniger Monate wurde die gewerkschaftlich orientierte Sozialpolitik in der Krankenversicherung zerschlagen. Linientreue Staatskommissare ersetzten die Selbstverwaltungsorgane. Durch die Gesetzgebung zur Wiederherstellung des Berufsbeamtentums sowie durch ministerielle Verordnungen wurden bereits im Juni 1933 alle jüdischen, aber ebenso auch kommunistischen Kassenärzte und -zahnärzte mit Berufsverbot belegt. Konkret hieß dies, dass ihnen die Berechtigung zur Kassenpraxis entzogen wurde. Auch private Krankenversicherungen unterwarfen sich den neuen Bestimmungen. Innerhalb der ersten zwei Jahre der nationalsozialistischen Zeit emigrierten zwangsweise zwei- bis dreitausend Ärzte, darunter auch hochangesehene „nichtarische" Wissenschaftler. Ganze Wissenschaftsdisziplinen, wie beispielsweise die Psychoanalyse, Psychosomatik, Sozialepidemiologie und Sozialmedizin, wurden mit einem Schlag vernichtet. Auf der anderen Seite waren 1934 bereits etwa 30 % der deutschen Ärzte Mitglieder im nationalsozialistischen Deutschen Ärztebund. Im selben Jahr konnte eine Reichsärztekammer eingesetzt und eine Reichsärzteordnung verabschiedet werden. Ein ganzer akademischer Berufsstand war zum Befehlsempfänger parteipolitischer und staatlicher Instanzen umfunktioniert. Als Belohnung für die praktisch widerstandslose politische Gleichschaltung der verbliebenen Ärzteschaft wurden weitgehende Zugeständnisse an die Verhandlungsmacht der Ärztevereinigungen gegenüber den Kassen, an die Sicherung beruflicher Autonomie, an die Vormachtstellung der niedergelassenen Ärzte im System der medizinischen Versorgung gemacht, um nur einige der auch für die Nachkriegszeit wichtigen standespolitischen Folgen zu nennen.

In der Bundesrepublik wurden nach dem Krieg die Landesärztekammern als Körperschaften des öffentlichen Rechts gegründet, ebenso die juristisch von ihnen getrennten kassenärztlichen Vereinigungen.

> Das Gesetz über das Kassenarztrecht von 1955 sicherte den niedergelassenen Ärzten das Monopol der ambulanten Versorgung (sog. Sicherstellungsauftrag) und bildet noch heute die Basis für die im Vergleich zu andern Ländern starke Vormachtstellung der Kassenärzte in der medizinischen Versorgung.

Kassenzulassung und Kontrolle über die Wirtschaftlichkeit ärztlichen Handelns wurden den kassenärztlichen Vereinigungen übertragen. Ein Therapieverbot für Gesundheitsämter und werksärztliche Dienste sowie die Überweisungspflicht bei Krankenhausaufnahme kamen noch hinzu.

Mit der Verabschiedung der Bundesärzteordnung („Der ärztliche Beruf ist kein Gewerbe; er ist seiner Natur nach ein freier Beruf.") 1961 sowie der Gebührenordnung für Ärzte 1965 war der ärztliche Professionalisierungsprozess auf dem Höhepunkt seiner bis dato hundertjährigen Geschichte angelangt. Berufsprestige, Einkommen und die Ausgestaltung beruflicher Handlungsspielräume, ausdifferenzierte Weiterbildung und verbesserte Fortbildung sowie Steigerung der Nachfrage nach ärztlichen Leistungen bei zugleich begrenztem Angebot sicherten der Berufsgruppe eine besonders privilegierte soziale Stellung. Die nach Einzelleistungen honorierende Gebührenordnung ermöglichte ein lukratives Zusammenspiel von Medizinprodukte-, Medizintechnik- und Pharmaindustrie sowie Ärzten, das zugleich durch eindrucksvolle wissenschaftlich-technische Fortschritte in Diagnostik und Therapie legitimiert wurde (Siegrist 1995).

16.4.2 Berufsordnung

Die (Muster-)Berufsordnung für die in Deutschland tätigen Ärztinnen und Ärzte (Bundesärztekammer 2011) listet die medizinethischen Regeln der ärztlichen Berufsausübung verbindlich auf. Danach zählt die heilberufliche Tätigkeit des Arztes zu den freien Berufen. Ärztinnen und Ärzte sollen nach ihrem Gewissen, den Geboten der ärztlichen Ethik und der Menschlichkeit handeln. Dabei ist der ärztliche Beruf gewissenhaft und zum Wohle der Patientinnen und Patienten auszuüben. Ärztinnen und Ärzte dürfen das Interesse Dritter nicht über das Patientenwohl stellen oder hinsichtlich ihrer ärztlichen Entscheidungen Weisungen von Nichtärzten entgegennehmen. Im Unterschied zur Wirtschaft obliegt den Ärzten die Pflicht, das Patientenwohl über ihre eigenen Interessen zu stellen. Hierdurch begründet sich die ärztliche Weisungsfreiheit am Patienten auch als angestellter Arzt im Krankenhaus oder als Vertragsarzt der gesetzlichen Krankenversiche-

rung. Zwar genießt der Arbeitgeber ein allgemeines Weisungsrecht, zum Beispiel bei der Festlegung der Arbeitsbedingungen, ungeachtet dessen bleibt die ärztliche Weisungsfreiheit jedoch das entscheidende Wesensmerkmal des Arztberufs.

Zusammenfassend können wir festhalten, dass im Laufe einer ausgedehnten, mit der Industrialisierung im 19. Jahrhundert einsetzenden Entwicklung alle Merkmale des Professionalisierungsprozesses (Selbstverwaltung, wissenschaftliche Ausbildung, Zulassungsverfahren, Autonomie und Monopol) von der Ärzteschaft erfüllt worden sind. Es gibt kaum eine Berufsgruppe, die auch heute noch in so weitgehendem Maße in der Lage ist, berufliche Autonomie auszuüben, d. h. Inhalt, Qualität und Quantität der geleisteten Arbeit selbst zu gestalten. Es gibt allerdings auch wenige Berufsgruppen, deren Legitimation in so starkem Maße von der Erfüllung von Fort- und Weiterbildungsstandards abhängig ist.

Literatur

Bundesärztekammer (Muster-)Berufsordnung für die in Deutschland tätigen Ärztinnen und Ärzte. http://www.bundesaerztekammer.de/page.asp?his=1.100.1143 (Erstellt: 2011). Zugegriffen: 28.02.2014

Freidson E (1979) Der Ärztestand. Berufs- und wissenschaftssoziologische Durchleuchtung einer Profession. Ferdinand Enke Verlag, Stuttgart, S 278–296

Klauber J, Geraedts M, Friedrich J, Wasem J (Hrsg) (2014) Krankenhaus-Report 2014: Schwerpunkt: Patientensicherheit. Schattauer, Stuttgart

Klemperer D (2010) Sozialmedizin – Public Health. Verlag Hans Huber, Bern, S. 245–247

Koch K, Gehrmann U, Sawicki PT (2007) Primärärztliche Versorgung in Deutschland im internationalen Vergleich. Ergebnisse einer strukturvalidierten Ärztebefragung. Dtsch Arztebl 104:A2584–A2591

Mayker KM (2002) Deutschland: „Brutaler Machtkampf". FOCUS Magazin, Nr. 33 (2002) http://www.focus.de/politik/deutschland/deutschland-brutaler-machtkampf_aid_203833.html

Reich J: Leben und Vergehen. Die Medizin hat Wunder vollbracht. Aber auf drei zentrale Fragen hat sie noch keine Antwort: nach dem unvollkommenen Körper, dem Alter und dem Tod, in DIE ZEIT 13/2008 vom 18.3.2008. S. 38. www.zeit.de/2008/13/Edi-Reich-Nachwort

Sachverständigenrat für die Konzertierte Aktion im Gesundheitswesen: Gutachten 2001 Bedarfsgerechtigkeit und Wirtschaftlichkeit, Band I, Zielbildung, Prävention, Nutzerorientierung und Partizipation. Deutscher Bundestag: Drucksache 14/5660, S. 65.

Schoen C, Osborn R, Doty MM, Bishop M, Peugh J, Murukutla N (2007) Toward higher-performance health systems: adults'health care experiences in seven countries. Health Affairs 26:717–734

Schoen C, Osborn R, How SKH, Doty MM, Peugh J (2008) In Chronic Condition: Experiences of Patients with Complex Health Care Needs. In: Eight Countries. Health Affairs, Bd. 28., S w1–w16

Siegrist J (1995) Medizinische Soziologie. Urban & Schwarzenberg, München, S 231–232

Simon M (2005) Das Gesundheitswesen in Deutschland. Verlag Hans Huber, Bern, S 14–45

Simon M (2013) Das deutsche DRG-System. Grundsätzliche Konstruktionsfehler. Dtsch Arztebl 110:A1782–A1786

Vogt T (2013) Längeres Leben dank Mauerfall. Demografische Forschung aus erster Hand 10(2):4

16

Zwischen Nächstenliebe, Sozialstaat und ökonomischen Zwängen. Die kirchliche Sorge um den kranken Menschen im Spannungsfeld aktueller Herausforderungen

Peter Fonk

A. Büssing, J. Surzykiewicz, Z. Zimowski (Hrsg.), *Dem Gutes tun, der leidet*,
DOI 10.1007/978-3-662-44279-1_17, © Springer-Verlag Berlin Heidelberg 2015

Das Gebot der Nächstenliebe gehört so selbstverständlich und grundlegend zum Wesen des Christentums, dass es nicht wenigen als die Religion der Nächstenliebe schlechthin gilt. Wenngleich es sicher eine überzogene Schlussfolgerung wäre, die Praxis der Nächstenliebe als allein dem Christentum vorbehalten zu behaupten, beansprucht sie zweifelsohne eine Spitzenstellung, die sie in die unmittelbare Nähe des Zentralgebotes der Gottesliebe rückt und untrennbar mit diesem verbindet. Gottesliebe erweist sich in dem Maße als glaubwürdig, in dem sie erfahrbar und als Nächstenliebe konkret wird. Als Spitzentext, der diesen Kern christlicher Orthopraxie geradezu exemplarisch verdeutlicht, gilt zu Recht das Gleichnis vom barmherzigen Samariter:

„Der Gesetzeslehrer wollte seine Frage rechtfertigen und sagte zu Jesus: ‚Und wer ist mein Nächster?‘ Darauf antwortete ihm Jesus:

‚Ein Mann ging von Jerusalem nach Jericho hinab und wurde von Räubern überfallen. Sie plünderten ihn aus und schlugen ihn nieder; dann gingen sie weg und ließen ihn halbtot liegen. Zufällig kam ein Priester denselben Weg herab; er sah ihn und ging weiter. Auch ein Levit kam zu der Stelle; er sah ihn und ging weiter. Dann kam ein Mann aus Samarien, der auf der Reise war. Als er ihn sah, hatte er Mitleid, ging zu ihm hin, goss Öl und Wein auf seine Wunden und verband sie. Dann hob er ihn auf sein Reittier, brachte ihn zu einer Herberge und sorgte für ihn. Am andern Morgen holte er zwei Denare hervor, gab sie dem Wirt und sagte: Sorge für ihn, und wenn du mehr für ihn brauchst, werde ich es dir bezahlen, wenn ich wiederkomme.

Was meinst du: Wer von diesen dreien hat sich als der Nächste dessen erwiesen, der von den Räubern überfallen wurde?‘ Der Gesetzeslehrer antwortete: ‚Der, der barmherzig an ihm gehandelt hat.‘ Da sagte Jesus zu ihm: ‚Dann geh und handle genauso!‘“ (Lk 10,29–37)

Der ethische Anspruch des Samaritergleichnisses wurde in der christlichen Tradition vorrangig in seiner Bedeutung für die diakonische Praxis verstanden und als Vorbild für die Praxis sowohl des einzelnen Christen als auch der Kirche gesehen. Als Explikation des Nächstenliebegebotes bietet es sich für eine theologische Grundlegung karitativer Diakonie geradezu an.

❯ Schon in der Zeit der Kirchenväter wurde aus der Sicht der heidnischen Umwelt als eines der identitätsstiftenden Merkmale und Erweis für die Glaubwürdigkeit der damals noch jungen Religion der karitative bzw. diakonische Dienst der Christen an den Armen, Kranken und Notleidenden wahrgenommen, allgemein gesagt: ihr Einsatz für diejenigen, die sonst keine Lobby hatten und um die sich keiner kümmerte.

17.1 Eine Nebenrolle, die zeitweilig zur Hauptrolle wird

Die Auslegungsgeschichte des Samaritergleichnisses führt bis hin zum Selbstverständnis und Aufgabenfeld karitativer Diakonie. Ihr Thema sind nicht in einem entgrenzten und damit vagen Sinne *alle Menschen*, sondern primär *Not leidende Menschen*. Es ist weder der Gesetzeslehrer noch der helfend Handelnde, der bestimmt, ob sich jemand als Nächster erweist. Die Antwort kann allein aus der Perspektive des Notleidenden erfolgen. Wenn das Samaritergleichnis – jenseits simplifizierender Übertragungen auf die aktuellen Herausforderungen unserer Zeit in Politik, Gesellschaft und Kirche, von denen noch die Rede sein wird – als Urbild christlicher Diakonie gelesen werden kann, darf man von ihm mit guten Gründen auch Hinweise für eine diakonische Solidaritätspraxis erwarten. Das legt sich aus der Schlussfrage Jesu an den Gesetzeslehrer nahe: „Wer von diesen dreien hat sich als der Nächste dessen erwiesen, der von den Räubern überfallen wurde?“

17.1.1 Der Wirt

Das Handeln des Samariters und seine Beispiel gebende Rolle im Blick auf das karitative Handeln der Kirche sind schon oft Gegenstand theologisch-ethischer Reflexion gewesen.

Aber auch die Rolle des Wirtes verdient es, näher in den Blick genommen zu werden.

Sie ist in zweifacher Hinsicht aufschlussreich.

Zum einen wird an seiner Funktion deutlich, dass der Samariter die Hilfebeziehung nicht unbegrenzt aufrechterhält, sondern an dem Punkt, der die Begrenztheit seiner eigenen Kapazitäten erkennbar macht, die Betreuung des Hilfsbedürftigen an einen – wenn man so will – professionellen Helfer delegiert. Die Übergabe der Sorgepflicht an den Wirt, darauf macht Herbert Haslinger zu Recht aufmerksam, enthält die wichtige Lehre, dass Solidarisierung, „wenn sie denn eine Praxisqualität der Diakonie sein soll, die richtige Balance zwischen der Nähe emotionalen Berührtwerdens und der Distanz zu sachlicher Nüchternheit braucht. Zu dieser Balance gehört auch die Kunst des rechtzeitigen Heraustretens aus Hilfebeziehungen, die Wahrnehmung von ,Exit-Optionen' … Der Samariter signalisiert beim Wirt, dass sein eigenes Leben weitergeht und weitergehen muss. Aus der Hilfebeziehung ist keine Beziehung geworden, in der die beiden, Hilfebedürftiger und Helfender, auf Gedeih und Verderb aneinander gebunden wären. Sie entlassen einander dazu, das je eigene Leben zu führen" (Haslinger 2009, S. 380 f.; vgl. Pompey und Roß 1998, S. 312–314).

Zum anderen bringt die Erwähnung des Geldbetrags, den der Samariter dem Wirt für die Pflege aushändigte, eine neue Dimension ins Spiel. Es geht in der Pflege des kranken und verletzten Mannes auch um die Frage ausreichender finanzieller Mittel, die zur Verfügung stehen müssen. Es scheint geradezu selbstverständlich zu sein, dass der Samariter dem Wirt einen Geldbetrag zu treuen Händen überreicht, der nach damaligen Maßstäben dem doppelten Tageslohn eines Arbeiters entsprach, ebenso selbstverständlich auch, dass diese nicht gerade geringe Summe kein Budget darstellte, mit dem der Wirt auf jeden Fall auskommen musste. Im Gegenteil. Bei Bedarf hätte der Betrag auch aufgestockt werden können.

17.1.2 Gleichnis und Gegenwart

Natürlich kann eine Erzählung wie diese die Fantasie anregen und zu Direktvergleichen mit den Kontexten verführen, in denen die Pflege kranker Menschen heute stattfindet. Jede Leiterin, jeder Leiter eines Krankenhauses oder einer Einrichtung zur Betreuung von Menschen, deren Autarkie stark eingeschränkt ist, würde eine solche Situation herbeisehnen, in der die Bereitstellung ökonomischer

Ressourcen zumindest weniger restriktiv gehandhabt würde.

Aber solche Direktvergleiche unter Absehung von allen geschichtlichen Veränderungen erweisen sich spätestens auf den zweiten Blick als kurzschlüssig und sind daher wenig hilfreich. Die lapidare Feststellung, dass der Samariter kein Pfleger oder Arzt sei und die Herberge kein Krankenhaus, zeigt sehr deutlich die Grenze zwischen individueller Verantwortung und institutioneller Zuständigkeit auf. Was zur Zeit Jesu noch am Beispiel individualethischer Einstellungen demonstriert werden konnte, lässt sich nicht unmittelbar auf die aktuellen Herausforderungen unserer Gegenwart anwenden. Denn diese sind in weitaus komplexere und aus der Perspektive des Einzelnen nur schwer zu überblickende strukturelle Zusammenhänge eingebunden.

17.1.3 Wohlfahrtsverbände

Wenn man – wie etwa Karl Gabriel, der in diesem Punkt die Sichtweise von Oswald von Nell-Breuning teilt – die organisierte Caritas als längst institutionalisierte Nachfolgerin und eine der wichtigsten Repräsentantinnen „neuer Subsidiarität" einstuft (vgl. Gabriel 1996, S. 34), kommt ihr in der gesellschaftlichen Struktur unseres Landes eine intermediäre Stellung zu. Diese Ortsbestimmung teilt sie weitgehend mit den fünf übrigen Trägern der freien Wohlfahrtspflege: Außer dem Diakonischen Werk sind das Arbeiterwohlfahrt, Deutscher Paritätischer Wohlfahrtsverband und Zentralwohlfahrtsstelle der Juden in Deutschland. Eine gewisse Sonderstellung nehmen die beiden kirchlichen Wohlfahrtsverbände Caritas und Diakonie ein. Das gilt entsprechend auch für die Zentralwohlfahrtsstelle der Juden in Deutschland. Sie unterscheiden sich von den übrigen Wohlfahrtsverbänden dadurch, dass sie eine institutionelle Bindung an die jeweilige Religionsgemeinschaft haben. Wenngleich der rechtliche Status des Caritasverbandes immer wieder Anlass zu Diskussionen gibt, weil er aus staatskirchenrechtlicher Sicht als Teil der katholischen Kirche gilt, nach kanonischem Recht als private Laienvereinigung ohne kirchliche Rechtspersönlichkeit und nach bürgerlichem Recht als eingetragener Verein (vgl. Ebertz 1996, S. 44), sodass eine endgültige Klärung seines kirchenrechtlichen Status einstweilen noch aussteht (Pompey 2007, S. 101), braucht diese Frage hier nicht weiter vertieft zu werden.

> **Wichtig ist in diesem Zusammenhang vielmehr, dass die intermediäre Stellung, die alle freien Wohlfahrtsverbände miteinander teilen, in der Herausforderung besteht, eine teilweise dramatische Zerreißprobe zwischen Staat, Markt, sozialer Selbsthilfe und – im Falle der christlichen Verbände – Kirche zu bestehen.**

Das Attribut *frei* impliziert deshalb keineswegs die Freiheit von weltanschaulicher oder religiöser Bindung, sondern ist als Synonym von nicht staatlich, nicht kommunal, also nicht öffentlich organisiert zu verstehen. Der Grund, Wohlfahrtspflege zu betreiben, liegt im Fall der christlichen Wohlfahrtsverbände gerade im Gebot der Nächstenliebe begründet. In welcher Weise dieses zentrale Gebot konkret eingelöst wird, lässt sich bereits am Adressatenkreis ablesen. Die Organisation des Caritasverbandes wird ja nicht um seiner selbst willen oder um des Gewinnstrebens wegen betrieben, sondern um jenen Menschen Hilfe zu geben, die in Not sind und sich selbst nicht helfen können:

Entsprechend den Adressaten können unterschieden werden:

- „Hilfe für Kinder und Jugendliche durch Erziehungs- und Erholungsmaßnahmen, pflegerische und sozialpädagogische Dienste, Beratung und Bildung in Kinderkrippen, Heimen für Mutter und Kind, Kindertagesstätten, Kindergärten, Kinderhorten, Erziehungsheimen und Jugendwohnheimen,
- Hilfe für behinderte Menschen durch medizinische, psychologische, pädagogische und pflegerische Maßnahmen in Berufsbildungswerken (für jugendliche Behinderte), Berufsförderungswerken (für erwachsene Behinderte), Tagesstätten, Werkstätten und Wohnheimen,
- Hilfe für kranke Menschen durch medizinische, psychologische und pflegerische Dienste in Krankenhäusern, Kurkliniken, Sanatorien, Pflegestationen und Pflegeheimen,
- Hilfe für alte Menschen durch medizinische und pflegerische Dienste, Beratung und Erholung in Tagesstätten, Alten- und Pflegeheimen sowie Altenwohnheimen,
- Daneben bestehen Beratungsstellen für Familien, arme und verschuldete Menschen, Suchtkranke, Ausländer, Zivildienstleistende usw. und mobile Dienste wie Essen auf Rädern, Pflegedienste für behinderte, kranke und alte Menschen, soziale Dienste für Alleinlebende und Wohnungslose, Sozialstationen und Rettungsdienste"(Eichhorn 1996, S. 208 f.).

17.2 Zwischen Ökonomisierung und Nächstenliebe. Anmerkungen zu aktuellen Herausforderungen

Die Betrachtung des breit gefächerten Adressatenkreises zeigt, dass die verbandlich organisierte Caritas ihren Dienst am Menschen schon längst institutionalisiert und professionalisiert hat, einerseits, um ihn in festen Strukturen auf Dauer zu stellen und zuverlässig auszuüben, andererseits, um sich in einer Gesellschaft zu positionieren, die geprägt ist von ungleich größerer Komplexität, zunehmender Ökonomisierung und einer paradoxen Gleichzeitigkeit von gesetzlicher Reglementierung in einigen Kultursachbereichen, zugleich aber auch einer Deregulierung der Märkte, die auch vor dem Wohlfahrts- und Gesundheitswesen nicht haltmacht und dazu führt, dass immer mehr freie Anbieter auf den „Markt" drängen und in einem knallharten Wettbewerb die etablierten Anbieter mit Dumpingpreisen zu verdrängen suchen.

> **Das gilt somit auch für den Bereich der Kliniken und Pflegeeinrichtungen. Von den fast 500.000 hauptamtlichen Mitarbeitern des DCV ist der größte Teil in der sogenannten Gesundheitshilfe, also auch in Kliniken bzw. Krankenhäusern, beschäftigt und nicht etwa in Einrichtungen der Jugendhilfe und der Behindertenhilfe.**

17.2.1 Effizienz und Arbeitsbelastung steigen

Die eingangs erwähnte intermediäre Stellung hatte zur Folge, dass die vielfältigen Reformen in der Gesundheits- und Sozialpolitik der letzten Jahrzehnte auch die Einrichtungen in kirchlicher Trägerschaft nicht verschont haben.

Vor dem Hintergrund einer politisch gewollten Ökonomisierung des Gesundheitswesens haben die deutschen Krankenhäuser und Kliniken in den letzten Jahren ihre Effizienz wesentlich gesteigert. Im Bereich der Krankenhausversorgung wird diese Entwicklung an einer zunehmenden Marktkonzentration sowie an dem im Jahr 2000 eingeführten DRG[1]-Fallpauschalensystem sichtbar. Gleichzeitig wurde das Pflegepersonal in den Krankenhäusern bis zum Jahr 2008 um 14 % reduziert (Tendenz inzwischen wieder leicht steigend).

> ❯ **An einem konkreten Beispiel verdeutlicht heißt das: Es ist u. U. weitaus einfacher, die Anschaffungskosten für ein teures Hightechgerät bewilligt zu bekommen als die Einstellung einer zusätzlichen Pflegekraft.**

Für diejenigen, die in der Situation eines als chronisch zu diagnostizierenden Mangels an Pflegekräften weiterhin mit großem Idealismus ihren Beruf ausüben, werden die Auswirkungen am eigenen Leib immer mehr spürbar. Angesichts einer weiter steigenden Zunahme an Pflegebedürftigen und deren steigenden Ansprüche an die Qualität und Professionalität der Pflege ist nach zuverlässigen Untersuchungen mittlerweile jeder fünfte als hoch belastet einzustufen (Deutsches Institut für angewandte Pflegeforschung e. V., Pflege-Thermometer 2009, S. 59 f., zit. Nach Baumgartner et al. 2011, S. 23). Eine der möglichen Konsequenzen dieser Situation besteht darin, dass jede vierte Pflegekraft eine Reduzierung der Arbeitszeit anstrebt. Das bedeutet allerdings auch eine Mehrbelastung für die anderen; d. h. 40 % der Befragten haben zwischen 46 und 70 Überstunden erbracht. Arbeitsverdichtung, wachsender Zeit- und Leistungsdruck spiegeln sich

aber nicht nur in den körperlichen, sondern nicht minder in den psychischen Belastungen wider, sodass Pflegeberufe in Deutschland inzwischen zu den potenziellen Aussteigerberufen gehören.

Gleichzeitig ist der Vorrang der freien Wohlfahrtspflege sozialpolitisch aufgelockert worden, weil Privatisierung und Marktorientierung vielerorts als Zauberformel verwendet und als Ausweg aus der Kostenfalle angesehen werden. So war vorhersehbar, dass erwerbswirtschaftliche Pflegedienste in Konkurrenz zu gemeinnützigen Dienstleistern treten würden.

> ❯ **Diese Entwicklung führt zur Herausbildung eines neuen „Marktes" in Bereichen, die man traditionell der christlichen Nächstenliebe und Barmherzigkeit vorbehalten glaubte und in einer säkularisierten Namensgebung als Non-Profit-Bereiche bezeichnete.**

17.3 Herausforderungen für kirchliche Gesundheitseinrichtungen

Ein klärendes Wort ist an dieser Stelle vonnöten. Die Frage, ob unser Gesundheitswesen bzw. die freie Wohlfahrtspflege den Markt zulassen soll oder nicht, ist von den sozialpolitischen Entscheidungen und Entwicklungen längst überholt worden. Heute steht sie vor der Aufgabe, sich am Markt so zu verorten, dass der Platz, den sie einnimmt, ihrem Selbstverständnis auch entspricht und sich zuallererst am Wohl des Menschen orientiert.

Nicht wenige Kliniken und Pflegeeinrichtungen in Deutschland befinden sich in kirchlicher Trägerschaft. Auch sie können sich den tief greifenden Reformen nicht verschließen, wenn sie ihren Anspruch an eine medizinisch, pflegerisch und menschlich umfassende karitative Diakonie für Kranke, Alte, Behinderte und In-Not-Geratene aufrechterhalten wollen. Diese Herausforderung können sie aber nur erfolgreich meistern, wenn sie sich als Organisation professionell aufstellen. Zu Recht stellt deshalb Heinrich Pompey fest: „Unstrukturiertes, wahlloses Helfen verfehlt seine Wirkung. Eine rein spontane Caritas bündelt nicht die Kräfte und entwickelt keine Handlungsprioritäten. Trotz der

---

1   Diagnostic Related Groups = DRG: Diagnosebezogene Fallgruppen.

caritativen Pflichten des Einzelnen wie der Kirche insgesamt müssen entsprechende Organisationen gebildet werden. Die Organisatoren wiederum sind zu einem qualitätsbezogenen Management, zur effizienten ökonomischen Verwaltung der Mittel, zur juristisch kompetenten Steuerung der sozialen oder pflegerischen Arbeit, etc. zu befähigen" (Pompey 2007, S. 96).

Die Tatsache, dass sich unsere Krankenhäuser und Pflegeeinrichtungen den Folgen der vielfältigen Reformen, die unseren Sozialstaat erkennbar verändert haben, nicht versperren können, muss aber keineswegs das Ende einer langen Ära ursprünglich christlich inspirierter Krankenpflege und Gesundheitsfürsorge einläuten. Doch die Werthaltungen, in denen christlich-humanes Engagement verwurzelt ist, können heute nicht einfach von den Gesetzen des Marktes abgelöst werden. Derartig vereinfachende Alternativen verstellen nur den Blick auf die Wirklichkeit; denn die gesellschaftlichen und marktwirtschaftlichen Zusammenhänge sind weitaus komplexer, als es konstruierte Gegensatzpaare wie Markt oder Moral, Gewinn oder Gewissen, Profit oder Nächstenliebe suggerieren (vgl. hierzu Haslinger 2009, Abschn. 3.3.3.6 Das Ökonomisierungsdilemma, S. 160–161).

Die Übertragung der modischen Begriffe des Kunden und des Marktes auf den Bereich der Kliniken und Pflegeeinrichtungen kann jedoch irreführend sein. Im Bereich der sozialen Dienstleistungen entspricht das Verhältnis von Patient/Klient und Leistungserbringer nur in Teilen den marktüblichen Bedingungen. Der Patient/Klient ist eben kein Kunde im streng ökonomischen Sinn.

Wie sonst wären die mahnenden und warnenden Worte von Altbundespräsident Johannes Rau anlässlich der Eröffnung des 107. Deutschen Ärztetages 2004 in Bremen zu verstehen:

„Gesundheit ist ein hohes Gut, aber sie ist keine Ware – Ärzte sind keine Anbieter, Patienten keine Kunden. Die medizinische Versorgung darf nicht auf eine Dienstleistung reduziert werden."

Das liegt wesentlich daran, dass den Adressaten sozialer Dienstleistungen in der Regel ein wesentliches Merkmal fehlt, das im Kontext der Ökonomie als Kundensouveränität bezeichnet wird. Oft fehlt den Patienten resp. Klienten die Einsicht in die Notwendigkeit bestimmter Maßnahmen; ein de-

menzieller Klient oder ein alter Mensch, der einen Schlaganfall erlitten hat, dürfte kaum noch in der Lage sein, sich in seiner kritischen und von ihm und seinen Angehörigen als extrem belastend empfundenen Situation einen Überblick über das Angebot unter sozialen Dienstleistungen zu verschaffen und nach einem rationalen Vergleich zu einer ausgewogenen Entscheidung zu kommen. Schließlich ist es für einen Menschen, der einmal dauerhaft in ein Pflegeheim aufgenommen wurde, praktisch kaum noch möglich, wieder auszuziehen und sich in eine andere Einrichtung zu begeben.

Das gilt genauso für den Bereich der Kliniken und Krankenhäuser; denn dem ärztlichen Selbstverständnis nach ist der Kranke zuallererst Patient, das heißt ein Mensch, der sich selbst nicht zu helfen weiß und deshalb fachkundiger ärztlicher Hilfe bedarf – und zwar deshalb, weil das im Namen der Gerechtigkeit seiner Würde als Mensch geschuldet ist.

17.3.1 Christliches Menschenbild als Wettbewerbsvorteil

Dennoch ist es sinnvoll, auch im Bereich des Gesundheitswesens einen zentralen Mechanismus des Marktes, den Wettbewerb, nicht von vornherein zu verteufeln. In Analogie zum üblichen Verständnis dessen, was Wettbewerb ausmacht – nämlich durch die Qualität der erbrachten Leistungen und das Hervorstechen bestimmter Alleinstellungsmerkmale den Kunden zu gewinnen –, sollten insbesondere kirchliche Träger von Krankenhäusern und Pflegeeinrichtungen einen signifikanten Mehrwert ins Feld führen können: die Orientierung am christlichen Menschenbild. Die entschiedene christliche Profilbildung der kirchlichen Einrichtungen könnte zum tragfähigsten Fundament ihrer Zukunftssicherung – auch im Sinne einer klaren Marktpositionierung – werden.

❯ **Gerade im Bereich der Gesundheitsfürsorge und der sozialen Dienstleistungen kann die Orientierung am christlichen Menschenbild in Form der Spiritual Care eine Attraktivität entfalten, die selbst diejenigen noch erreicht, die man zumindest nicht im traditionellen Sinn**

als religiös oder gar als kirchlich gebunden bezeichnen würde (vgl. hierzu Pompey 1999; Roser 2007, S. 229–289[2]).

Für die Motivation der Mitarbeiter, der hauptamtlichen wie der ehrenamtlichen, und deren qualifiziertes Engagement ist das Bewusstsein von der gelebten Teilhabe an der Menschenliebe Gottes nicht unwesentlich. Inkarnationstheologisch gesprochen wird diese Partizipation inspiriert vom Wort und Beispiel Jesu Christi, der aus der Kraft der vorgängig von Gott erfahrenen Liebe den Leidenden beistand und bereit war, sein Leben, seine Lebenserfahrungen und Lebenschancen mit den Ausgegrenzten, Betrübten, Bedrängten, Armen und Kranken zu teilen (vgl. Pompey 2007, S. 103).

Deshalb ist es unverzichtbar, dass in Caritas und Diakonie jene Werte im Vordergrund stehen, die Ausgangspunkt ihrer Tätigkeit waren. Im Zentrum der christlichen Botschaft stand von jeher eine Bereitschaft, wie sie Peter Eichhorn in Erinnerung ruft und nachdrücklich einfordert: „…, Not leidenden oder gefährdeten Mitmenschen selbstlos zu helfen und für sie körperlich und seelisch zu sorgen. Diese Sinn gebende und wertvolle Arbeit leistet humanitäre Beiträge zur sozialen Gerechtigkeit, zur Integration von Randgruppen bzw. zur Vorbeugung sozialer Ausgrenzung … Das weltanschauliche Profil gilt es zu betonen, denn es bietet die Identifikation der Akteure und Adressaten mit ihrer Einrichtung bzw. ihrem Dienst und das wesentliche Unterscheidungsmerkmal gegenüber öffentlichen und privat-kommerziellen Konkurrenten … Für die freie Wohlfahrtspflege stellt sich die schwierige Aufgabe, mit diesem Selbstverständnis den marktwirtschaftlichen Herausforderungen durch den Einsatz be-

triebswirtschaftlicher Methoden zu begegnen" (Eichhorn 1996, S. 213).

17.3.2 Gebot der Wirtschaftlichkeit

Darüber hinaus aber gilt das Gebot der Wirtschaftlichkeit auch für jeden Träger eines Krankenhauses oder einer Pflegeeinrichtung der freien Wohlfahrtspflege. Es ist nicht nur ein lästiger Sachzwang, den man ungestraft nicht ignorieren kann, sondern entspricht der ethischen Verantwortung. Damit ist keineswegs schon entschieden, *wie* und *in welchem Umfang* in diesem Bereich das Gebot der Wirtschaftlichkeit in angemessener Form zu beachten ist. Es kann durchaus schon ein wirtschaftlicher Erfolg sein, möglichst kleine rote Zahlen oder eine sogenannte schwarze Null zu schreiben.

In jedem Falle aber gilt, dass der Leiter einer Klinik oder einer sozialen Einrichtung, der nicht auch wirtschaftliche Interessen im Blick hat, seine Einrichtung über kurz oder lang an den Rand des Ruins führen würde.

In einem Satz gesagt: Nur wer auf wirtschaftlich solider Grundlage arbeitet, kann den Fortbestand seiner Einrichtung sichern, seine Mitarbeiter weiterbeschäftigen und vielleicht sogar noch zusätzliche Arbeitsplätze schaffen.

> **Denn Ökonomie und christliche Ethik müssen keine Gegensätze sein. Sie stehen vielmehr in einem dynamischen Korrelationsverhältnis. Betriebswirtschaftlich unverantwortliche Entscheidungen gefährden nicht nur den Bestand und die Zukunftschancen einer Einrichtung, sondern auch die Existenz der Mitarbeiter und ihrer Familien. Deshalb können ökonomisch unvertretbare und daher verantwortungslose Entscheidungen nicht zur moralischen Pflicht werden.**

17.3.3 Geld und Nächstenliebe – passt das zusammen?

Nun mag jemand einwenden: Das klingt ja in der Theorie gut; aber in der Praxis zeigt sich immer wieder: Geld und christliche Nächstenliebe passen

---

2 Roser versteht die noch relativ junge Disziplin der „Spiritual Care" als integrierten Bestandteil von Palliativ Care und knüpft, implizit und unter veränderten Voraussetzungen, an die These Pompeys an. Gerade an jenen Wendepunkten des Lebens, welche die Grenzen des ärztlichen Handelns erkennbar werden lassen, brechen, oft unthematisch und vorreflexiv, Fragen auf, die über die Grenzen menschlicher Erfahrung hinausweisen. Die neue Begrifflichkeit trägt der Tatsache Rechnung, dass die Sinnfrage sich heute nicht selten in Horizonten stellt, die nicht schon vorgängig mit den Schlüsselkategorien des christlichen Glaubens erreicht werden.

einfach nicht zusammen. Wer wirtschaftlich denkt, kann nicht ethisch handeln.

Wer einen solchen Einwand vorträgt, hat sicher nicht in allen Teilen Unrecht. Man kann ihm allerdings auch nicht vorbehaltlos zustimmen, weil er – in dieser pauschalen Form vorgetragen – auf einem reduktionistischen Missverständnis wirtschaftlichen Handelns beruht. Denn tatsächlich wird das Verhältnis zwischen Ökonomie und Ethik, konkret: wirtschaftlichem Denken und christlicher Nächstenliebe, auch gegenüber denen, die dafür nichts bezahlen können, niemals spannungsfrei sein.

Wer hier behauptet, es könne jemals einen Zustand ungetrübter Harmonie geben, weiß entweder nicht, wovon er redet, oder er verspricht das Blaue vom Himmel herab. Beides ist nicht seriös. Aber es ist möglich, diese unvermeidbare Spannung so auszutarieren, dass alle Beteiligten damit leben können.

Der Hinweis auf das Prinzip der Wasserwaage und deren Funktionsweise kann an dieser Stelle durchaus hilfreich sein. Die Balance, die sie anzeigt, ist ja keine absolut fest stehende Größe, sondern ein Fließgleichgewicht, das je aufs Neue immer wieder austariert werden muss. Dafür gibt es kein Patentrezept, genauso wenig wie für das Erreichen eines möglichst ausgewogenen Zustandes zwischen Ökonomie und Ethik, zwischen Geld und Gewissen, zwischen Nächstenliebe und Wirtschaftlichkeit.

Die Entscheidung, wann dieser Zustand erreicht ist, muss im Prinzip jeder selber treffen. Er kann sie, wie übrigens alle sittlichen Entscheidungen, die dieses Prädikat tatsächlich verdienen, nicht delegieren. Er muss diese Entscheidung dann allerdings auch vor seinem Gewissen verantworten können. Genau darin liegt die ethische Herausforderung für die Führungskräfte im Bereich von Caritas und Diakonie, die bereit sind, Verantwortung zu übernehmen.

17.4   Bilanz und Ausblick

In Fortführung einer Tradition, die bis in die Entstehungszeit des Christentums zurückreicht, gilt bis heute die Überzeugung, dass die Sorge für die Notleidenden unmittelbar zur Begegnung mit Christus führt. Deshalb gehört die leidenschaftliche und entschiedene Anwaltschaft für die Menschen, die auf der Schattenseite des Lebens stehen, zu den Kern-

aufgaben kirchlich-karitativen Handelns – auch und gerade dann, wenn kranke und hilfsbedürftige Menschen dafür nicht bezahlen können. Die Rede von Gott ist ohne die Praxis der Nächstenliebe nicht die christliche Rede von Gott. Dass dieser Satz zu den unaufgebbaren Grundwahrheiten des Christentums zählt, hat Papst Benedikt XVI. in seiner ersten Enzyklika „Deus Caritas est" mit aller Deutlichkeit hervorgehoben.

Letztlich führt die Begegnung mit dem hilfsbedürftigen und leidenden Menschen zur Begegnung mit Christus selbst. Der Dienst am Nächsten ist – diese anspruchsvolle Behauptung darf am Ende dieses Beitrags wohl gewagt werden – immer und zugleich auch Gottesdienst. Kein Geringerer als Karl Rahner hat diese Auffassung mit Nachdruck vertreten (Rahner 1968, S. 277–298).

In einem Satz gesagt: Die Glaubwürdigkeit der christlichen Botschaft steht und fällt *auch* mit der Glaubwürdigkeit des vorbehaltlosen Engagements für die Kranken und Notleidenden, weil damit die Liebe Gottes zu den Menschen bezeugt und erfahrbar wird.

Literatur

Baumgartner I, Haslbeck B, Kochmann M (2011) Christlich basiertes Coaching für Pflegekräfte. Forschungsbericht zu einem Modellprojekt. Eigenverlag Katholischer Pflegeverband e.V., Regensburg

Cremer G (2009) Die Finanzmarkt- und Wirtschaftskrise. Einige Überlegungen zu den Folgen für den Sozialbereich und die Arbeit der Caritas, Hintergrundpapier des Deutschen Caritasverbandes vom 20.07.2009. http://www.caritas.de/cms/contents/caritasde/medien/dokumente/dcv-zentrale/vorstand/generalsekretaer/vortraegeundreden/2009-07-20-diefinanz/wirtschaftskrise_folgen_für_caritas.pdf

Ebertz N (1996) Dampf im fünften Sektor. In: Puschmann H (Hrsg) Not sehen und handeln. Caritas. Aufgaben, Herausforderungen, Perspektiven (100 Jahre Deutscher Caritasverband). Lambertus, Freiburg i. Br., S 35–49

Eichhorn P (1996) Freie Wohlfahrtspflege auf der Suche nach Corporate Identity. In: Puschmann H (Hrsg) Not sehen und handeln. Caritas. Aufgaben, Herausforderungen, Perspektiven (100 Jahre Deutscher Caritasverband), S 208–215

Fonk P (2000) Christlicher Realismus und der Mut zum ethischen Kompromiss. Über die aktuelle Bedeutung eines traditionellen Lehrstücks der Moraltheologie. In: Christlich handeln im ethischen Konflikt. Brennpunkte heutiger Diskussion. Pustet, Regensburg, S 9–34

Gabriel K (1996) Gesellschaftliche Wandlungsprozesse. In: Puschmann H (Hrsg) Not sehen und handeln. Caritas. Aufgaben, Herausforderungen, Perspektiven (100 Jahre Deutscher Caritasverband). Lambertus, Freiburg i.Br., S 15–34

Haslinger H (2009) Diakonie. Grundlagen für die soziale Arbeit der Kirche. Schöningh, Paderborn

Pompey H (1999) Caritas zwischen Ökonomisierung, Management und Anspruch der caritativ-diakonischen Praxis Jesu. In: Lüttig J, Schallenberg P (Hrsg) 1999: Caritatives Handeln zwischen Bibel und Bilanz. Lit, Münster, S 5–54

Pompey, H. 2007: Zur Neuprofilierung der caritativen Diakonie der Kirche. Die Caritas-Enzyklika „Deus Caritas Est". Kommentar und Auswertung. Echter Verlag, Würzburg.

Pompey H, Roß P-S (1998) Kirche für andere. Handbuch für eine diakonische Praxis. Matthias-Grünewald-Verlag, Mainz.

Puschmann H (1996) Not sehen und handeln. Caritas. Aufgaben, Herausforderungen, Perspektiven (100 Jahre Deutscher Caritasverband). Lambertus, Freiburg i. Br.

Rahner, K. 1968: Über die Einheit von Nächsten- und Gottesliebe, Bd. VI, 2. Auflage, in: ders., Schriften zur Theologie, 16 Bde. und Reg.-Bd., Einsiedeln u. a. 1954–84 (=Rahner S), S. 277–298.

Roser T (2007) Spiritual Care. Ethische, organisatorische und spirituelle Aspekte der Krankenhausseelsorge. Ein praktisch-theologischer Zugang. Kohlhammer, Stuttgart.

Sozialgesetzbuch (SGB), Elftes Buch (XI), Soziale Pflegeversicherung, Artikel 1 des Gesetzes vom 26. Mai 1994, BGBl. I S. 1014 (Bundesministerium der Justiz): http://www.gesetze-im-internet.de/sgb_11/ [letzter Zugriff am 11.01.2013].

Spiritual Care: Der Wirt in seiner institutionellen und ökonomischen Herausforderung

Traugott Roser

A. Büssing, J. Surzykiewicz, Z. Zimowski (Hrsg.), *Dem Gutes tun, der leidet*,
DOI 10.1007/978-3-662-44279-1_18, © Springer-Verlag Berlin Heidelberg 2015

Ausgehend vom Gleichnis des barmherzigen Samariters wird im Folgenden nach der Spiritualität des Helfens im Gesundheitswesen gefragt. Vor allem die Rolle und Funktion des Wirts als gegebener Ort und als organisationaler Rahmen helfenden Handelns sind von Interesse für den Ansatz von Spiritual Care. Dieser entstammt in seinem gegenwärtigen Gebrauch weitgehend den Konzepten der Hospizbewegung und der Palliativmedizin, die besser und umfassender als Palliative Care bezeichnet werden.

18.1   Einleitende Gedanken zur verwendeten Begrifflichkeit

Die Hospizbewegung, insbesondere in Gestalt der Überlegungen und Realisierung durch Dame Cicely Saunders, greift auf die alte christliche Kultur des Hospizes zurück, das Pilgern und Kranken mehr als nur eine Möglichkeit zu Übernachtung und Versorgung mit Lebensmitteln bot, sondern in umfassender Weise für Verpflegung bei Krankheit und Erschöpfung und für spirituelle Bedürfnisse zu sorgen wusste. Ein Hospiz als Station auf einer existenziell bedeutsamen Reise – dieser Ansatz gilt für beides. Damals wie heute im modernen Gesundheitswesen kommt der Spiritualität eine besondere Funktion zu, die auf allen Ebenen wichtig ist: auf
- der Mikroebene (als Frage nach der Spiritualität des Einzelnen),
- der Mesoebene (als der Frage nach der Bedeutung, die Spiritualität in einem Behandlungs- und Betreuungsteam zugemessen wird) und
- der Makroebene (als Frage nach den Rahmenbedingungen oder der spirituell-konfessionellen Prägung der Trägereinrichtung).

Zwischen den Ebenen bestehen deutliche Interdependenzen. So muss beispielsweise auf der Mesoebene – im Rahmen eines an Zusammenarbeit orientierten Teams – allererst ein Einverständnis unter den Betreuenden hergestellt werden, was unter Spiritualität und spiritueller Begleitung verstanden wird, bevor es zu einer Integration spiritueller Aspekte in das Betreuungskonzept kommen kann.

> ❯ Insbesondere dann, wenn ein Team multiprofessionell zusammengesetzt ist, bedarf

es einer Klärung, durch wen die spirituelle Begleitung erfolgt, ob sie durch Pflegepersonal, Ehrenamtliche, Ärzte etc. sozusagen „miterbracht" wird, oder ob sie von vornherein Seelsorgepersonen überlassen ist.

18.2   Beobachtungen am Gleichnis des barmherzigen Samariters

Ein lesender Durchgang durch das Gleichnis vom barmherzigen Samariter unter besonderer Beachtung der Rolle und Funktion des Wirts ergibt interessante Beobachtungen, wenn sie der oben genannten Systematik folgt. Zunächst jedoch einige erste Beobachtungen am Text Lukas 10,34 f.:

Die „Herberge" als eine bestehende Institution dient beiden, dem Hilfebedürftigen und dem Helfer gleichermaßen als Unterkunft für die Nacht. Der Helfer nutzt diese Institution zugleich für die pflegende Betreuung des Verletzten und nimmt den Herbergseigner in Verantwortung gegen entsprechendes Entgelt. Die religiösen Funktionäre, die am Verletzten vorbei eilen, nutzen dieses bestehende Versorgungssystem nicht; die Gründe sind unbekannt, aber zur Auslegung offen.

Ökonomisch von Interesse ist, dass der Herbergswirt mit zwei Denaren bezahlt wird, was dem doppelten Tageslohn eines Arbeiters entsprochen hat. Der Samariter geht davon aus, dass die Versorgung Mehrkosten verursachen könnte, und stellt dem Wirt die Begleichung der Mehraufwendungen in Aussicht. Für die Betreuung durch den Wirt und durch den Samariter verwendet Lukas das gleiche Verb: „sorgen für" (v. 35 bezogen auf den Wirt: ἐπιμελήθητι αὐτοῦ – sorge für ihn!). Das Gleichnis beeindruckt durch seine realistische Rollengenauigkeit: Der Wirt wird an keiner Stelle ,spiritualisiert' – seine Motive werden weder moralisch noch religiös überhöht, sondern werden als geldwerte Dienstleistung beschrieben.

Bezogen auf die geschilderte Struktur von Spiritual Care, wäre nun genauer zu bestimmen: Der spirituelle Gehalt des Gleichnisses kann ausgehen von einer Mikroebene, die von einer bestimmten Prägung von Spiritualität beim Einzelnen ausgeht, wobei sowohl Helfer als auch Hilfebedürftiger infrage kommen. Hier gibt es im Gleichnis allerdings keine weiteren Aussagen – mit Ausnahme der, dass die gesamte Erzählung nach der Haltung des Helfenden fragt, dieser also eine Bedeutung für eine religiöse/spirituelle Aufladung der Handlungsmotive zukommt.

Auf der Mesoebene ist einerseits zu überlegen, welche Bedeutung der Beachtung eines Leidenden/Verletzten/Vulnerablen in Israel zur Zeit des Gleichnisses zugemessen wurde. Andererseits ist zu beachten, dass der Gleichniserzähler durch die Verwendung des „Samariters" auf die Geringschätzung der Samariter in Israel anspielt. Common Sense der Gleichnishörer ist, dass Samariter zumindest ‚andersgläubig' sind, also außerhalb der eigenen Glaubensgemeinschaft stehen. Auf der Makroebene schließlich ist im Gleichnis darauf zu achten, dass eine Infrastruktur des Helfens, Versorgens und Betreuens vorausgesetzt ist, auf den die Hilfeleistung und Inanspruchnahme zurückgreifen kann. Der Wirt gehört auf diese Ebene.

18.3 Hinweise des Gleichnisses an die „Wirte" der Gegenwart

Unabhängig von der hermeneutischen Problematik einer direkten und normativen Übertragung eines neutestamentlichen Gleichnisses auf Fragestellungen der Gegenwart, lassen sich doch zumindest assoziativ einige Überlegungen vornehmen:

Die *Rahmenbedingungen* sind im Kontext der Frage nach der Rolle des Wirts im Konzept von Spiritual Care besonders zu beachten: Dabei ist von einer Würdigung vorhandener und verlässlicher Infrastruktur auszugehen. Die Nachhaltigkeit der akuten Hilfestellung und Erstversorgung des Verletzten durch den Samariter kann nur dank einer vorhandenen Versorgungsstruktur und einer entsprechenden Kultur erfolgen. Dem Wirt beispielsweise kommt gar nicht in den Sinn zu fragen, ob er einen Samariter überhaupt in seine Herberge aufnehmen darf. Die Volks- und Glaubenszugehörigkeit des Gastes wird überhaupt nicht thematisiert. Dass eine Herberge sowohl Unterkunft als auch Pflegeleistungen ermöglicht, steht im Gleichnis ebenfalls außer Frage.

Zur *Finanzierung* von helfender Betreuung sieht das Gleichnis ein realistisches Verfahren vor und geht zudem von einem Vertragsverhältnis (zumindest mündlich) aus.

Zur *Spiritualität* des Wirts macht das Gleichnis keine Angaben, auch wenn die Auslegung des Gleichnisses, zum Beispiel bei Irenäus, den Wirt mit dem Wirken des Heiligen Geistes assoziiert, der Stärkung für Bedürftige vermittle. In jedem Fall wird davon auszugehen sein, dass von Wirten keine *opera superogatoria* verlangt werden, also Dienstleistungen über das Abgemachte hinaus. Der Wirt bedarf keiner besonderen religiös-spirituellen Qualifikationen. Die Herberge selbst ist ein Ort, an dem Spiritual Care ermöglicht und geleistet werden kann, aber nicht in jedem Fall muss. Negativ ausgedrückt: Die Herberge verwehrt keine Spiritual Care, sondern bietet im Gegenteil dem Helfer (Samariter) die Rahmenbedingungen, um seine besondere Form von Spiritualität zu praktizieren.

❯ **Spiritual Care ist damit eine Frage der Bedingungen für eine gelebte Spiritualität des Helfens.**

Seelsorge in einer sich verändernden polnischen Gesellschaft

Piotr Krakowiak SAC

A. Büssing, J. Surzykiewicz, Z. Zimowski (Hrsg.), *Dem Gutes tun, der leidet*,
DOI 10.1007/978-3-662-44279-1_19, © Springer-Verlag Berlin Heidelberg 2015

Der Einsatz von Teamarbeit und guter Praxis in der Palliativ- und Hospizpflege institutioneller und häuslicher Betreuung Nach dem Jahr 1945 wurde in kurzer Zeit in allen Ostblockstaaten, dementsprechend auch in Polen, das Sozial- und Gesundheitssystem verstaatlicht. Davon waren u. a. christliche Stiftungen, Vereine, Bruderschaftskrankenhäuser, Waisenheime, Pflegeheime und Caritaszentren betroffen, die über Jahrhunderte von religiösen Orden geführt worden waren (Krakowiak 2012).

Die bisher im Gesundheits- und Sozialwesen arbeitenden Geistlichen wurden aus den Versorgungsinstitutionen, die ihr Eigentum waren, entlassen (Muszala et al. 2011). Zur gleichen Zeit, während der Abwesenheit kirchlicher Verbände im Gesundheits- und Sozialhilfesystem, die seit Jahren eine hohe Wertschätzung der Bevölkerung genossen, fand ein systematischer und gezielter Angriff auf die Autorität der geistlichen Ärzteschaft statt, verbunden mit einer Ideologisierung des medizinischen Milieus und Regulierung des ethisch-deontologischen Gesetzbuches sowie einer Einführung der marxistischen Ideologisierung in der Gruppe der medizinischen und sozialen Berufe.

Der Widerstand der Bevölkerung verstärkte noch den Wunsch der Gesellschaft nach der Reintegration kirchlicher Verbände in soziale und medizinische Einrichtungen, die an die christliche deontologische Ethik und an professionelle sowie christliche Vorgehensweise erinnern sollten (Wojtyla 1967). Dies ermöglichte in den Jahren 1980–1981 die Aktivität der *Solidarnosc*-Bewegung im Bereich des Gesundheitssystems, verbunden mit einer starken Nachfrage nach ethischen Werten in medizinischen Berufen sowie nach einer Wiedereinstellung geistlicher Seelsorger in Krankenhäusern und Wohlfahrtseinrichtungen, was 1981 ausdrücklich in der Verordnung des Gesundheitsministeriums festgeschrieben wurde (MZ 1981).

Trotz dessen behinderten der Kriegszustand und die angespannte Beziehung zwischen dem Staat und kirchlichen Organisationen erheblich die Einführung dieser Regelungen in die pastorale Praxis. Erst die demokratischen Veränderungen im Jahr 1989 ermöglichten eine Entwicklung der Zusammenarbeit zwischen den zerstrittenen Seiten, was zu einer Bildung der „spirituellen und religiösen Sorgfalt" im Gesundheits- und Sozialsystem und im Bereich ehrenamtlicher Arbeit führte. Es wurden Teams von ehrenamtlichen Mitarbeitern für die häusliche Pflege und in Hospizen ins Leben gerufen, deren Bedeutung in einem späteren Abschnitt dieses Beitrages näher geschildert wird (siehe Krakowiak und Stolarczyk 2007).

19.1 Rückkehr zu den traditionellen Formen der spirituellen und geistlichen Fürsorge im Rahmen der Gesundheitsversorgung und des Sozialhilfewesens in Polen nach dem Umsturz des kommunistischen Regimes im Jahr 1989

Die demokratischen Veränderungen in Polen garantierten der Bevölkerung das Recht auf die Teilnahme an Gottesdiensten in Gesundheitssystemeinrichtungen. Dementsprechend wurde eine Beschäftigung von Geistlichen und die Bereitstellung angemessener Räumlichkeiten für die Seelsorge in Institutionen des Gesundheitssystems als Pflicht betrachtet (Gesetzblatt 1989). Ein Dokument aus dem Jahr 1991 besagt, dass Menschen, die sich in einem Krankenhaus oder einer Sozialhilfeeinrichtung befinden, das Recht auf einen geistlichen Beistand haben (Gesetz 1991 zur Gesundheitsversorgung, MZiOS).

Das Konkordat von 1993 bestätigt die Notwendigkeit und staatliche Gewährleistung der Bereitstellung geistlicher Dienstleistungen für Menschen, die sich in Gesundheits- und Sozialeinrichtungen aufhalten (Konkordat 1993).

Trotz dessen – und trotzt einer klaren Rechtsauffassung darüber – ist es den Geistlichen nicht gelungen, den Status der Seelsorger im Gesundheits- und Sozialhilfesystem zu festigen. Im Jahr 1998 etablierte sich innerhalb der Kliniken und Pflegeheime ein informeller Status der Kapläne als Seelsorger, die hauptsächlich liturgisch und sakramental tätig waren (Jachimczak 2003). Dies wurde auch dem Gesetzbuch des Patientenrechtes von 1994 beigefügt, welches sich auf die Erklärung der Patientenrechte der Weltgesundheitsorganisation (WHO) beruft.

Bereits im allgemeinen Grundgesetz heißt es, dass jedes Individuum das Recht auf den Respekt seiner moralischen und kulturellen Werte sowie seiner religiösen und weltanschaulichen Überzeugungen hat. Hier ist mehrfach die Sprache von pastoraler und geistlicher Betreuung: Der Patient hat das Recht auf Seelsorge sowie auf eine Begleitung durch einen von ihm selbst gewählten Seelsorger seiner Glaubensrichtung. Die Teilnahme am religiösen *Ritus* im Krankenhaus ist dem Patienten zu ermöglichen und für den Fall einer Krankheitsverschlechterung oder lebensbedrohlichen Situation hat das Krankenhaus die Pflicht, entsprechende Personen oder Institutionen der entsprechenden Glaubensgemeinschaft zu benachrichtigen (WHO 2013). Die leider nur mangelhaft und nicht eindeutig formulierten Richtlinien führten bezüglich der Durchführung der spirituellen und geistlichen Betreuung im Gesundheits- und Sozialhilfebereich jedoch zu einer Fokussierung der Seelsorge ausschließlich auf die kirchliche Zeremonie. Pastorale Tätigkeit wurde als eine zusätzliche pflegerische Aufgabe neben anderen Krankenhauspflichten betrachtet (Muszala et al. 2011).

19.2 Neue Herausforderungen bezüglich der geistigen und religiösen Betreuung in der polnischen Gesellschaft im 21. Jahrhundert

Eines von vielen Grundrechten des Patienten ist das Recht auf Seelsorge. Bei Verschlechterung seiner Gesundheit oder bei der Gefahr für sein Leben ist auf Wunsch des Patienten die Gesundheitseinrichtung verpflichtet, den Kontakt zur Seelsorge oder Ähnlichem zu ermöglichen.

Sowohl Katholiken, Orthodoxe, Protestanten als auch griechisch-katholische Gläubige verfügen über eine Infrastruktur der Seelsorgebetreuung im Gesundheitswesen und Sozialhilfeorganisationen. Die entsprechenden Einrichtungen sind verpflichtet, dem Patienten die Ausübung seiner religiösen Praktiken im Krankenhaus zu gewährleisten und einen Vertreter seines Glaubens zu kontaktieren (Wronski 2007). Die Richtlinie gewährleistet ebenso, dass Seelsorge auch von den Patienten in

Anspruch genommen werden kann, die nicht zu einer spezifischen Glaubensgemeinschaft gehören (z. B. Nichtgläubige, die dennoch spirituelle Bedürfnisse haben können). Zusammen mit dem sozialen Wandel und der Öffnung der Grenzen und der damit verbundenen Migration in der polnischen Bevölkerung änderte sich auch der Bedarf der Patienten an spiritueller und religiöser Begleitung. Die Begriffe „religiös" und „spirituell" waren in der polnischen Sprache ursprünglich Synonyme, weil die Gläubigen dem religiösen System der Gemeinden angehörten; die Mehrzahl der Gläubigen war mit der katholischen Kirche, Orden oder anderen Gemeinden verbunden.

Die Frage nach Spiritualität ist in der Regel mit einer bestimmten Form der Spiritualität im System der christlichen Lehre verbunden. Der Titel eines Artikels von Nadolski (2006) beschreibt dies deutlich: *„Eine christliche Spiritualität oder mehrere christliche Spiritualitäten?"*

In einer pluralistischen, offenen Gesellschaft wird deutlich, dass die Begriffe Spiritualität und Religiosität in verschiedenen Religionen unterschiedliche Bedeutungen haben können. Dynamische Modelle der Spiritualität sehen dies als Lehre, Liturgie, Disziplin und Leben, die gemeinsam in einer Interaktion stehen. Jedoch nehmen sie auch die Notwendigkeit der Berücksichtigung geistiger Bedürfnisse der Personen an, die nicht mit einer Glaubensgemeinschaft oder einem religiösen System verbunden sind (Wright 2004). „Spiritualität bezieht sich immer auf unsere direkt wahrgenommenen religiösen Erfahrungen, und diese Erfahrung ist in der Regel in einer bestimmten Form verwurzelt: jüdische, islamische, christliche, buddhistische oder universal" (Wolski Conn 1993).

In erster Linie ist die Literatur über die Spiritualität in drei schwer abgrenzbare Bereiche gegliedert: Reflexion, Forschung und Praxis – die theologischen, philosophischen und psychologischen Aspekte (Grzegorczykowa 2006).

Die wenig eindeutige Terminologie des Begriffes „Spiritualität" erschwert es erheblich, eine befriedigende und verbindliche Definition herauszuarbeiten (Spilka 1993). Die Annahme einer solchen Herausforderung ist jedoch erforderlich. Zum einem aufgrund des wachsenden Interesses an diesem Thema und zum anderen vor dem Hintergrund einer ständig wachsenden Zahl von Studien zu dieser Thematik sowohl in Polen als auch im internationalen Kontext.

Ein traditioneller Bereich der wissenschaftlichen Reflexion bezüglich der Fragen nach der Religion und der Spiritualität stellt die Theologie dar, die über wissenschaftliche Kenntnisse verfügt und Forschung im Rahmen spiritueller Erfahrungen und in verschiedenen religiösen Systemen durchführt (Balter et al. 1995)

Basierend auf der Grundlage der Medizin und Sozialwissenschaft zeichnet sich zunehmend ein Bedarf an Differenzierung zwischen Religion und religiöser Tradition in einem bestimmten Glaubenssystem auf der einen und Spiritualität bzw. spiritueller Erfahrung auf der anderen Seite ab (Cobb et al. 2012). Diese zwei Aspekte liegen aktuell im Forschungs- und Interessenbereich der Religionspsychologie.

Wladyslaw Prężyna äußerte, dass „Religion eine personale Beziehung mit Gott" meint, während das Kernelement der Beziehung des Menschen zu Gott sein religiöses Erleben darstellt.

Die Charakteristik des religiösen Erlebens ist, dass es nicht nur vorübergehend ist und nicht nur im aktuellen Moment erlebt wird. Es umfasst erlebte Empfindung, Erkenntnisse und Erfahrungen, die sich auf die Religion beziehen. Diese Empfindungen und Erfahrungen sind essenziell für den Menschen, da sie tief in seiner Psyche eingebettet sind und Merkmale seines Verhaltens beeinflussen (Prężyna 1981).

Traditionell wurde die Religiosität als eine Form des persönlichen religiösen Erlebens gesehen, entstanden unmittelbar aus der Persönlichkeit des Menschen und seiner Beziehung zu Gott. Es scheint, dass die Analyse religiöser Erfahrung im Falle nichtreligiöser Menschen, welche dennoch über spirituelle Erfahrungen verfügen können, nur bedingt sinnvoll ist. Auch Theologen verweisen auf die Notwendigkeit der Reflexion spiritueller Erfahrungen in Bezug auf die Entwicklung, die im Fall der Christen im Hinblick auf die Tradition und Offenbarung zu reflektieren ist (Bartosa 1995).

Die umfangreiche Fachliteratur zeigt, dass zwischen Religiosität und Spiritualität eine klare Differenzierung stattfinden sollte. „Es stellt sich heraus, dass die bisherige Definition der Religiosität nicht

ausreichend für die adäquate Ausdrucksweise des religiösen Phänomens in der neuen gelebten Form des heutigen Lebens ist", meinte Jarosz (2010). Die aktuelle Literatur zeigt, dass beide Begriffe nicht identisch sind und durchaus unterschiedliche konzeptionelle Bedeutungen haben können.

Religiosität wird oft mit einer Institutionalisierung identifiziert und spiegelt nicht immer die spirituelle Erfahrung des Individuums wider. „Religion ist eine Fähigkeit, die von außen angenommen wird; Spiritualität ist die Fähigkeit, das Innere zu entdecken. Religion leitet das Leben ganzer Kulturen, Spiritualität beinhaltet mehr Individuelles, etwas, dass nicht institutionell ist" (Libiszowska-Żółkowska et al. 2010).

Es gibt klare Hinweise, dass Spiritualität oft mehrdeutiger verstanden wird als die Religiosität und im Leben der Menschen von Bedeutung ist. „Das Konzept der Spiritualität erfolgt vor allem aus der Anfechtung der institutionellen Dimension der Religion. Es betont die Autonomie und Einzigartigkeit der Inhalte und Emotionen eines Individuums im Kontakt mit dem Heiligen", meint Jarosz (2011). Paul Socha argumentiert hingegen, dass „Spiritualität eine *differentia specifica* des Menschen ist und die spirituelle Lebensweise eine breit verstandene Kultur darstellt. Es kann keine einzige und umfassende Definition des Begriffs der Spiritualität gegeben werden, da sie gemäß ihres Wesens nun schwer direkt zu fassen ist. … Entwickeln wir uns zunehmend geistig-spirituell, dann werden wir ab einem gewissen Punkt zu Menschen. In diesem Sinne, ist Spiritualität ein Konzept der Entwicklung" (Socha 2000).

Im Bezug auf kranke Menschen können wir davon ausgehen, dass jeder Mensch spirituelle Erfahrung und Erlebnisse haben kann, auch wenn er selber meint, nicht gläubig oder religiös zu sein. Es scheint ratsam zu sein, die Konzepte der Spiritualität von religiösen Vorstellungen zu trennen, wobei die Unterschiedlichkeit beider Begriffe berücksichtigt werden muss.

„Spiritualität" wird als ein Fragment der immateriellen Wirklichkeit des Menschen verstanden. Den vielen Definitionen gemeinsam ist der Bezug der Spiritualität auf die Suche nach Sinn und Bedeutung im Leben. „Religiosität" steht in den Definitionen zumeist für eine enge Verbindung mit Gott

– je nach Herkunft und Nationalität nimmt diese verschiedene Formen an: islamische, christliche, jüdische Religiosität usw.

So kann ein nichtreligiöser Mensch durchaus eine Spiritualität haben und existenzielle Fragen stellen (Krakowiak 2011).

Die Analyse des Phänomens der Spiritualität scheint besonders wichtig im Zusammenhang mit dem Prozess der Versorgung im Gesundheitswesen zu sein. Es kommt vor, dass auch Menschen, die nicht gläubig im eigentlichen Sinne der Kirche sind oder die einer anderen Religionstradition angehören als die in einer Gesellschaft vorherrschende, spiritueller Hilfe bedürfen. In Bezug auf den Menschen als eine Person, die ihre jeweils eigene, individuell ausgeprägte Spiritualität besitzt, kann Hilfe für jeden angeboten werden, unabhängig von seiner Religion oder seiner jeweiligen Glaubensgemeinschaft.

Mit einer solchen, weiter gefassten Blickweise auf die spirituellen Bedürfnisse und den Respekt gegenüber den vorhandenen religiösen Traditionen in Polen wurde die Grundlage für eine Seelsorge in der Palliativmedizin und im Hospiz gelegt, in der eine spirituelle und religiöse Unterstützung durch Seelsorger eng mit den Mitarbeitern und Freiwilligen stattfinden kann.

19.3 Gute Gemeinschaftspraktiken in der Palliativ- und Hospizfürsorge unter Berücksichtigung der spirituellen Bedürfnisse der Menschen am Ende ihres Lebens

„Die Wurzeln des polnischen Hospizmodells liegen in der traditionellen polnischen häuslich-medizinischen Versorgung, vor allem der Pflege" (Bortnowska 1984).

Inspiriert durch die katholische Kirche und auf der Suche nach Möglichkeiten, die Liebe den Bedürftigsten zu schenken, traf sich in den 1970er-Jahren Cicely Saunders mit einer Gruppe ehrenamtlicher Mitarbeiter für eine Reihe von Vorträgen in Krakau, Warschau und Danzig (Krakowiak 2008).

Das erste moderne Hospiz in Polen, welches von christlichen und humanistischen Idealen er-

füllt war, wurde durch ehrenamtliche Mitarbeiter in Nowa Huta in Krakau entsprechend dem Modell des Hospizes St. Christopher in London gegründet. Eine zweite 1983 in der Pallottiner-Pfarrei in Danzig gegründete Organisation setzte ihren Schwerpunkt auf die häusliche Pflege, wobei Ärzte, Medizinstudenten und Vertreter verschiedener Berufsgruppen Kranke und Bedürftige in ihrem häuslichen Umfeld besuchten (Krakowiak und Janowicz 2013). Die Begleitung Sterbender durch die häusliche Pflege war in der damaligen Situation Polens die beste Form der Fürsorge; sie wurde später als das Danziger Modell bekannt. Dieses Modell wurde später in den Gesundheitszentren von Pozen, Warschau, Lublin, Katowice, Myslowitz, Stettin und anderen Städten übernommen (Drazkiewicz 1989).

Auch der Heilige Vater Johannes Paul II. hat 1987 seine Anerkennung für diese organisierte Hilfe mit folgenden Worten ausgedrückt: „Meine Wertschätzung gilt dem Hospiz in Danzig, dessen Dienst auf andere Städte übergreift. Beginnend mit einem gemeinsamen Anliegen … einen Platz mit angemessenen Bedingungen, für Personen die durch Krankheit am Ende Ihres Lebens stehen, zu schaffen (oder: geschafft zu haben)" (Krakowiak und Stolarczyk 2007).

Dank der ehrenamtlichen Helfer in den Hospizeinrichtungen wurden die spirituellen und religiösen Bedürfnisse der Patienten und ihrer Familien berücksichtigt. Deswegen kann man auch mit Sicherheit betonen, dass die Initiatoren dieser Veränderung in der geistlichen und religiösen Betreuung schwerkranker Menschen eben diese Kapläne und freiwilligen Helfer der Hospize waren (Binnebesel et al. 2010).

Obwohl die Palliativbetreuung in polnischen Hospizen meist durch katholische Priester dominiert wurde, ist dort auch ein großes Anzahl von Mitarbeitern anderer Glaubensrichtungen tätig. Gemeinsame Teamarbeit, die eine der Grundlagen in der heutigen Palliativfürsorge darstellt, steht auch im Einklang mit dem zeitgenössischen Verständnis der Kirchenlehre über die gemeinschaftliche Fürsorge Leidender und wird durch einen Kaplan koordiniert (Muszala et al. 2011).

Sowohl feste Mitarbeiter als auch ehrenamtliche Helfer eines Hospizes sollten nicht vergessen, dass alle Getauften mit der Gabe der dreifachen Würde

Jesu Christi, dem König, Prophet und Priester versehen wurden (Päpstlicher Rat für die Pastoral im Krankendienst 1987).

Es ist jedoch schwierig eine klare Differenzierung der verschiedenen Ebenen der Arbeit von Hospizpfarrern und ihren Mitarbeitern vorzunehmen, da die Begegnung mit dem kranken Menschen, seiner Familie und dem pflegenden Team eine spezifische und individuelle Vorgehensweise erfordert, die schwierig zu planen ist. Die spirituelle und religiöse Betreuung wird von einem Pflegeteam durchgeführt. Für die Hospizmitarbeiter und freiwilligen Helfer spielen die Priester eine wichtige Rolle, sie dominieren aber nicht die allgemeinen pflegerischen Tätigkeiten. Die angestellten Mitarbeiter und ehrenamtlichen Helfer teilen ihre Beobachtungen im Rahmen von Teamtreffen mit, wo auch Probleme geistlicher Natur und andere Dimensionen des Leidens besprochen und näher betrachtet werden.

Eine der Aufgaben des Seelsorgers ist die kontinuierliche Sensibilisierung des Teams für die wichtigen Aspekte der letzten Phase der Krankheit und die Begleitung des Sterbenden – insbesondere für das Gebet, das Sakrament und den religiösen Ritus. Diese Symbole, Gesten und Gebete sind die seelsorglichen „Werkzeuge" in der Pflege der Kranken und Sterbenden. „Wir sollten in der Lage sein, die Gesten und Gebete wertzuschätzen und zu verwenden, von denen es so viele in der Anwendung für den Menschen … gibt" (Heiliger Vater Johannes Paul II. 1995).

Einfache Gesten, Symbole, vertrauensvolle Gebete, welche sich im kulturellen Erbe und in Traditionen manifestierten, sind die Elemente, die Ruhe mitbringen und einen Ausdruck der Nähe zum Sterbenden darstellen (Bartoszek 2000).

Respekt und Wertschätzung gegenüber den eigenen spirituellen und religiösen Traditionen eröffnen einem die Wertschätzung zur Anwendung ähnlicher Formen der spirituellen Hilfe für Menschen mit anderem kulturellen und religiösen Hintergrund, können aber auch spirituelle Unterstützung für Nichtgläubige sein.

Der Kaplan sollte sich während der Liturgiefeier in der Hospizeinrichtung oder zu Hause bei einem Schwerkranken darum kümmern, dass Mitarbeiter und Familienangehörige eine Gemeinschaft bilden, um den Patienten und seine gesamtes Umfeld zu unterstützen. Bedingungslose Hingabe und Liebe

nach dem christlichen Evangelium ist schwer zu erbringen für den Menschen, der von einer unheilbaren Krankheit betroffen ist, und stellt sowohl für das gesamte Team der palliativen Betreuung als auch für den Sterbenden eine große Herausforderung dar.

Die Aufgaben des Hospizseelsorgers sind vielfältig und ähnlich den Aufgaben der angestellten Mitarbeiter und ehrenamtlichen Helfer. Sie können nicht gut ausgeführt werden, wenn Sie völlig unabhängig vom Team durchgeführt werden. Der Kaplan ist in der Tat ein wichtiger Bestandteil dieses Pflegeteams und seine Leistungen dürfen nicht nur auf diejenigen begrenzt werden, die gläubig sind, oder die, die gleiche Ansichten wie er teilen. Die Einrichtung eines Pastoralteams hat sich bewährt; dieses umfasste den Kaplan, die angestellten Mitarbeiter und auch die ehrenamtlichen Helfer.

Bei einer objektiven Betrachtung der Arbeit eines Hospizseelsorgers sollte man sich bewusst sein, dass er gemeinsam mit den anderen Vertretern nichtmedizinischer Berufe (z. B. Psychologen, Sozialarbeiter, Lehrer) Zeuge des Dilemmas Schwerstkranker mit sich rapide verschlechterndem Gesundheitszustand, familiären Dramen und einer erheblichen Belastung auch der Hospizmitarbeiter selber wird. In seiner Tätigkeit enthalten sind dramatische Begegnungen mit Sterbenden, geliebten Menschen am Ende des Lebens sowie Gespräche mit Sterbenden über ihre Konflikte und Tragödien ihres Lebens. Zudem wird er Zeuge oft ungelöster persönlicher und familiärer Angelegenheiten. Manchmal hört er die Worte der unsterblichen Dankbarkeit, aber manchmal muss er auch die Schuld für ein unglückliches Wort eines der Teammitglieder mittragen.

Obwohl die Schlüsselrolle für das Gelingen der Betreuung in der Zusammenarbeit des Seelsorgers und des Pflegeteams liegt, ist die Anbindung und Anerkennung des Seelsorgers im Pflegeteam von großer Wichtigkeit, auch im Hinblick auf die Aufgaben, die es dem Team erlauben, sich ihren Aufgaben zu stellen (Krakowiak et al. 2013).

Auf der Grundlage von Erfahrungen hat das Umfeld der Palliativpflegenden gemeinsam mit dem Orden der Barmherzigen Brüder ein Schulungsprogramm zusammengestellt und einen Vorschlag gemacht, die spirituellen Bedürfnisse der sich verändernden Realität in Polen im 21. Jahrhundert zu untersuchen.

19.4 Vorschlag des Seelsorgeteams in Kooperation mit dem Orden der Barmherzigen Brüder ab dem Jahr 2009

Während der Feierlichkeit des 400. Jahrestages der Gründung des Ordens der Barmherzigen Brüder in Polen entstand die Idee, einen Ausbildungsgang für Seelsorgefachkräfte im Gesundheits- und Sozialwesen zu gründen (unter dem Namen „Szkoła Św. Jana Bożego"). Zu diesem Projekt wurden nationale Priester, die in Hospizen tätig waren, eingeladen sowie Laienbrüder und geistliche Mitarbeiter, u. a. auch der Vertreter des Päpstlichen Rats für die Pastoral im Krankendienst (Muszala et al. 2011).

Zum Inhalt dieses Ausbildungsganges gehören u. a. eine praktische Maßnahme und Reflexion in der Seelsorge, spirituelle Hilfe für Schwerkranke und ihre Angehörigen in Zusammenarbeit mit dem Kaplan. Das Annehmen der Existenz des inneren „geistigen Universums" in jedem Menschen eröffnet verschiedenste Gesprächsperspektiven über das Leben, das Leiden und den Tod, die in den Gesprächen mit den leidenden, kranken, sterbenden Patienten angewendet werden können.

Der „Horizont der Religionen" ist für diejenigen, deren Leben durch die Tradition der Religion inspiriert wurde. Im Angesicht der Erkrankung und des Todes finden sie Antworten auf Fragen zum Sinn des Leidens. Der Respekt für ihre religiöse Ansicht zeugt vom Respekt für den Patienten selber.

Der „Horizont der Spiritualität" ist für diejenigen, die bereit sind, über das jenseits der materiellen Welt Befindliche zu sprechen. In den meisten Fällen sind dies Menschen, die nicht mit einer religiösen Gemeinschaft verbunden sind, vor allem solche, die der Kategorie „gläubig, aber nicht praktizierend" angehören. Ihre Spiritualität ist die Treue zu den Prinzipien, die für sie wichtig sind – oft aber in der Ablehnung der institutionellen Lehre und des sakramentalen Rahmens.

Der „Horizont Mensch" ist ein Raum für Menschen, die keiner bestimmten Tradition angehören, aber am Ende ihres Lebens die gleichen Bedürfnisse haben. In einer Atmosphäre des offenen Dialogs finden sie einen Raum, in dem ihre existenziellen Ängste und Befürchtungen zum Ausdruck gebracht werden können.

Eine von vielen Möglichkeiten der spirituellen Unterstützung ist die *„Therapie der Menschenwürde"*, die man den Menschen, die nicht gläubig oder religiös sind, am Ende ihres Lebens anbieten kann. Auf diese Weise kann die universelle menschliche Erfahrung, der immaterielle Raum, die physische und psychische Dimension sowie der soziale und emotionale Status in der Gesamtversorgung des Patienten Berücksichtigung finden (Pangrazzi 2006).

Der offene Umgang mit einer Vielzahl religiöser und spiritueller Bedürfnisse ist ein wesentlicher Bestandteil der Seelsorge, Hospiz- und Palliativversorgung, und es besteht die Notwendigkeit ihrer Implementierung in die institutionelle und häusliche Pflege sowie in soziale Einrichtungen.

Bei der Initiierung des postgraduierten Studiums „Szkoła Św. Jana Bożego" war die enge Zusammenarbeit mit dem Päpstlichen Rat für die Krankenpastoral bezüglich der Angelegenheiten der Seelsorge im Gesundheitssystem von großer Wichtigkeit. Dieser ermutigte und forderte Laienbrüder, Ordensleute und Priester zur Teilnahme an diesem Studiengang auf (Redrado 2010).

Seelsorger in Krankenhäusern, Pflegeheimen, Sanatorien und Hospizen in Polen sind dankbar für die freiwillige Unterstützung von Laienbrüdern und ehrenamtlichen Mitarbeitern bei dieser Initiative (Dwyer 2011). Erstmalig wurde über die Erfahrungen von polnischen Geistlichen und Laienbrüdern (Muszala et al. 2011) in diesen religiösen und spirituellen Seelsorgeteams in dem vom Päpstlichen Rat für die Krankenpastoral herausgegebenen Journal *Dolentium hominum* berichtet. Die Erfahrung des Autors in einem pastoralen Seelsorgeteam (vgl. Krakowiak 2001, 2010) und die gesammelten Erfahrungen aus der Praxis anderer Länder (Klinger 1999; Augustyn 1999) halfen bei der Entstehung des postgradualen Studiums und der Umsetzung in die Praxis der klinischen pastoralen Seelsorge, zugleich aber auch bei der Vorbereitung auf die Kooperation mit ehrenamtlichen Arbeitern in den sozialen Einrichtungen (Fabello 2010; Monteverdi 2010; Redrado 2010).

Der Begriff der seelsorgerischen Betreuung wurde nicht zufällig in der Gesundheitsversorgung und im Sozialhilfesystem gewählt. Der Begriff beinhaltet die geistlich-religiöse Betreuung – auch für die Bereiche der häuslichen Pflege und sozialer Einrichtungen. Dieser Studiengang gibt Hoffnung für die weitere Entwicklung einheitlicher Standards in der Ausbildung und Spezialisierung der Kapläne im Gesundheits- und Sozialsystem Polens. Um dies umsetzen zu können, ist die weitere Forschung auf dem Gebiet spiritueller Bedürfnisse in internationaler Zusammenarbeit notwendig.

19.5 Forschung über spirituelle Bedürfnisse Schwerkranker als eine neue Stufe bei der Suche nach Methoden der spirituellen Unterstützung

Spiritualität und Religiosität unterliegen kulturellen Einflüssen. Eine alleinige Abbildung und quantifizierende Messung religiöser Einstellungen stellt sich als unzureichend dar, meint Jarosz (2011). Seine Veröffentlichung über Messinstrumente beschreibt 14 Skalen, die zur Messung verschiedener Aspekte der Religiosität dienen. Diese Auswahl wurde vor allem durch die polnische psychologische Denkweise geleitet sowie durch die Häufigkeit ihrer Verwendung in der Praxis.

Im Vordergrund stand die Hoffnung, dass diese Darstellung eine Hilfe für die Praxis ist sowie eine Inspiration zur Erkundung neuer Horizonte in der Erforschung religiöser und spiritueller Bedürfnisse. Eine weitere wichtige Veröffentlichung in der Diskussion der spirituellen Bedürfnisse in Polen ist die Arbeit „Geistige Entwicklung des Menschen" (Socha 2000), in der die Psychologen noch auf dem Boden der Überprüfbarkeit ihrer empirischen Theorien bleiben und sich mit dem humanistischen, philosophischen, theologischen und künstlerischen Denken verbinden, welches spirituell in einem Menschen vorhanden ist. Die veröffentlichten Publikationen zum Thema der christlichen Spiritualität, welche am besten durch das Lexikon der christlichen Spiritualität repräsentiert sind (Chmielewski 2002), wiesen auf den wissenschaftlichen Diskurs im Bereich der Spiritualität hin. Es zeigt den Bedarf nach neuen Instrumenten zur Messung spiritueller Bedürfnisse.

Ein Team von Dozenten des postgraduierten Studiums „Szkoła Św. Jana Bożego" initiierte eine Kooperation mit Wissenschaftlern, die sich der Er-forschung spiritueller und religiöser Bedürfnisse widmen. Die erste Gelegenheit fand im Rahmen einer internationalen Konferenz in Warschau im Jahr 2012 statt. In Kooperation mit Prof. Arndt Büssing von der Universität Witten/Herdecke wurden verschiedene deutschsprachige Messinstrumente durch Prof. Dr. Dr. Janusz Surzykiewicz in Zusammenarbeit mit Dr. Kazimierz Franczak ins Polnische übersetzt (z. B. SpREUK, SpNQ) und bei polnischen Patienten eingesetzt. Die ersten Ergebnisse dieser Studie wurden auf einer Konferenz in Danzig zum Thema *Erforschung der Spiritualität* und auf der Internationalen Konferenz der *European Association of Palliative Care* in Prag im Jahr 2013 unter dem Titel „*Spirituelle und religiöse Bedürfnisse von chronisch kranken Patienten in Polen*" und „*Validierung der polnischen Version des SpREUK Fragebogens*" präsentiert. Weitere Gelegenheiten zum Treffen der deutsch-polnischen Wissenschaftlergruppe, die sich mit der Eruierung von spirituellen Bedürfnissen leidender Menschen befasst, waren die Konferenz zum Welttag der Kranken 2013 in Bayern, während der European Conference on Religion, Spirituality and Health in Malta 2014 und in Rom während der jährlichen Konferenzen des Päpstlichen Rates für die Krankenpastoral. Geplant sind weitere Etappen der Zusammenarbeit unter der Schirmherrschaft des Präsidenten des Päpstlichen Rates für die Krankenpastoral, Dr. Erzbischof Zygmunt Zimowski.

Im Jahr 2013 kam Prof. Christina M. Puchalski aus den USA nach Polen, die sich seit Jahren mit der Frage nach den spirituellen Bedürfnissen im Gesundheitssystem beschäftigt. Der erste Vortrag der Forscherin „mit polnischen Wurzeln" wurde von mehr als 3000 Ärzten auf der größten Konferenz für Internisten in Polen positiv angenommen. Ihre Publikation stellt den Anfang eines Dialoges zum Thema *Notwendigkeit der Berücksichtigung von spirituellen Bedürfnissen im Gesundheits- und Sozialhilfesystem* dar (Puchalski 2013). Der nächste Schritt der gemeinsamen Arbeit ist die Übersetzung, Adaptation und Implementierung des Anamneseinstrumentes FICA, welches bereits in mehreren Sprachen vorliegt und international eingesetzt wird. Die langjährige Verwendung dieses Anamneseinstruments in zahlreichen Studien in den USA und anderen Ländern unterstreicht seine Nützlichkeit (Borneman et al. 2010).

19

Die oben genannten Forschungswerkzeuge, die adaptiert und ins Polnische übersetzt wurden, eröffnen Möglichkeiten zur Erkundung neuer Wege, spirituelle Bedürfnisse in der Gesundheitsversorgung und im Sozialhilfesektor stärker zu berücksichtigen. Zusammen mit den bereits in Polen vorhandenen Fragebogeninstrumenten zur Messung von religiösen Bedürfnissen (Jarosz 2011) können sie auch hilfreich für die Erforschung spiritueller und religiöser Bedürfnisse in der institutionellen Betreuung, häuslichen Pflege und Sozialhilfe sein. Um dies realisieren zu können, bedarf es der Offenheit zur Analyse dieser spirituellen Bedürfnisse auch vonseiten der Geistlichen sowie des Engagements und der Zusammenarbeit zwischen den Pflegenden und ehrenamtlichen Helfern in der institutionellen Betreuung und häuslichen Pflege.

19.6 Fazit: Hoffnung für die Entwicklung der Forschung im Bereich der spirituellen Bedürfnisse in Kinder- und Jugendheimen, Gesundheits- und Sozialhilfesystem und der Gemeinschaftsinstitution der spirituellen und religiösen Betreuung

Die polnische Gesellschaft innerhalb Europas gilt traditionell als religiös. Nach Angaben des Zentralamtes für Statistik im Jahr 2011 dominieren die christlichen Religionen. Die mitgliederstärkste Religion in Polen ist mit 87 % die katholische. Zur Orthodoxie bekennt sich 1 % der Bevölkerung, 0,4 % sind Protestanten, 0,3 % Zeugen Jehovas, 0,04 % Buddhisten, 0,01 % Muslime und 0,004 % Juden (► www.stat.gov.pl 2011).

Obwohl die vorherrschende Religion der Katholizismus ist, ist innerhalb der sich sozial und kulturell ändernden Gesellschaft eine Sensibilisierung für geistig-religiös sich ändernde Bedürfnisse und verschiedene Grade der Zugehörigkeit der Patienten zu einer spezifischen Glaubensgemeinschaft wichtig. Es wurden vor Kurzem im traditionell katholischen Irland Studien zum Thema der Veränderungen religiöser Bedürfnisse durchgeführt. Die Ergebnisse und die Eruierung neuer Lösungsansätze innerhalb

der sich uns neu stellenden Bedürfnisse wurden in der Publikation „*A question of faith – the relevance of faith and spirituality in health care*" (► www.hse.ie 2011) vorgestellt. Schlussfolgerung dieser Studie ist, dass neben der Sensibilität für religiöse und kulturelle Vielfalt auch die Unterscheidung wichtig ist, welches spirituelle Bedürfnis bei den zu Betreuenden vorhanden ist und ob dieses als ein Bedürfnis der jeweiligen einzelnen Person anzusehen ist und ob es zu einer bestimmten Gemeinschaft gehört.

Spiritualität und Religiosität ist oft ein wichtiges Thema für Menschen, die sich durch Krankheit oder Behinderung in einer Krise befinden. Dies spiegelt sich in Form der durch den Patienten gestellten Fragen an die Mitarbeiter nach dem Sinn des Geschehenen. Die Erfahrung zeigt, dass dieses Thema ein wichtiges Motiv nicht nur für religiöse Menschen ist. Die Fragen nach einer spirituellen Natur, Fragen nach dem Sinn der eigenen Existenz und des Leidens können wichtige Themen auch für Menschen sein, die keiner Religion angehören. In Anlehnung daran ist die Notwendigkeit zur objektiven Bestimmung der spirituellen Erfahrung und der spirituell-religiösen Bedürfnisse gegeben. Die dank der internationalen Zusammenarbeit in Polen eingesetzten Forschungsinstrumente scheinen diese Anforderungen zu erfüllen. Die Zusammenarbeit mit den Praktikern, die täglich Kontakt mit Sterbenskranken haben, und ihre praktischen Erfahrungen machen Hoffnung, dass die oben genannten Instrumente, welche gerade erfolgreich in Polen adaptiert wurden, die wichtigen Antworten für den Bereich der spirituellen Bedürfnisse innerhalb der Institutionen des Gesundheits- und Sozialsystems in Polen geben können.

Literatur

Verwendete Literatur

Augustyn RH, Duszpasterstwo chorych w USA (1999) Formacja kapelanów i świeckich asystentów jako odpowiedź na wyzwania współczesnego modelu służby zdrowia. In: Krakowiak P, Dutkiewicz E (Hrsg) Duszpasterstwo służby zdrowia w Polsce: osiągnięcia i wyzwania. MakMed, Gdańsk, S 47–51

Balter L, Dusza S, Mickiewicz F (Hrsg) (1995) Duchowość chrześcijańska Kolekcja Communio, Bd. 10. Pallottinum, Poznań

Bartosa AG, Duchowość w dzisiejszym świecie, Balter L (Hrsg) (1995) Duchowość chrześcijańska. Pallottinum, Poznań, S 7–22

Bartoszek A (2000) Człowiek w obliczu cierpienia i umierania. Moralne aspekty opieki paliatywnej. Wydawnictwo Św. Jacka, Katowice, S 249–252

Binnebesel J, Janowicz A, Krakowiak P, Paczkowska A (Hrsg) (2010) Pozamedyczne aspekty opieki paliatywno-hospicyjnej. Fundacja Hospicyjna, Gdańsk

Borneman T, Ferrell T, Puchalski CM (2010) Evaluation of the FICA Tool for Spiritual Assessment. Journal of Pain and Symptom Management 40(2):163–173

Bortnowska HW, Bortnowska H (Hrsg) (1984) Sens choroby, sens śmierci, sens życia. Znak, Warszawa, S 3–6

Büssing A, Franczak K, Surzykiewicz J, Krakowiak P (2013) Spiritual and religious needs of chronically ill patients in Poland. Validation of the polish version of the SpREUK Questionnaire. European Journal of Palliative Care, EAPC 144:1–446 (13th World Congress of the European Association for Palliative Care, Praga, 30.05–2.06.2013,)

Chmielewski M (Hrsg) (2002) Leksykon duchowości katolickiej. Wydawnicto M, Lublin-Kraków

Cobb M, Puchalski CM, Rumbold B (2012) Oxford Textbook of Spirituality in Healthcare. Oxford University Press, Oxford

Drazkiewicz 1989

Dwyer 2011

Fabello M (2010) Duszpasterstwo Służby zdrowia we Włoszech: Kapelan szpitalny i zespoły medyczne we wspólnej posłudze przy chorym. Medycyna Praktyczna, Kraków (105n)

Grzegorczykowa R (2006) Co o fenomenie duchowości mówi język? In: Grzegorczyk A, Sójka J, Koschany R (red.) (Hrsg) Fenomen duchowości. Wydawnictwo Naukowe UAM, Poznań, S 21–29

Jachimczak J (Hrsg) (2003) W służbie życiu. Kraków, S 281–292

Paweł J II (1995) EvangeliumVitae Bd. 85. Liberia Ecitrice Vaticana, Watykan

Jarosz M (2010) Pojęcie duchowości w psychologii. In: Gorbaniuk O, Kostrubiec-Wojtachnio B, Musiał D, Wiechetek M (Hrsg) Studia z psychologii w KUL tom 16. WN KUL, Lublin

Jarosz M (Hrsg) (2011) Psychologiczny pomiar religijności. WN KUL, Lublin

Klinger L (1999) Sytuacja duszpasterstwa służby zdrowia w Niemczech. In: Krakowiak P, Dutkiewicz E (Hrsg) Duszpasterstwa służby zdrowia w Polsce: osiągnięcia i wyzwania. MakMed, Gdańsk, S 52–61

Krakowiak P, Możliwości adaptacji Programu CPE – Clinical Pastoral Education do formacji pastoralnej Duszpasterstwa Hospicyjnego w Polsce: studium z zakresu Apostolstwa Chorych. Warszawa, 2001 (rozprawa doktorska, maszynopis);

Krakowiak P (2008) Dzieje pallotyńskiego hospicjum w Gdańsku 1983–2008. Fundacja Hospicyjna, Gdańsk

Krakowiak P (2010) Szkolenie kapelanów służby zdrowia w Stanach Zjednoczonych metodą Clinical Pastoral Education i zarys możliwości adaptacji tej metody w Polsce: Kapelan szpitalny i zespoły medyczne we wspólnej posłudze przy chorym. Medycyna Praktyczna, Kraków, S 44–61

Krakowiak P (2011) Duchowo-religijna troska o ciężko i przewlekle chorą osobę. In: Krakowiak P, Krzyżanowski D, Modlińska A (Hrsg) Przewlekle chory w domu. Fundacja Hospicyjna, Gdańsk, S 324–325

Krakowiak P (2012) Wolontariat w opiece u kresu życia. Wydawnictwo UMK, Toruń

Krakowiak P, Janowicz A (Hrsg) (2013) Dzieje Pallotyńskiego Hospicjum w Gdańsku. Trzydzieści lat w służbie umierającym 1983–3. Fundacja Hospicyjna, Gdańsk

Krakowiak P, Stolarczyk A (Hrsg) (2007) Ks. Eugeniusz Dutkiewicz SAC. Fundacja Hospicyjna, Gdańsk, S 97–99

Krakowiak P, Paczkowska A, Janowicz A, Sikora B (2013) Sztuka komunikacji z osobami u kresu życia. Poradnik dla profesjonalistów i opiekunów nieformalnych – rodzin i wolontariuszy. Fundacja Lubie Pomagać, Gdańsk, S 165–174

Libiszowska-Żółtkowska M, Grotowska S (2010) Religijność i duchowość – dawne i nowe formy. Nomos, Wrocław, S 9

Monteverdi R (2010) Duszpasterstwo Służby Zdrowia (w Prowincji Bonifratrów, Veneto w Italii): Kapelan szpitalny i zespoły medyczne we wspólnej posłudze przy chorym. Medycyna Praktyczna, Kraków, S 83–94

Muszala A, Binnebesel J, Krakowiak P, Krobicki M (Hrsg) (2011) Dolentium Hominum. Duchowni i świeccy wobec ludzkiego cierpienia. Medycyna Praktyczna, Kraków

Nadolski B (2006) Jedna duchowość chrześcijańska czy wiele duchowości? Anamnesis 45:71–77 (Warszawa)

Pangrazzi A (2006) Vivere il tramonto. Torino

Papieska Rada Duszpasterstwa Służby Zdrowia (PRDSZ), Świeccy w świecie cierpienia i zdrowia. Watykan, 1987:16–17.

Prężyna W (1981) Funkcja postawy religijnej w osobowości człowieka. WN KUL, Lublin

Puchalski C (2013) Integrating spirituality into patient care: an essential element of person-centered care [Uwzględnienie duchowości w opiece zdrowotnej: niezbędny element opieki zorientowanej na pacjenta]. Polskie Archiwum Medycyny Wewnętrznej 123(9):491–497

Redrado JL (2010) Posługa duszpasterska w placówkach służby zdrowia: Kapelan szpitalny i zespoły medyczne we wspólnej posłudze przy chorym. Medycyna Praktyczna, Kraków, S 83–94

Socha P (Hrsg) (2000) Duchowy rozwój człowieka. Wydawnictwo UJ, Kraków, S 18

Spilka B (1993) Spirituality: Problems and directions in operationalizing a fuzzy concept. Paper presented at the meeting of the American Psychological Association in Toronto

Wojtyła K (1967) Etyka a teologia moralna. „Znak" 9(159):1077–1082

Wolski Conn J (1993) Towards Spiritual Maturity. In: LaCugna CM (Hrsg) Freeing Theology: The Essential of Theology in Feminist Perspective. Harper/Collins, San Francisco, S 237

Wright M (2004) Hospice care and models of spirituality. EJPC 11(2):75–77

Wroński K (2007) Prawo chorego do opieki duszpasterskiej podczas pobytu w szpitalu. Współczesna Onkologia 11(7):381–384

19

Wyder C (2011) Koordynacja duszpasterstwa służby zdrowia. In: Muszala A, Binnebesel J, Krakowiak P, Krobicki M (Hrsg) Dolentium Hominum. Duchowni i świeccy wobec ludzkiego cierpienia, Bd. 230. Medycyna Praktyczna, Kraków

Gesetzgebung

Gesundheitsministerium Handbuch PRL (1981) über die Bereitstellung von Gottesdiensten für Patienten in Krankenhäusern, Reha- und Pflegeheime. Ministerium für Gesundheit und Soziales. Amtsblatt des Ministeriums für Gesundheit und Wohlfahrt 9(35): (§ 6.1)

Das Gesetz vom 17. Mai 1989 über die Beziehung des Staates zur katholischen Kirche in der polnischen Republik, Amtsblatt 1989 Nr. 29 , Pos. . 154, Kunst . 38–40 .

Internet-Ressourcen

Bekenntnisse religiöser Verbände und ethnischer Gruppen in Polen 2009–2011, GUS Warschau im Jahr 2013: http://www.stat.gov.pl/cps/rde/xbcr/gus/oz_wyznania_religijne_stow_nar_i_etn_w_pol_2009-2011.pdf (Zugriff : Januar 2014).

A question of faith – the relevance of faith and spirituality in health Care, Ireland 2011; www.hse.ie/eng/services/Publications/Your_Service,_Your_Say_Consumer_Affairs/Reports/questionoffaith.pdf (Zugriff: Januar 2014)

www.orka.sejm.gov.pl/proc6.nsf/ustawy/283_u.htm, wersja sierpień 2013 (dostęp: styczeń 2014)

WHO – Patient Bill of Rights. www.bpp.waw.pl/deklaracja_praw_pacjenta_who.html (Erstellt: August 2013). Zugegriffen: Januar 2014

Der Gasthof
und die Seelsorgekultur

Wie kann „caritas" systemisch werden? Zu einer zentralen Herausforderung an kirchliche Einrichtungen im Gesundheitssystem und im Dienst der Kirche[1]

Klaus Baumann

---

1   Eine *modifizierte* Fassung dieses Beitrages auf der Eichstätter Tagung zum XXI. Welttag der Kranken ist bereits erschienen im *neue caritas Jahrbuch 2014.* Hier im Tagungsband erscheint die Erstversion.

A. Büssing, J. Surzykiewicz, Z. Zimowski (Hrsg.), *Dem Gutes tun, der leidet,*
DOI 10.1007/978-3-662-44279-1_20, © Springer-Verlag Berlin Heidelberg 2015

20.1   Glaubhaft ist nur Liebe – sehr konkret

Der 1988 verstorbene Schweizer Theologe Hans Urs von Balthasar (*1905) gab vor 50 Jahren seiner Deutung von Gottes Wirken für uns in einer programmatischen Schrift die Kurzformel: „Glaubhaft ist nur Liebe" (von Balthasar 1963). Sie gilt auch heute noch für das Gesamte des christlichen Glaubens und für die Sendung der Kirche entsprechend: „Glaubhaft ist nur Liebe." Wenn ich im Folgenden der Frage nachgehe, wie „caritas" systemisch werden kann, weist diese Fragestellung über ein punktuelles individuelles Verhalten hinaus auf regelmäßige Einstellungen und Verhaltensweisen, ja auf Verhaltensmuster in Beziehungssystemen und Institutionen in ihren Kontexten und in ihren Umgebungen. Ein solcher Blick auf kirchliche Realitäten wird zu einer systemischen Perspektive.

Gerade für kirchliche Einrichtungen gilt von ihrem Selbstanspruch wie Außenanspruch her die Kurzformel von Balthasars. Wohl am besten von allen Elementen unseres christlichen Glaubens sind die Botschaft der Gottesliebe und das Gebot der Nächstenliebe als zentraler Kern und wichtigster Maßstab unseres Lebens als Christen und Kirche in der ganzen Welt bekannt. Mit Jesu Wort in der Endgerichtsrede gehört die Sorge für die Kranken zu wesentlichen Aufgaben in der Nachfolge Jesu, der sich in seinem irdischen Wirken „fortwährend *der Welt des menschlichen Leidens* zugewandt" (Nr. 16) hat, wie Papst Johannes Paul II. in Salvifici Doloris (Apostolisches Schreiben über den christlichen Sinn des menschlichen Leidens [Verlautbarungen des Apostolischen Stuhls 53], 11.02.1984) prägnant formuliert hatte. In Anlehnung an 1 Kor 13, das Hohelied der Liebe, müssen wir für unser Thema und unseren Kontext darum sehr klar sagen: „Wenn wir viele Krankenhäuser in katholischer Trägerschaft unterhalten, haben aber systemisch, d. h. in unseren Beziehungssystemen und Institutionen die Liebe nicht als prägende Verhaltensmuster, so nützt dies nichts" (vgl. 1 Kor 13,1–3).

So plakativ diese Formulierung sein mag, die sich ebenso für andere Felder kirchlichen Lebens durchbuchstabieren lässt, so konkret wurde es doch auf ungeahnte Weise Mitte Januar 2013, als die Nachricht Gesellschaft und Kirche in unserem Land erschütterte, dass zwei katholische Krankenhäuser in Köln nicht bereit waren, ein vermutliches Vergewaltigungsopfer von der Notärztin zu übernehmen und weiterzuversorgen. Die zuständigen Ärzte glaubten, nicht über die sog. „Pille danach" informieren zu dürfen, wollten sie nicht ihre Stelle im katholischen Krankenhaus riskieren. Die Reaktionen waren heftig: Politiker fragten, ob katholische Krankenhäuser weiterhin am Versorgungsauftrag beteiligt bleiben dürfen, wenn sie so offenkundig oder scheinbar lieblos ticken, dass einem Vergewaltigungsopfer prinzipiell nicht geholfen werden dürfe. Die Frage war also, ob im deutschen Gesundheitssystem solche Einstellungen und Verhaltensmuster überhaupt akzeptabel sind, wie diese allem Anschein nach in diesen beiden katholischen Krankenhäusern herrschten. Im System Kirche schämte und entschuldigte sich Kardinal Meisner von Köln für dieses Vorkommen und sah sich gedrängt darzulegen, dass dies im System Kirche nicht das erwartete und zu erwartende Denken und Verhalten sei, im Gegenteil. Allerdings waren auch seine Äußerungen nicht wirklich erwartbar, sondern überraschend – hervorgerufen durch die Intervention von außen in das System hinein.[1]

Dieses unerwartet konkrete Beispiel kann helfen, der Frage anschaulicher als nur theoretisch nachzugehen, wie „caritas" systemisch werden kann.

20.2   „caritas" – die Berufung der ganzen Kirche zur Sendung im Dienst der Liebe (agape, caritas)

Das Wort „caritas" ist die Übersetzung des biblisch geprägten griechischen Wortes „agape". Es steht

---

2   Im Juni 2013 griff diesen Vorfall auch M. Lütz medienwirksam auf, der offenkundig Kardinal Meisner beriet. Seine Kritik an den katholischen Krankenhäusern, welche insbesondere eine an der Grundordnung der Deutschen Bischofskonferenz ist, zieht seltsamerweise den Schluss, es brauche keine katholischen Krankenhäuser (also Krankenhäuser in kirchlicher Trägerschaft), und versteht dies als Entweltlichung der Kirche. Fragen an die Grundordnung selbst stellt der Chefarzt eines katholischen Krankenhauses eigentümlicherweise nicht. Vgl. Lütz (2013).

für die Liebe Gottes wie für die aus ihr gespeiste Liebesantwort der Menschen in Gottes- und Nächstenliebe. Doch dies ist nicht nur die Berufung jedes und aller Menschen, besonders der Getauften, sondern auch der Kirche – als Volk Gottes, Leib Christi und Tempel des Heiligen Geistes in ihrer komplexen Wirklichkeit mitten in der Welt (vgl. Lumen gentium 8). Dies formulierte Papst Benedikt XVI. in seiner ersten Enzyklika *„Deus caritas est"* (Dce 2005) sehr grundsätzlich und herausfordernd als ekklesiales, d. h. kirchliches Grundprinzip:

» Die in der Gottesliebe verankerte Nächstenliebe ist zunächst ein Auftrag an jeden einzelnen Gläubigen, aber sie ist ebenfalls ein Auftrag an die gesamte kirchliche Gemeinschaft, und dies auf all ihren Ebenen: von der Ortsgemeinde über die Teilkirche bis zur Universalkirche als ganzer. Auch die Kirche als Gemeinschaft muss Liebe üben. Das wiederum bedingt es, dass Liebe auch der **Organisation** als Voraussetzung für geordnetes gemeinschaftliches Dienen bedarf. Das Bewusstsein dieses Auftrags war in der Kirche von Anfang an konstitutiv (Dce 20) und ihre Geschichte ist erfüllt vom „Ringen um die Durchführung dieses ekklesialen Grundprinzips".
(Dce 21)

Wie gleich noch deutlicher werden wird: Hier nimmt ein Papst eine systemische Perspektive ein und formuliert als ekklesiales Grundprinzip die Herausforderung, dass „caritas" systemisch wird, auf allen Ebenen der Kirche als Organisation. Wen dies nicht überzeugt, kann knappe vier Jahre später in der Enzyklika *„Caritas in veritate"* (Civ 2009) gleich zu Beginn dieselbe Aufgabe, wiederum systemisch, mit anderen Worten ausgedrückt finden:

» Die Liebe ist der Hauptweg der Soziallehre der Kirche. Jede von dieser Lehre beschriebene Verantwortung und Verpflichtung geht aus der Liebe hervor, die nach den Worten Jesu die Zusammenfassung des ganzen Gesetzes ist (vgl. *Mt* 22,36–40). Sie verleiht der persönlichen Beziehung zu Gott und zum Nächsten einen wahren Gehalt; sie ist das Prinzip nicht nur der Mikro-Beziehungen – in Freundschaft, Familie und kleinen Gruppen –, sondern auch der Makro-Beziehungen – in gesellschaftlichen, wirtschaftlichen und politischen Zusammenhängen. Für die Kirche ist – vom Evangelium her – die Liebe alles … Im gesellschaftlichen, rechtlichen, kulturellen, politischen und wirtschaftlichen Bereich, also in den Zusammenhängen, die für diese Gefahr am anfälligsten sind, wird die Liebe leicht als unerheblich für die Interpretation und die Orientierung der moralischen Verantwortung erklärt.
(Civ 2)

Gerade gegen Letzteres nimmt Papst Benedikt grundsätzlich Stellung, weil diese Auffassung so tut, als müsste und könne „caritas" nicht in allem systembildend und systemisch werden:

» Ein Christentum der Liebe ohne Wahrheit kann leicht mit einem Vorrat an guten, für das gesellschaftliche Zusammenleben nützlichen, aber nebensächlichen Gefühlen verwechselt werden. Auf diese Weise gäbe es keinen eigentlichen Platz mehr für Gott in der Welt. Ohne die Wahrheit wird die Liebe in einen begrenzten und privaten Bereich von Beziehungen verbannt. Aus den Planungen und den Prozessen zum Aufbau einer menschlichen Entwicklung von umfassender Tragweite – im Dialog zwischen Wissen und Praxis – wird sie ausgeschlossen.
(Civ 4)

Es wird aus der Sicht von Papst Benedikt XVI. hier sogar zum Wahrheitskriterium, ob Liebe – „caritas" – in all diesen Beziehungen, Planungen und Prozessen einer humanen Welt systemisch wird. Für eine humane Welt und für die Kirche selbst ist die „agape – caritas" aus ihrer theologischen Quelle heraus höchst „systemrelevant" – analog zum Sprechen von Systemrelevanz von Banken oder Ländern in der globalen Finanzkrise: Würden sie zusammenbrechen, drohte alles zusammenzubrechen.

20.3   „systemisch"

Was ist mit „systemisch" gemeint, wie es auch in den eindringlichen Worten des jüngsten päpstlichen Lehramtes erkennbar ist? Es gibt zahlreiche systemische Ansätze, und systemisches Denken „ist heftig in Bewegung" (vgl. von Schlippe und Schweitzer 2007, S. 50).

Hier kommt eine Reihe von wissenschaftlichen und philosophischen Perspektiven zusammen, die sich mit wichtigen Aspekten aus der Psychotherapie für zwischenmenschliche Systeme, insbesondere Paar-, Familien- und Gruppentherapie, verbinden. Aus der Soziologie und anderen Wissenschaften denke ich besonders an die Systemtheorie Niklas Luhmanns, an Spieltheorien, an Kybernetik und an Konstruktivismus. In der systemischen Therapie sei besonders an psychoanalytische Pioniere erinnert wie Horst Eberhard Richter (2007) und Helm Stierlin (1971), die im deutschsprachigen Raum wesentlich zu diesem sehr bewährten und sich kontinuierlich weiterentwickelnden Blick auf menschliche Systeme beigetragen haben. Mehrere Unterscheidungen sind für das weitere Verständnis elementar:

20.3.1 System und Umwelt

Zunächst ist zu unterscheiden das *System* von seiner *Umwelt*, die nicht das System selbst ist und aus weiteren, anderen Systemen besteht, die das System ihrerseits beeinflussen können. Ein katholisches Krankenhaus als System wird beeinflusst von anderen Krankenhäusern wie auch möglicherweise von Vorgängen in der Kirche, in Kirchengemeinden oder Diözesen – solche ganz unterschiedlichen Systeme gehören zu der Umwelt des Krankenhauses.

20.3.2 Systemebenen

Hinzu kommt die Unterscheidung von *Systemebenen*, wie System, Suprasystem und Subsystem. Diese Ebenen können zum Teil für sich, zum Teil nur miteinander betrachtet werden. Das Krankenhaus als System hat als Subsysteme z. B. die Pflege und den ärztlichen Dienst, sein Suprasystem hingegen kann eine Trägervereinigung katholischer Krankenhäuser sein, oder die Krankenhauslandschaft in ihrer Wettbewerbssituation, oder auch das Suprasystem Kirche bzw. ein Verband der organisierten Liebeswerke der Kirche.

Das Verwirrende kann nun sein, dass die Perspektive entscheidet, wo die Ebenenbetrachtung ansetzt. Das hängt davon ab, worum es geht, welche Wechselwirkungen relevant sind oder Einfluss auf die Sachlage und damit auch auf eine (mögliche Problem-)Lösung haben. Die richtige Wahl der Ebenen ist eine eigene „Kunst" oder „Kompetenz": Werden relevante Ebenen nicht einbezogen, können alle gut gemeinten Lösungsversuche erfolglos bzw. unnachhaltig bleiben.

Das Ärzteteam kann als System betrachtet werden, dessen Subsystem kann ein Arzt (mit seiner Innenwelt) sein, das Suprasystem die Krankenhausleitung. Wie im Kölner Fall haben diese Systemebenen aufeinander gewirkt – das Suprasystem bewirkte im Subsystem des jeweiligen ärztlichen Denkens Angst um die eigene Stelle und bewirkte Fehlverhalten des Ärzteteams bzw. der leitenden Ärzte. Wir können auch die katholischen Krankenhäuser als System betrachten; deren Suprasystem wäre die Erzdiözese Köln, welches, wie bekannt wurde, im November 2012 von verdeckten Ermittlungen mit dem Verdacht unter Druck gesetzt wurde, dass es die katholischen Krankenhäuser nicht richtig beaufsichtige und damit zulasse, dass diese Verbotenes tun wie die Verabreichung der sog. „Pille danach". Der Druck von da auf die Kliniken wurde an das Subsystem des ärztlichen Dienstes durchgereicht.

Ein nicht unähnliches, anderes Beispiel liegt darin, dass Ärzte sich zwar den Patienten eingehender widmen wollen, der Druck der Zeitbudgets und DRGs im deutschen Kostenerstattungssystem erlaubt ihnen jedoch nicht, dies so zu tun, wie sie es ärztlichem Ethos (und Gewissen!?) entsprechend für angebracht hielten. Dazu kommentierte die Frankfurter Allgemeine Zeitung unlängst: „Das berufliche Ansehen wird nicht durch den Arzt aufs Spiel gesetzt, sondern durch [*die Unfähigkeit des Systems*], sich den Bedürfnissen der Patienten und der Beitragszahler entsprechend weiterzuentwickeln" (Müller-Jung 2013). Die Arztpersönlichkeiten sind Subsysteme, die nur punktuell Akzente setzen können; das Medizinsystem selbst ist jedoch von Gesetzmäßigkeiten geprägt, welche für seinen eigentlichen Auftrag (etwa: „patientengerechte medizinische Versorgung") dysfunktional sind und stattdessen anderen – etwa: ökonomischen – Aufträgen (oder Interessen) dienen.

20

> Halten wir fest: Zum systemischen Blick gehört die Unterscheidung von System und Umwelt (die eigene weitere Systeme enthält) wie auch die Unterscheidung von verschiedenen Systemebenen. Am geläufigsten sind neben Sub- und Suprasystemen die von Mikro-, Meso- und Makroebenen. Auf jeder Ebene haben wir systemische Strukturen mit mehr oder weniger starken Interaktionen mit den anderen Systemebenen.

20.3.3 Systemische Therapieformen

Die *systemischen Therapieformen* nutzen die systemischen Strukturen für die Verbesserung oder Lösung eines dysfunktionalen oder pathologischen Miteinanders. Die systemische Betrachtung geht davon aus, dass eine Wirklichkeit, an der mehrere oder viele Menschen miteinander durch Kommunikation und Interaktion beteiligt sind, ein soziales System konstituiert (vgl. von Schlippe 2003, S. 31 f.; von Schlippe und Schweitzer 2007). So werden Familie, Kollegenkreis, Leitungshierarchien als menschliche soziale Systeme konstruiert. Die systemische Betrachtung geht für solche Wirklichkeitskonstruktionen davon aus, dass Menschen darin ihre persönlichen Vorannahmen oder Ideen ausdrücken, z. B. wie man sich verhalten soll, wozu man sich berechtigt fühlt oder nicht, was für zukünftige Entwicklungen man sich vorstellt oder wofür man selbst verantwortlich ist und wofür andere. Diese Vorannahmen bilden so etwas wie ihre inneren Landkarten, die mit bestimmten Verhaltensmustern in sozialen Beziehungen einhergehen und – von außen betrachtet – nach Regeln ablaufen. Diese regelhaften Verhaltensmuster wirken wieder auf die innere Landkarte zurück, verstärken diese mit ihren Vorannahmen und diese wiederum verstärkt die Verhaltensmuster.

In diesem Prozess, so Helm Stierlin, „lassen sich im einzelnen unterscheiden (wenn auch in der Beobachter-Praxis oft nur schwer voneinander trennen):

1. Die Realitätskonstruktionen bzw. Landkarten der einzelnen [System-]mitglieder. Sie begründen jeweils eine bestimmte individuelle Motivationsdynamik.

2. Die Realitätskonstruktionen bzw. Landkarten, die von den Mitgliedern eines Systems geteilt werden. Wir sprechen auch von der Landkarte, Ideologie, dem Paradigma oder Codex [eines Systems].

3. Die Verhaltensmuster einzelner Mitglieder, die sich als Ausdruck und Folge ihrer individuellen Motivationsdynamik beschreiben lassen.

4. Die Muster der Interaktion innerhalb des Systems. Hier sprechen wir auch von der interpersonellen oder interaktionellen Dynamik. Allerdings: es hängt weitgehend vom Beobachter ab, welche dieser Perspektiven er hervorhebt oder als relevant betrachtet" (Stierlin 1989, S. 140).

(Innere) Landkarte	Verhaltensmuster
1. Landkarte jedes Mitgliedes: individuelle Motivationsdynamik	3. Verhaltensmuster jedes Mitglieds
2. Landkarte des Systems (Ideologie, Codex)	4. Interaktionsmuster im System

Das Interaktionsmuster im System ist geprägt von den vielfältigen (subjektiven) Erwartungs-Erwartungen der Systemmitglieder (Niklas Luhmann): d. h. davon, was ich denke, was andere von mir erwarten – und ebenso von den Erwartungs-Erwartungen jedes anderen Mitglieds des Systems. Diese prägen das Verhalten im sozialen Kontext.

20.4 Zuspitzung auf Herausforderungen für die Kirche und ihre Caritas

Im Dienst an den Kranken will die katholische Kirche aus eigenem Selbstverständnis heraus mitwirken – nicht nur seelsorglich, sondern auch in Medizin und Pflege als ganzheitliche Dienste am Menschen in der Nachfolge Jesu. Jesus hat – wie Adolf von Harnack (1851–1930) formuliert – „die dienende Liebe an den Kranken in den Mittelpunkt der Religion gestellt und sie allen seinen Jüngern auf die Seele gelegt. Die alte Christenheit hat diese Verpflichtung im Herzen behalten und in der Tat verwirklicht. … Die Kirche hat ein festes Institut der Kranken- und Armenpflege in frühester Zeit ausgebildet und viele Generationen hindurch in Wirksamkeit gehalten. Es ruhte auf der breiten Grundlage der Gemeinde;

es empfing seine Weihe aus dem Gemeindegottes-
dienst" (von Harnack 1924, S. 147, 150).

Die Kirche ist systemisch betrachtet selbst eine
soziale Wirklichkeitskonstruktion, ebenso ihre ver-
bandliche Caritas. Um in der Gesundheitsversorgung als sozialem Kontext mitzuwirken, braucht sie
nicht nur die notwendige professionelle Kompetenz,
sondern aus ihrem Selbstverständnis heraus auch
systembildende „caritas". Diesen Doppelcharakter
gilt es zu realisieren „im System": Die Umwelt des
Systems wie die Systemteilnehmenden sind selbstverständlich davon überzeugt, dass soziale (perso-
nennahe) Dienste in katholischen Einrichtungen
den professionellen Standards entsprechen müssen.
Die Liebe kann Defizite darin nicht kompensieren.
Dies hat auch Papst Benedikt ausdrücklich formuliert, und zwar mit Blick auf die Mitarbeiterinnen
und Mitarbeiter etwa mit Patienten- oder Klienten-
kontakt. Dort spricht er von der beruflichen Kompetenz als der ersten grundlegenden Notwendigkeit,
und als zweites von der „Zuwendung des Herzens",
von spürbarer „Menschlichkeit" und „menschlicher
Güte" (Dce 31a); diese Begriffe sind nichts anderes
als Operationalisierungen von „caritas".

⓿ **Der Doppelcharakter ist klar formuliert: professionelle Kompetenz und caritas.**

Diesen Doppelcharakter gilt es entsprechend für das
ganze System, von dem der Papst an anderer Stelle
noch ausdrücklicher spricht, zu realisieren, also auch
für die unterschiedlichen Ebenen und die Interaktionsmuster in den Systemen, zwischen den Sys-
tem(eben)en und zur Umwelt hin. Wenn zwischen
den kirchlichen System(eben)en statt menschlicher
Güte und Vertrauen Misstrauen und Verdacht gesät
werden, ist dies ein performativer Selbstwiderspruch
kirchlichen Handelns; dieser „verstärkt oftmals die
Neigung einzelner, nach handlungsleitenden Theorien vorzugehen, die ein Gewinn-/Verlust-Verhalten
und einseitigen Selbstschutz herausstellen" (Argyris
und Schön 1999, S. 44).

⓿ **Systemische Therapie leistet ihrem Selbstverständnis nach weder eine Behandlung
der Ursachen noch der Symptome einer
Störung, „sondern sie gibt lebenden Systemen Anstöße, die ihnen helfen, neue Muster**

miteinander zu entwickeln, eine neue Organisationsgestalt anzunehmen, die Wachstum
ermöglicht" (von Schlippe und Schweitzer
2007, S. 93).

Aus der Sicht systemischer Therapie wäre darum zu
fragen: Wie können Anstöße zur Veränderung an
den systembildenden Vorannahmen (Landkarten)
und Verhaltensmustern (nach Stierlin) ansetzen?

▬ Die inneren Landkarten der Systemmitglieder,
die ihre persönlichen Motivationen beinhalten,
werden sehr gerne – und richtig – gesehen
als der Ort, an dem es gilt, die persönliche
Motivation zu stärken und „Herzensbildung"
(Dce 31a) in verschiedener Weise voranzutreiben. Die Mitarbeiter/-innen sollen auftanken
können. Diese individuelle (Mikro-)Ebene
allein kann jedoch nicht die Lösung bringen,
wenn auf der Mesoebene dysfunktionale Landkarten und Interaktionsmuster bestehen.

▬ Die inneren Landkarten, die von den Mitgliedern eines System geteilt werden: Hier sind
Leitbilder ein wichtiger Versuch, das System
sozusagen innerlich gemeinsam zu formen.
Mit Blick auf die Leitbildumsetzung bedarf es
jedoch des Blickes auf die individuellen und
systemischen Verhaltensmuster:

▬ Hier stellt sich die schwierige Frage, ob die
Herzensbildung eines Mitglieds zu Verhaltensmustern führen kann, wo Mängel des
Systems dem entgegenwirken. Zum Teil ist das
möglich: Selbstverständlich kann im Prozess
des Pflegens der Krankenpfleger der Patienten
Herzensgüte zeigen. Zugleich muss der Pfleger
den Druck der Dokumentation und zeitlichen
Vorgaben erfüllen. Das wird oft als erhebliche
Schwierigkeit erfahren und formuliert. Der
Systemfehler liegt nicht bei den Einzelnen; sie
können (und sollten auf Dauer) die Systemde-
fizite nicht kontinuierlich kompensieren. Denn
sonst droht die Gefahr, dass Hingabe (als
Motivation des Individuums) zur strukturellen Ausbeutung durch das System verkommt,
welches sich strukturell an Mitarbeitenden
versündigt.

▬ Im Blick auf die Muster der Interaktion innerhalb des Systems erhebt sich die Frage, die für
Systemmitglieder oft zentral handlungsleitend

wird: Was erwarten sie, dass von ihnen erwartet wird? Hier kann deutlich werden, wie sehr Systemebenen ineinandergreifen und Erwartungs-Erwartungen geprägt werden können. Selbstverständlich sind Erwartungs-Erwartungen höchst subjektiv geprägt. Was ich erwarte, das andere von mir erwarten, orientiert sich an dem, was ich von anderen *wahrnehme*.

Es ist immer *meine* Wahrnehmung – stets verbunden mit dem Versuch, sie in der Realität wiederzufinden und bestätigt zu finden.

20.5 Fragen und Anmerkungen für weitere Konkretisierungen

Mit der Unterscheidung der Landkarten und Interaktionsmuster ist die schwierige Aufgabe noch keineswegs gelöst, dass „caritas" systemisch wird. Sie können jedoch helfen, diese Aufgabe der Kirche und ihrer Dienste, Einrichtungen und Organisationen im Feld der Gesundheitsversorgung und Krankendienste von ihrem Selbstverständnis her präziser zu stellen, erst recht als Teilnehmerin in einem gezielt pluralen Feld. In diesem pluralen (säkularen) Feld stellen sich Fragen an sie, die über die Fragen der fachlichen oder professionellen Kompetenz (auf wiederum verschiedenen Ebenen!) hinausgehen, damit „caritas" (als „Summe der christlichen Religion", vgl. Völkl 1987) mehr systemisch wird.

Wenn von „mehr" die Rede ist, klingt theologisch-spirituell sofort die Perspektive von Entwicklung, Wachstum und „Unterwegssein" an. Das ist nicht banal – diese Perspektive selbst kann sowohl Landkarten als auch Verhaltensmuster transformieren. Dafür (mit) zu sorgen, ist Aufgabe der Leitung und „Organisationsentwicklung".

Sodann sind Klärungen erforderlich, wenn „caritas" systemisch werden soll: Wer und was gehört zum System? Was ist im Spiel? Wie wird ein Problem definiert? Welche Erwartungen haben die verschiedenen Beteiligten?

Die systemische Perspektive wird z. B. im Kölner Vorfall das Problem nicht auf die Frage der ethischen Legitimität der sog. „Pille danach" aufgrund ihrer physiologischen Wirkweise reduzieren, sondern diese Reduktion sogar als Symptomfixierung enthüllen. Denn die moraltheologische Frage ist zwar unabdingbar, doch darf sie nicht den Blick auf die soziale Interaktion zwischen den Systemebenen verstellen – gerade, wenn das Fühlen mit der Kirche sich nicht den wachen Blick von massenmedialen Effekten blenden lassen will.

Nach dem Blick auf die sozialen Interaktionen ist zu fragen, welche Muster verhindern eine Lösung? Gibt es kontraproduktive Verhaltensmuster im System, welche das Verhalten (auch der Mitglieder selbst) negativ werden lassen? Wie lassen sich offene und latente Regeln (der Landkarte/-n) erkennen und verändern? Wie lässt sich intervenieren, d. h. wie lassen sich Muster so stören, dass sie sich verändern? Welche Anstöße oder Impulse können ins System gegeben werden, die ihm „helfen, neue Muster miteinander zu entwickeln, eine neue Organisationsgestalt anzunehmen, die Wachstum ermöglicht" (von Schlippe und Schweitzer 2007, S. 93)?

Wie können Vertrauen, Eigeninitiative und Eigenverantwortung der Mitglieder aktiviert werden? Diese Frage ist theologisch von besonderem Gewicht zumal im Ernstnehmen des Wirkens von Gottes Geist in den Herzen der „Systemmitglieder": „Denn die Liebe Gottes [griechisch: agape!] ist ausgegossen in unsere Herzen durch den Heiligen Geist, der uns gegeben ist" (Röm 5,5b).

Und schließlich: Wie lässt sich „caritas" neu konkretisieren, damit sie „einen Unterschied macht", der spürbar ist, ohne damit ein Alleinstellungsmerkmal zu beanspruchen? Vielmehr will der Unterschied spüren lassen, worum es der „caritas" als „agape" geht.

Caritas als agape – dies ist zu füllen mit den Anstößen der ganzen biblischen Botschaft von der Liebe Gottes zu seiner Schöpfung und insbesondere seinen Ebenbildern, die er ihrerseits zu solcher Liebe beruft, die an Jesus Christus Maß nimmt – operationalisiert z. B. in 1 Kor 13,4 f.: „Die Liebe ist langmütig, die Liebe ist gütig. Sie ereifert sich nicht, sie prahlt nicht, sie bläht sich nicht auf. Sie handelt nicht ungehörig, sucht nicht ihren Vorteil, lässt sich nicht zum Zorn reizen, trägt das Böse nicht nach. Sie freut sich nicht über das Unrecht, sondern freut sich an der Wahrheit. Sie erträgt alles, glaubt alles, hofft alles, hält allem stand. Die Liebe hört niemals auf."

❯ Trotz aller möglichen Gefahr der Über-Forderung können daraus Anstöße und Impulse entwickelt werden als nicht nur individuelle, sondern auch systemische Heraus-Forderungen zu neuem Wachstum: in der Perspektive des Unterwegsseins (und somit die Überforderung verhindernd) neue Verhaltens-Schritte zu wagen, neue Muster zu entwickeln, die systembildend werden und Wachstum miteinander zu mehr „caritas" ermöglichen.

Auf faszinierende, wenn auch bislang wenig beachtete Weise konkretisierte Benedikt XVI. diese systemische Herausforderung für die Kirche (und ihre organisierte Caritas) durch die Fortführung von Hinweisen Pauls VI.: Zumindest und zuerst bedeute „caritas" Einsatz für Gerechtigkeit (vgl. Mt 6,33). „Die Gerechtigkeit ist der Liebe nicht nur in keiner Weise fremd, sie ist nicht nur kein alternativer oder paralleler Weg zur ihr: Die Gerechtigkeit ist untrennbar mit der Liebe verbunden,[2] sie ist ein ihr innewohnendes Element. Die Gerechtigkeit ist der erste Weg der Liebe oder – wie Paul VI. sagte – ihr ‚Mindestmaß',[3] ein wesentlicher Bestandteil jener Liebe ‚in Tat und Wahrheit' (*1 Joh* 3,18), zu der der Apostel Johannes aufruft" (Civ 6). Dem Einsatz für Gerechtigkeit schreibt Benedikt XVI. deshalb sogar „theologalen, heilbringenden Charakter" zu (Civ 6).

Dies gilt nicht nur für die Mikro- und die Mesoebene, für den persönlichen Nahraum und innerkirchliche Systeme (dort aber sehr wohl auch), sondern auch auf der Makroebene und für die Interaktionen der Kirche mit ihrer Umwelt und somit *politisch*: Gerechtigkeit und das Mühen darum „ist der institutionelle, wir können auch sagen: der politische Weg der Nächstenliebe." Er wird *systemisch*, weil *institutionell*, für die Kirche und ihre Caritas (samt katholische Krankenhäuser) und alle Getauften zu einem „Weg der Nächstenliebe, der nicht weniger tauglich und wirksam ist als die Liebe, die dem Nächsten unmittelbar, außerhalb der institutionellen Vermittlungen der *Polis* entgegenkommt" (Civ 7). Solidarität zu stiften und politische Anwaltschaft um des Gemeinwohles willen – etwa für ein

gerechteres Gesundheitssystem – werden identifizierbar als systemisch notwendige Verhaltensmuster von „caritas".

20.6   Schlussbemerkung

All das ist im Grunde natürlich nicht neu – und doch kann es mit systemischem Blick neu und tiefer verstanden werden (und so zum organisationalen Lernen[4] der Kirche darin beitragen), was es heißt, die eigene Sendung im Dienst der Liebe systemisch als „caritas" mehr zu verwirklichen. Es hat grundlegenden Anteil an fruchtbarem Wirken für die (Neue) Evangelisierung. Papst Paul VI. ließ daran schon in seiner Enzyklika „Evangelii nuntiandi" (1975) keinen Zweifel: „Die Evangelisierung der Welt geschieht also vor allem durch das Verhalten, durch das Leben der Kirche" (EN 41), und wir können kongenial ergänzen: auf und zwischen all ihren Systemebenen. Denn: „Glaubhaft ist nur Liebe" (von Balthasar 1963).

5   *„Um organisational zu werden, muss das Lernen, das sich aus Untersuchungen in der Organisation ergibt, in den Bildern der Organisation verankert werden, die in den Köpfen ihrer Mitglieder und/oder den erkenntnistheoretischen Artefakten existieren (den Diagrammen, Speichern und Programmen), die im organisationalen Umfeld angesiedelt sind"* Argyris und Schön (1999, S. 31).

Literatur

Ansprache zum Tag der Entwicklung (23. August 1968): *AAS* 60 (1968), 626–627

Argyris C, Schön DA (1999) Die lernende Organisation. Grundlagen, Methode, Praxis. Klett-Cotta, Stuttgart

von Balthasar HU (1963) Glaubhaft ist nur Liebe. Johannes Verlag, Einsiedeln

von Harnack A (1924) Die Mission und Ausbreitung des Christentums, 4. Aufl. Hinrichs, Leipzig

Joachim Müller-Jung, Die Evolution des Medizinmanns, in: FAZ 07.01.2013, 1.

Lütz M (2013) Die Entweltlichung der Kirche in Deutschland. In: Cordes PJ, Lütz M (Hrsg) Benedikts Vermächtnis und Franziskus' Auftrag. Entweltlichung. Eine Streitschrift. Herder, Freiburg, S 109–151

Paul VI., Enzyklika Populorum progressio (26. März 1967), 22: *AAS* 59 (1967)

Richter HE (2007) Patient Familie. Psychosozial Verlag, Gießen (Erstauflage 1970)

3   Vgl. Paul VI. (1967, S. 268); Zweites Vatikanisches Konzil (69).
4   Ansprache zum Tag der Entwicklung (1968).

von Schlippe A (2003) Grundlagen systemischer Beratung. In: Zander B, Knorr M (Hrsg) Systemische Praxis der Erziehungs- und Familienberatung. V&R, Göttingen, S 30–54

von Schlippe A, Schweitzer J (2007) Lehrbuch der systemischen Therapie und Beratung, 10. Aufl. Vandenhoeck & Ruprecht, Göttingen

Stierlin H (1971) Das Tun des Einen ist das Tun des Anderen. Versuch einer Dynamik der menschlichen Beziehungen. Suhrkamp, Frankfurt

Stierlin H (1989) Individuation und Familie. Suhrkamp, Frankfurt

Völkl R (1987) Nächstenliebe. Die Summe der christlichen Religion? Lambertus, Freiburg

Zweites Vatikanisches Konzil, Pastoralkonstitution über die Kirche in der Welt von heute *Gaudium et spes*

Erfahrungsräume der göttlichen Barmherzigkeit gestalten

Karl Bopp SDB

A. Büssing, J. Surzykiewicz, Z. Zimowski (Hrsg.), *Dem Gutes tun, der leidet,*
DOI 10.1007/978-3-662-44279-1_21, © Springer-Verlag Berlin Heidelberg 2015

21

In ihrem Aufruf zum „Missionarisch Kirche sein" haben die deutschen Bischöfe schon vor Jahren betont: *„Die unterschiedlichen Räume, in denen Menschen leben, sind voller Spuren, die auf Gott hinweisen. Sie zu entdecken und mit der Botschaft des Evangeliums zu verbinden, ist Aufgabe einer zeitgemäßen christlichen Verkündigung. … Das Evangelium öffnet für einen neuen Blick auf die Welt, den Zustand der Gesellschaft, die Lage der Dinge, das Leben und das Zusammenleben der Menschen"* (Sekretariat der Deutschen Bischofskonferenz 2000, S. 9, 23).

Orte der Krankheit stellen in dieser Perspektive eine besondere Herausforderung dar; denn gerade an ihnen soll ja der biblische Gott und seine Gnaden- und Heilsbotschaft für die Menschen konkret erfahren werden können.

21.1 „Das geknickte Rohr zerbricht er nicht …" (Jes 42,3): Die Reich-Gottes-Botschaft Jesu als Leitnorm der Krankenpastoral

An jedem kirchlichen Ort, besonders in kirchlichen Krankenhäusern, muss immer wieder neu danach gefragt werden, was denn die eigene medizinische und pflegerische Arbeit wirklich mit Gott bzw. mit Jesus Christus zu tun hat. Was ist nach biblischer Tradition wirklich das Kernanliegen der Pastoral – auch im Krankenhaus?

In der Bergpredigt nach der Fassung des Matthäusevangeliums sagt Jesus: „Euch aber muss es zuerst um sein Reich und um seine Gerechtigkeit gehen; dann wird euch alles andere dazugegeben" (Mt 6,33). Der evangelische Theologe Gunther Wenz kommentiert diese jesuanische Basisbotschaft so: „Die Rede vom Reich Gottes … ist nicht nur mit Sicherheit jesuanisches Gut, sie bildet die innere Mitte der Verkündigung Jesu, welche sie in allen ihren Aspekten charakteristisch bestimmt.»Nachdem man Johannes ins Gefängnis geworfen hatte, ging Jesus wieder nach Galiläa; er verkündete das Evangelium Gottes und sprach: ›Die Zeit ist erfüllt, *das Reich Gottes ist nahe.* Kehrt um, und glaubt an das Evangelium.‹« (Mk 1,14 f. par)" (Wenz 2011, S. 183). Aber anders als bei Johannes dem Täufer – so Wenz

weiter – „und unbeschadet der Gemeinsamkeit, die beide verbindet", ist die Reich-Gottes-Botschaft Jesu offenbar nicht in erster Linie auf das drohende Endgericht ausgerichtet, in dem Gott definitiv über die Gerechten und Ungerechten urteilen wird. Das Grundanliegen der jesuanischen Botschaft von der kommenden Gottesherrschaft besteht vielmehr in der *Ansage* von Heil und der *Zusage* von Rettung und überraschender Güte – besonders gegenüber den Gescheiterten, Armen und Verlorenen (vgl. Wenz 2011, S. 181 f.). Und gerade diese Zuwendung zu den Verlorenen zeigt sich in vielen markanten Jesusgeschichten – z. B. in den vielen *Krankenheilungen*; sie verdichtet sich besonders eindrucksvoll in der von Jesus praktizierten und die Frommen provozierenden *Tischgemeinschaft mit Sündern und sozialen Außenseitern*. Gunther Wenz deutet diesen Sachverhalt so: „Wenn Jesus mit Zöllnern, Sündern und sonstigen Separierten Tischgemeinschaft hielt, dann hatte das neben der Funktion gemeinsamen Essens und Trinkens die Bestimmung, ein Zeichen nicht nur sozial-diakonischen Dienstes, sondern eschatologischer Integration zu setzen in Vorwegnahme des kommenden Reiches Gottes, in dem um der väterlichen Liebe Gottes willen auch Gottferne Gnade und Heil finden sollen. Die Tischgemeinschaften, die Jesus hielt, stellten so sinnenfällig das Evangelium des Gottesreiches dar, welches Jesus predigte, und können als ein seinem Verkündigungswort zugehöriges Sakrament verstanden werden" (Wenz 2011, S. 191).

Mit Jesu Auftreten und Wirken ist das Reich Gottes bereits Gegenwart geworden; mit seiner Person bricht also die Gottesherrschaft unwiderruflich an. Und die Gegenwart des Reiches Gottes zeigt sich praktisch in den konkreten Heilstaten Jesu (z. B. in seinen Dämonenaustreibungen oder Krankenheilungen); „indem er die leidende Kreatur den sie versklavenden Mächten entreißt", macht er so die Welt in all ihren Dimensionen wieder als „eine gute Schöpfung" erfahrbar (vgl. Knapp 1993, S. 202).

Diese faszinierende und auch provozierende Botschaft hat die Kirche als Heilssakrament Gottes je neu evangeliumsgemäß und situationsgerecht zu bekennen und zu bezeugen.

Welcher Anspruch damit verbunden ist, beschreibt der Exeget Helmut Merklein so:

a) Weil der Mensch von Gottes Güte bereits bedingungslos angenommen ist, kann er aus der erfahrenen Güte heraus selber radikale Güte und Liebe wagen – bis zur Fremden- und Feindesliebe.

b) Im Mittelpunkt der Ethik Jesu stehen damit nicht Gesetze, sondern die radikale Güte gegenüber allen Menschen, weshalb im Einzelfall selbst die Gesetzesvorschriften der Thora relativiert werden (z. B. das Sabbatgebot) (vgl. Merklein 1981, S. 220, 296).

21.2 Krankenseelsorge als biografie- und differenzsensible Pastoral

Eine Pastoral, die sich an der Reich-Gottes-Botschaft Jesu orientiert, eröffnet neue Handlungsspielräume – gerade auch in ausweglosen Situationen. Der Pastoralpsychologe Heribert Wahl hat in einem neueren Beitrag zur Sakramentenpastoral (vgl. Wahl 2009) beschrieben, wie sich die herkömmliche Pastoral verändern muss, wenn sie sich auf die postmodernen Sozialräume der Menschen einlässt:

a) In der multikulturellen Gesellschaft muss die kirchliche Pastoral die neue Tugend der „Differenz-Aufmerksamkeit" entwickeln, um so zu heute passenden Seelsorgsformen zu finden. Am spezifischen Ort des Krankenhauses gilt es demnach zu lernen, dass es *den* Kranken nicht gibt, sondern immer nur sehr unterschiedliche kranke Menschen mit sehr unterschiedlichen körperlichen, psychischen und geistlich-religiösen Bedürfnissen.

b) Auf der Ebene der jeweiligen Institution gilt es, die falschen dogmatisch-kirchenrechtlichen Alternativen (z. B. in der Sakramentenpastoral „Zwischen Ausverkauf und Rigorismus") zu überwinden und stattdessen die „empathisch erspürten Bedürfnisse von Menschen" zu respektieren und ernst zu nehmen. Gerade das Krankenhaus braucht eine Seelsorge, die bei den je konkreten Heilsbedürfnissen der Menschen ansetzt und sich dabei theologisch primär an der Reich-Gottes-Botschaft Jesu orientiert und erst sekundär am Kirchenrecht.

c) Auf der Ebene der Krankenbiografie darf die Pastoral individuelle Lebensgeschichten weder kollektiv verkirchlichen, noch sie durch „modernisierte" Rituale einfach unkritisch „rechtfertigen" oder heil sprechen, sondern sie sollte das Bedürfnis nach Leben und Heil(-ung) diakonisch aufgreifen und die Menschen mystagogisch, d. h. erfahrungsorientiert, so mit den „Symbol-Zeichen" des Glaubens in Beziehung bringen, dass jener *„Gestaltkreis der Liebe"* entstehen kann, wonach dem Kranken in den Symbolzeichen der Seelsorge „jenes Gottes-Angebot" entgegenkommt, das ihn mehr zu sich selbst bringt und ihn dadurch befähigt, in seiner je spezifischen Krankheitssituation Gott neu erfahren bzw. neu entdecken zu können (vgl. Wahl 2009, S. 50–159).

21.3 Das spezifisch kirchliche Kompetenzprofil

Das gemeinsame Rollenprofil der medizinisch-pflegerischen und pastoral-karitativen Berufe ließe sich in Anlehnung an Paul Hüster (vgl. Hüster 2011, S. 200–205, bes. S. 203 f.) anhand folgender *Profilmerkmale* bestimmen:

1. Wo man die Reich-Gottes-Botschaft Jesu ins Zentrum stellt und aus der Erfahrung der zuvorkommenden und bedingungslosen Güte Gottes heraus anderen Menschen im Geist Jesu begegnet, dort ergibt sich die vorrangige Option für die Menschen am Rande, für Arme und Benachteiligte, für Kranke und Behinderte, für Schuldige und Gescheiterte.

2. Wer im Geiste Jesu handelt, der hat nicht Kunden vor sich, sondern immer Mitmenschen. Jede Dienstleistung muss daher als personale Begegnung auf gleicher Augenhöhe gestaltet werden, weil jeder Mensch unabhängig von seiner Lebenslage, seinem Glauben und seiner Schuld Abbild Gottes ist und bleibt.

3. Wer sich an Jesus orientiert, der muss immer neu Maß nehmen an der Compassion, an der Barmherzigkeit, die gerade im menschlichen Scheitern und in Krisensituationen Solidarität und Versöhnung erfahren lässt.

4. Weil der Mensch nicht auf seine Krankheit reduziert werden darf, braucht es eine Kultur der ganzheitlich-personenbezogenen Lebensbeglei-

tung; denn auch der kranke Mensch kennt Situationen der „Freude und Hoffnung, der Trauer und Angst" (GS 1). Sein ganzes Leben bedarf der Beachtung und hilfreichen Begleitung.

5. Weil die menschliche Fachlichkeit nicht alles heilen und lösen kann, braucht es die Solidarität des Gebetes füreinander. Wer sich so im Angesicht von Kranken immer wieder dem Geheimnis Gottes aussetzt, der wird im anderen und zusammen mit dem anderen auch immer wieder neue Gotteserfahrungen machen.

6. Alle Berufe im Krankenhaus sind eingeladen, die eigene Tätigkeit auch als Berufung von Gott her zu deuten.

7. Die Orte der Krankheit und des Sterbens sind als besondere Lernorte des gemeinsamen Glaubens zu verstehen und zu nutzen.

> Pointiert lässt sich mit Isidor Baumgartner der spezifische Auftrag so zusammenfassen: Ein christliches Krankenhaus „vertritt die Option der Subjektwerdung des Menschen, unter den Augen Gottes, in verdankter Existenz, mit der Erlaubnis zum Fragment, zusammen mit anderen für andere im Reich Gottes" (Baumgartner 2002, S. 226).

Weiterführende Literatur

Bopp K (1998) Barmherzigkeit im pastoralen Handeln der Kirche: Eine symbolisch-kritische Handlungstheorie zur Neuorientierung kirchlicher Praxis. Don Bosco, München

Bopp K (2011) Pastorale Großräume – Lernräume für eine diakonische Pastoral. Lebendige Seelsorge 62:400–405

Fischer M (2010) Das konfessionelle Krankenhaus: Begründung und Gestaltung aus theologischer und unternehmerischer Perspektive, 2. Aufl. LIT, Berlin-Münster:

Haart D (2007) Seelsorge im Wirtschaftsunternehmen Krankenhaus. Echter, Würzburg

Haslinger H (2006) Wie grundlegend sind die Grundvollzüge? Zur Notwendigkeit einer pastoraltheologischen Formel. Lebendige Seelsorge 57:76–82

Klessmann M (Hrsg) (2008) Handbuch der Krankenhausseelsorge, 3. Aufl. Vandenhoeck & Ruprecht,, Göttingen

Schilling H (1988) Seelsorge zwischen wahren und falschen Bedürfnissen. Münchener Theologische Zeitschrift 39:1–22

Sekretariat Deutschen Bischofskonferenz (Hrsg) (2006) Enzyklika *DEUS CARITAS EST* von Papst Benedikt XVI. an die Bischöfe, an die Priester und Diakone, an die gottgeweihten Personen und an alle Christgläubigen über die christliche Liebe. Bonn

Sekretariat der Deutschen Bischofskonferenz (Hrsg) (2009) Berufen zur caritas. Bonn

Wahl H (1994) Glaube und symbolische Erfahrung: Eine praktisch-theologische Symboltheorie. Herder, Freiburg im Breisgau

Literatur

Verwendete Literatur

Baumgartner I (2002) Auf der Suche nach einer überzeugenden Form der kirchlichen Diakonie. In: Fürst W (Hrsg) Pastoralästhetik – Die Kunst der Wahrnehmung und Gestaltung in Glaube und Kirche. Herder, Freiburg im Breisgau, S 221–234

Hüster P (2011) Die Sendung neu entdecken – Zur Unternehmenskultur in kirchlichen Sozialeinrichtungen. Herder Korrespondenz 65:200–205

Knapp M (1993) Gottesherrschaft als Zukunft der Welt. Echter, Würzburg

Merklein H (1981) Die Gottesherrschaft als Handlungsprinzip: Untersuchung zur Ethik Jesu, 2. Aufl. Echter, Würzburg

Sekretariat der Deutschen Bischofskonferenz (Hrsg) (2000) „Zeit zur Aussaat": Missionarisch Kirche sein. Bonn

Wahl H (2009) LebensZeichen von Gott – für uns. LIT, Münster

Wenz G (2011) Christus – Jesus und die Anfänge der Christologie. Vandenhoeck & Ruprecht, Göttingen

German Catholic Identity Matrix – Ganzheitliche Sorgekultur im katholischen Krankenhaus

Thomas Günther

A. Büssing, J. Surzykiewicz, Z. Zimowski (Hrsg.), *Dem Gutes tun, der leidet*,
DOI 10.1007/978-3-662-44279-1_22, © Springer-Verlag Berlin Heidelberg 2015

22.1   Einführung

Krankenhäuser in katholischer Trägerschaft sind auf Grundlage ihres christlichen Selbstverständnisses dazu verpflichtet, sich in fürsorglicher Weise ganzheitlich den ihnen anvertrauten Menschen anzunehmen. Eine solche Sorgekultur findet in der Erzählung vom barmherzigen Samariter (Lk 10,25–37) mit der Herberge (Gasthof) ihr biblisches Vorbild. Die Herberge als Versorgungsmodell hat in heutiger Zeit ausgedient. An ihre Stelle sind hochspezialisierte und in ihren Funktionsabläufen komplexe Krankenhausorganisationen getreten, die den Patienten in ihren vielfältigen Formen von Leiden professionelle Hilfe und Unterstützung anbieten. Stellt eine solche professionalisierte Organisationsform des modernen Krankenhauses eine angemessene Fortführung der biblischen Sorgekultur (Herberge) dar? Und noch konkreter gefragt: Welche explizite Rolle spielen in diesem Zusammenhang die konfessionellen Krankenhäuser (Baumann et al. 2013)?

22.1.1   Christliches Alleinstellungsmerkmal

Im kirchlichen Krankenhauswesen wird die Frage nach einer christlich motivierten und gelebten Sorgekultur in zunehmendem Maß gestellt. Gründe dafür sind die kontinuierliche Qualitätsentwicklung als Antwort auf die steigenden Ansprüche seitens der Patienten. Die Gesellschaft erwartet von kirchlichen Einrichtungen im Gesundheitswesen, das katholische Qualitätsprofil beschreiben zu können.

> ❯ Eine entscheidende Frage in diesem Kontext lautet: Bieten Krankenhäuser in kirchlicher Trägerschaft eine Form der Versorgung, die besondere Merkmale im Unterschied zu kommunalen und privaten Trägern aufweist?

Hebt sich das kirchliche Krankenhaus mit seinem Anspruch der christlichen Sorgekultur gar von anderen nichtkirchlichen Mitbewerbern signifikant ab? Aus der Perspektive christlicher Einrichtungen ist man vielleicht gewillt, diese Frage mit einem überzeugten „Ja" zu beantworten. Aber: Worin besteht ein solches christliches Alleinstellungsmerk-

mal bzw. was genau stellt den Mehrwert des konfessionellen Krankenhauses dar?

22.1.2   Konfessionelle Krankenhäuser in den USA

Die Frage nach dem Alleinstellungsmerkmal katholischer Krankenhäuser wird nicht nur im deutschsprachigen Kontext diskutiert. Ein transatlantischer Blick in die Vereinigten Staaten von Amerika zeigt, dass das Thema *Christliches Profil* auch dort im Krankenhaussektor aktuell ist. Die Gründe sind denen in Westeuropa vergleichbar. Aufgrund der demografischen Situation in vielen von Ordensgemeinschaften gegründeten und getragenen Krankenhäusern finden aktuell weitreichende strukturelle Veränderungsprozesse statt. Flächendeckend ist ein starker Rückgang bis nahezu Totalausfall von Ordensschwestern und -brüdern im ärztlichen und pflegerischen Bereich zu verzeichnen. Einige wenige Ordensangehörige sind (noch) auf Leitungsebene der ordenseigenen Krankenhäuser tätig. Ein solcher Umstand führt dazu, dass für die Mitarbeiterschaft und für die Patienten ein direkter Kontakt mit den Ordensleuten zur Ausnahme geworden ist. Einige wenige Berührungspunkte ergeben sich noch im Bereich von Krankenhausseelsorge. Aufgrund der beschriebenen Veränderungen haben 1999 vier Ordensprovinzen der *Daughters of Charity of St. Vincent de Paul* beschlossen, ihre Ordenskrankenhäuser in einen neuen Krankenhausverbund mit dem Namen *Ascension Health* zusammenzuführen. Mittlerweile ist dieser der größte katholische Krankenhausverbund in den USA.

22.2   Neue Organisationsstrukturen

Der Rückgang von Ordensangehörigen im Krankenhaus und die stetig größer werdenden Organisationseinheiten (Krankenhausverbünde etc.) lassen die Frage nach dem spezifisch christlichen Profil kirchlicher Krankenhäuser dringlicher erscheinen. Woran können Mitarbeitende und Patienten heute (noch) erkennen, dass es sich bei ihrer Einrichtung um ein christliches Krankenhaus handelt? Konfessionelle Krankenhäuser haben deshalb in den letzten

Jahren ihre christlichen Werteüberzeugungen und Haltungen in Leitbildern und Grundlagendokumenten schriftlich fixiert. Zusätzlich gibt es für die Mitarbeiterschaft vielfältige Angebote, die auf die Vermittlung religiöser Werte und Überzeugungen ausgerichtet sind. Im Bereich der Krankenhausseelsorge leisten heute hauptamtliche Mitarbeiterinnen und Mitarbeiter einen unverzichtbaren professionellen Dienst am Patienten. All diese Maßnahmen sollen das christliche Profil des Krankenhauses für die Menschen konkret erfahrbar werden lassen. Sind sie ausreichend?

22.2.1 Catholic Identity Matrix

Die Entscheidungsträger im US-Krankenhausverbund *Ascension Health* haben für sich die Thematik *Christliche Identität* als prioritär eingestuft. Es dürfe sich dabei nicht um ein Randthema handeln. Aus dieser Überzeugung heraus wurde die Entscheidung getroffen, ein ganzheitliches Verfahren zur Sicherung der christlichen Qualität in den eigenen Krankenhäusern anzuwenden. In Kooperation mit dem *Veritas Institute* der *University of St. Thomas* (Minneapolis, MN) wurde ab dem Jahr 2006 die sogenannte *Catholic Identity Matrix* (CIM) entwickelt. Dieser Ansatz basiert auf der SAIP-Methode (*Self-Assessment and Improvement Process*) sowie dem in den USA renommierten Qualitätsmanagementsystem *Malcom Baldrige Performance Excellence Program*. Mit der *Catholic Identity Matrix* nehmen katholische Krankenhäuser im Sinn einer organisationalen Gewissenserforschung (*examination of conscience*) eine systematische Standortbestimmung der eigenen christlichen Identität vor (Maines 2011).

22.2.2 German-CIM

Seit September 2012 verantworten der Caritasverband für das Erzbistum Paderborn e. V. und das Sozialinstitut Kommende Dortmund in gemeinsamer Trägerschaft das Projekt German-CIM (Günther 2013). In ausgewählten katholischen Krankenhäusern des Erzbistums Paderborn findet die *Catholic Identity Matrix* ihren Einsatz jetzt erstmalig außerhalb der USA. Im Rahmen einer Pilotphase

wurde das CIM-Instrumentarium für die Bedarfe deutscher Krankenhäuser entsprechend adaptiert. Zielsetzung des Projekts German-CIM ist, mit der *Catholic Identity Matrix* das spezifische Profil katholischer Gesundheitseinrichtungen in den Blick zu nehmen und zeitgemäße Formen einer nachhaltigen Implementierung auszuloten.

22.3 Christliche Grundprinzipien

Worin besteht das Katholisch-Christliche in kirchlichen Einrichtungen der Gesundheitshilfe? In der *Catholic Identity Matrix* werden insgesamt sechs zentrale christliche Grundprinzipien definiert. Diese sind aus der Heiligen Schrift abgeleitet und stimmen mit zentralen Aussagen der katholischen Soziallehre (Menschenwürde, Gemeinwohl, Solidarität, Subsidiarität) überein. Die CIM-Grundprinzipien stellen den Anspruch, die christliche Identität (Profil) einer Gesundheitseinrichtung ganzheitlich zu erfassen und zu beschreiben.

1. Prinzip: Solidarität mit den Armen und Bedürftigen Als zentrale Botschaft der Heiligen Schrift ist die vorrangige Sorge Gottes für die Armen und Bedürftigen zu nennen. Jesus identifiziert sich in besonderer Weise mit denen, die in Not sind (Mt 25,31–46). Die Sorge um die Armen und Bedürftigen ist auch heute ein unerlässlicher Auftrag für alle Glaubenden. Katholische Gesundheitseinrichtungen stehen gleichermaßen unter diesem christlichen Anspruch. Richtet sich der Blick in den US-Krankenhäusern vorrangig auf die Bedürfnisse von Menschen ohne (ausreichende) Krankenversicherung, so gilt das Solidaritätsprinzip ohne Abstriche auch im deutschen Krankenhauskontext. Der Ruf nach Solidarität mit den Armen und Bedürftigen muss umfassend verstanden werden. In unserer westlich zivilisierten Gesellschaft leiden Menschen nicht nur an Formen materiell-finanzieller Armut. Es gibt heute sehr unterschiedliche Ausprägungen von Armut und Bedürftigkeit: geistig-rationale Einschränkungen (demenzielle Erkrankungen, Orientierungsdefizite), Einsamkeit und Isolation (Alleinsein, Beziehungsarmut), seelische Krankheiten und Leiden, mangelnde bis ausbleibende Partizipation (gesellschaftliches, kulturelles und religiöses Leben) etc.

2. Prinzip: Ganzheitliche Sorge Der Mensch ist eine untrennbare Einheit aus Körper, Geist und Seele. Ganzheitliche Sorge will den Patienten in seiner Ganzheitlichkeit wahrnehmen. Für Einrichtungen der katholischen Gesundheitsfürsorge bedeutet dies, Menschen in umfassender und mitfühlender Weise zu behandeln. Eine qualitativ hochstehende medizinische und pflegerische Versorgung ist dabei ebenso unverzichtbar wie die Sorge um die seelisch-spirituellen Bedarfe von Patienten. Professionelle Angebote der Krankenhausseelsorge (Gespräche, rituell-sakramentales Handeln etc.) wollen Patienten in ihren seelischen Bedürfnissen beistehen und helfen, Krankheit und Leiden in einen sinnstiftenden Kontext zu stellen.

3. Prinzip: Respekt vor der Würde des menschlichen Lebens In Übereinstimmung mit der biblischen Botschaft von der Gottebenbildlichkeit der menschlichen Person kommt dieser eine unveräußerliche Würde in allen Lebensphasen zu. Die Würde der menschlichen Person muss sich besonders im Kontext des werdenden Lebens (Schwangerschaft, Geburt) sowie in der letzten Phase von Sterben und Tod manifestieren. Darüber hinaus ist in jedem Lebensabschnitt, der von Leiden und Krankheit gezeichnet ist, die Würde des Patienten zu schützen. Dies stellt einen hohen Anspruch an alle Mitarbeitenden im Krankenhaus dar. Das kompromisslose Eintreten für die Würde des Menschen ist und bleibt ein wichtiger Prüfstein für die christliche Ausrichtung von kirchlichen Einrichtungen im Bereich der Gesundheits- und Altenhilfe.

4. Prinzip: Dienstgemeinschaft in Teilhabe und gegenseitigem Respekt In Übereinstimmung mit ihrem Einsatz für die Würde der menschlichen Person wollen katholische Gesundheitseinrichtungen respektvolle und leistungsfähige Arbeitsbeziehungen fördern. Das Zusammenwirken von Mitarbeiterinnen und Mitarbeitern soll im Kontext einer christlich ausgerichteten Dienstgemeinschaft erfolgen, in der das Ansehen der einzelnen Person nicht von Titel und Funktion abhängen darf. Vielmehr geht es um ein Miteinander aller Mitarbeitenden zum Wohl der ihnen anvertrauten Menschen. Dies bedingt einen Führungsstil, der die Einmaligkeit und Würde jedes einzelnen Mitarbeitenden achtet und

dessen berufliche Entfaltung fördert. Für Mitarbeiterinnen und Mitarbeiter ist die konkrete Erfahrung der christlichen Dienstgemeinschaft zentral. Gerade hier zeigt sich, ob die in Leitbildern und Grundlagendokumenten proklamierten christlichen Werte in der Organisation einen Praxisbezug haben und authentisch gelebt werden. Fühlen sich die Mitarbeitenden von Führungskräften nicht (ausreichend) wertgeschätzt, hat dies negative Auswirkungen auf die Qualität ihrer Dienstleistung an Patienten, Bewohnern und Angehörigen.

5. Prinzip: Ressourcenorientiertes Management (Verwalterschaft) Der verantwortliche Umgang mit Ressourcen ist ein weiteres wichtiges Grundprinzip der christlich-katholischen Identität von kirchlichen Gesundheitseinrichtungen. Im guten Verwalter (Mt 25,14–30) findet das ressourcenorientierte Management (Verwalterschaft) sein biblisches Urbild. Eine Orientierung an Ressourcen betrifft zentrale Bereiche der Organisation: Human Resources, materiell-finanzielle Ressourcen und ökologische Verantwortung. Gesundheitseinrichtungen in kirchlicher Trägerschaft sind gerufen, ihr Handeln in verantwortlicher und ressourcenerhaltender Weise zu gestalten.

6. Prinzip: Teilhabe am Sendungsauftrag der Kirche Katholische Gesundheitseinrichtungen verstehen sich auch als Ort gelebter Kirche im Dienst der Menschen. Sie wollen den Heilungsauftrag Jesu (1 Kor 12,4–13) unter den heutigen Rahmenbedingungen der Gesundheitswirtschaft in die gelebte Tat umsetzen. Als katholische Einrichtungen beachten sie die religiösen und ethischen Vorgaben der römisch-katholischen Kirche in deren jeweiliger Konkretisierung (Leitlinien der Deutschen Bischofskonferenz). Als katholische Einrichtungen kooperieren sie mit den lokalen Kirchenorganen (Pfarrgemeinde, Pastoralverbund) sowie mit (über-)diözesanen Gremien und Einrichtungen der katholischen Kirche (Bistum, Deutsche Bischofskonferenz etc.).

Die genannten CIM-Grundprinzipien beschreiben in umfassender Weise den Identitätsanspruch katholischer Gesundheitseinrichtungen. Die Prinzipien 1–3 sind vorrangig auf die Bedürfnisse von Patienten, Bewohnern und deren Angehörigen ausgerichtet. Prinzip 4 fokussiert das christliche

Miteinander im Rahmen der Dienstgemeinschaft. Mit Prinzip 5 wird das Management von Ressourcen in der Einrichtung unter dem Anspruch einer christlich-nachhaltigen Wirtschaftsweise beleuchtet. Prinzip 6 betrachtet die Gesundheitseinrichtung in ihrer kirchlichen Einbindung vor Ort sowie in (über-)regionalen Bezügen.

> ❯❯ Die *Catholic Identity Matrix* will mit diesen Grundprinzipien ein ganzheitliches Verständnis der christlich-katholischen Identität von Gesundheitseinrichtungen in kirchlicher Trägerschaft formulieren mit dem Ziel, die christliche Sorge gegenüber Mitarbeitenden und Patienten in umfassender Weise zu realisieren.

22.4 Self-Assessment

Die CIM-Grundprinzipien formulieren einen hohen Anspruch hinsichtlich der katholischen Identität kirchlicher Gesundheitseinrichtungen. In welcher Weise und in welchem Ausmaß diese Prinzipien ihre konkrete Anwendung im Praxisalltag einer Einrichtung erfahren, wird durch den Einsatz sogenannter Self-Assessments erhoben. Dazu nehmen repräsentativ ausgewählte Mitarbeiterinnen und Mitarbeiter aus allen Arbeitsbereichen und Hierarchiestufen des Krankenhauses eine Selbstbewertung der christlichen Grundprinzipien vor. Die Bewertung basiert auf den zentralen Dokumenten der Einrichtung (Leitbild, Grundlagendokumente, Prozess- und Ablaufbeschreibungen). Die Assessment-Teilnehmer bewerten, ob und in welcher Form die christlichen Grundprinzipien in den Dokumenten ihres Krankenhauses schriftlich hinterlegt sind. Gleichzeitig wird bewertet, ob der in den Dokumenten erhobene Anspruch der gelebten Wirklichkeit im Praxisalltag entspricht. Im CIM-Assessment geht es folglich um eine ganzheitlich-systematische Bewertung von Anspruch und Wirklichkeit. Führungskräfte und Mitarbeitende bewerten gemeinsam, in welchem Ausmaß die katholischen Grundprinzipien ihre Anwendung zum Wohl der anvertrauten Menschen finden. Ein solches systemorientiertes Vorgehen kann dem Krankenhaus helfen, sich sowohl der eigenen Stärken besser bewusst zu werden als auch gleichzeitig notwendige Verbesserungs- und Optimierungsmaßnahmen in die Wege zu leiten.

> ❯❯ Ziel der *Catholic Identity Matrix* ist, einen kontinuierlichen Prozess der Profilschärfung in der Einrichtung anzustoßen.

Die Ergebnisse des Assessments dienen als Grundlage für die sich anschließenden Folgemaßnahmen einer ganzheitlichen Implementierung der christlichen Grundprinzipien. Mit einem solchen Vorgehen kann sich eine Gesundheitseinrichtung kontinuierlich zu einer exzellenten und werteorientierten Organisation entwickeln.

22.5 Ganzheitliche Sorgekultur

Katholische Gesundheitsorganisationen wollen und müssen für ihre Patienten ganzheitlich sorgen. Dies ergibt sich aus ihrem christlichen Auftrag. Ob und wie gut dieser Anspruch in der Praxis umgesetzt wird, hängt sowohl von einrichtungsspezifischen Faktoren als auch von gesellschaftlich-politischen Rahmenbedingungen ab. Unbeschadet dieser Einflüsse darf der christliche Anspruch ganzheitlicher Versorgung jedoch niemals zur Disposition stehen. Die Methode German-CIM bietet kirchlichen Gesundheitseinrichtungen ein adäquates Instrumentarium für die Selbstbewertung des christlichen Profils und setzt damit die Grundlage für einen dauerhaften christlichen Kulturentwicklungsprozess. Eine entscheidende Rolle in diesem Geschehen spielen die Mitarbeiterinnen und Mitarbeiter. Diese sind eingeladen, als Wertebotschafter die christlichen Grundprinzipien im Kreis der Kollegenschaft und im Kontakt mit den Patienten in authentischer Weise in die Tat umzusetzen. Solche Wertebotschafterinnen und Wertebotschafter sind für das christliche Krankenhaus unerlässlich. Die Erfahrung zeigt, dass sich Werte nicht einfach top-down dekretieren lassen. Sie entfalten vielmehr ihre Wirkung durch das gelebte Beispiel der handelnden Personen. Die *Catholic Identity Matrix* unterstützt kirchliche Gesundheitseinrichtungen in ihrem Bemühen, nachhaltige Schritte einer ganzheitlichen Sorgekultur in die Tat umzusetzen.

Informationen zum Projekt German-CIM
- Träger: Erzbistum Paderborn
- Ausführung: Caritasverband für das Erzbistum Paderborn e. V. und Sozialinstitut Kommende Dortmund
- Projektleitung: Dr. Thomas Günther

❯ **Weitere Informationen zum Projekt:**
▶ **www.german-cim.de**

Literatur

Baumann K, Eurich J, Wolkenhauer K (Hrsg) (2013) Konfessionelle Krankenhäuser. Strategien. Profile. Potenziale. W. Kohlhammer, Stuttgart

Günther T (2013) German Catholic Identity Matrix. Profilentwicklung in katholischen Gesundheits- und Sozialeinrichtungen. Zeitschrift für medizinische Ethik 59(2):107–116

Maines TD (2011) Self-Assessment and Improvement Process for Organizations. The Palgrave Handbook of Spirituality and Business. Palgrave Macmillan, New York

Gesundheitsnetzwerk Leben für ein gesundes Berufsleben und Bürokratieabbau

Helga Friehe

A. Büssing, J. Surzykiewicz, Z. Zimowski (Hrsg.), *Dem Gutes tun, der leidet,*
DOI 10.1007/978-3-662-44279-1_23, © Springer-Verlag Berlin Heidelberg 2015

Der demografische Wandel hat längst begonnen und stellt Deutschland vor eine große Herausforderung. Jede Region ist gefordert, entsprechende Maßnahmen zu ergreifen, um Menschen für die Region zu begeistern und damit an die Region zu binden. Die ansässigen Unternehmen, die Leistungsanbieter, die Universitäten, die Kirchenträger sowie die Sozialversicherungsträger können dabei einen großen Anteil leisten.

Die ganzheitliche Betrachtung einer Region unter Berücksichtigung der bereits vorhandenen Strukturen und Rahmenbedingungen bietet die Chance, bei gezielter Vernetzung, dem Trend von Binnenwanderungen, welcher gezielt durch Arbeitsplatzsuche ausgelöst wird, positiv entgegenzuwirken. Zeitgleich bedeutet eine schnelle qualifizierte Hilfe für Kranke oder von Krankheit bedrohte berufstätige Menschen auch mehr Lebensqualität und Lebensfreude für die Betroffenen, die Familienangehörigen, die Arbeitskollegen und das gesamte Umfeld. Damit kann ein Wohlfühlklima in der gesamten Region erzeugt werden und die Leistungsbereitschaft der berufstätigen Menschen gefördert werden.

Häufig ist es der Fall, dass erkrankte oder von Krankheit bedrohte Berufstätige nur schwer an ihren Arbeitsplatz zurückkehren können. Der gesamte Behandlungsprozess (angefangen bei der Klärung der sozialen Kontextfaktoren bis zur Feststellung der Diagnose und dem Antritt der Therapiemaßnahmen) ist meist zu sehr entzerrt und steht einer Vermeidung von Arbeitsunfähigkeit oder der vollständigen Genesung sowie einer raschen Wiedereingliederung in den Arbeitsalltag entgegen.

Entscheidend ist, dass alle an solchen Prozessen beteiligten Netzwerkpartner sich in ihrer Grundhaltung einig sind. Im Vordergrund sollte immer der Kranke oder von Krankheit bedrohte berufstätige Mensch stehen.

Das im Raum Ingolstadt lokalisierte „Gesundheitsnetzwerk Leben" wurde 2012 von der Audi BKK ins Leben gerufen. Partner dieses Netzwerks sind u. a. GO IN (regionales Ärztenetzwerk mit 460 Vertragsärzten aller Fachrichtungen), PSIN (regionales Netz niedergelassener Psychiater, ärztlicher Psychotherapeuten, Neurologen und Nervenärzte, die unabhängig in freier Praxis tätig sind), die Danuviusklinik, die Deutsche Psychotherapeutenvereinigung, die Passauer Wolf City Reha (ambulante Rehaeinrichtung mit Zulassung durch die Deutsche Rentenversicherung), rehabewegt e. V. (Verein mit Zulassung für die Durchführung von Rehasport), Katholische Universität Eichstätt-Ingolstadt, der Medizinische Dienst der Krankenversicherung Bayern sowie die größten Arbeitgeber der Region, die AUDI AG und das Klinikum Ingolstadt.

Das „Gesundheitsnetzwerk Leben" basiert auf einer ganzheitlichen Betrachtung der Region und seiner berufstätigen Menschen. Ziel ist es, die medizinische Versorgung, die bestehenden Strukturen und Versorgungsabläufe gemeinsam zu optimieren und zu intensivieren, um künftig gesundheitlichen Einschränkungen bei berufstätigen Menschen vorzubeugen, notwendige Maßnahmen zeitnah einzuleiten und auch die Nachsorge zu beschleunigen. Jede Maßnahme soll zum Wohle des Patienten individuell festgelegt werden. Eine hochwertige, lückenlose Versorgungskette soll dabei gewährleistet sein. Arbeitsunfähigkeit soll vermieden oder verkürzt und Erwerbsunfähigkeit soll verhindert bzw. vermieden werden. Zeitgleich soll die Region gestärkt, der Zusammenhalt gefördert und Bürokratie abgebaut werden. Dabei soll eine dauerhafte Nachhaltigkeit sowie eine humanökologische Ausrichtung gewährleistet werden. Die gemeinsame ethische Verantwortung prägt das Handeln aller teilnehmenden Netzwerkpartner. Jeder beteiligte Mensch steht im Mittelpunkt des Wirkens. Die Eigenverantwortung soll dabei gefördert und gestärkt sowie eine Win-win-Situation für alle Beteiligten erreicht werden.

Innerhalb eines Jahres hat das „Gesundheitsnetzwerk Leben" eine beeindruckende Resonanz gefunden und zeigt damit, dass es inhaltlich einen Nerv getroffen hat. Nicht nur Kunden suchen den Kontakt, gerade auch Ärzte und Psychotherapeuten, Rehaeinrichtungen, Therapeuten, Arbeitgeber und auch die Kirche zeigen nicht nur ihr Interesse an der Zusammenarbeit, sondern sind bereits an der Gestaltung des Gesundheitsnetzwerkes beteiligt. In der Zusammenarbeit, die über ein regulierendes Vertragswerk hinausgeht, bedeutet dabei Netzwerkarbeit, einen Blick zu wagen über den Tellerrand. Systeme werden dabei auf ihre Anschlussfähigkeit angefragt und es sind letztlich die Menschen in den Einrichtungen und bei den Kontaktpartnern, die das Netzwerk zum Tragen und Blühen bringen.

Die internationale Tagung zum XXI. Welttag der Kranken am 7. und 8. Februar 2013 an der Katholischen Universität Eichstätt-Ingolstadt war ein Höhepunkt in der Netzwerkarbeit und ein besonderes Zeichen für die Region. „Dem Gutes tun, der leidet." Helfen, wo Hilfe benötigt wird. Insbesondere der berufstätige Mensch im Spannungsfeld zwischen betrieblichem Leistungsanspruch und den persönlichen Bedürfnissen ist ein wichtiger Aspekt, der einer weiteren näheren Betrachtung bedarf. Steigende Kosten, eine stetige Leistungsverdichtung, innerhalb kürzester Zeit soll immer mehr bewältig werden. Die ständige Erreichbarkeit und Reizüberflutung bei einer älter werdenden Gesellschaft haben erhebliche Auswirkungen, die nur in einer starken Gemeinschaft auf Dauer positiv beeinflusst werden können. Dabei sind sowohl die wissenschaftlichen Erkenntnisse als auch die Erkenntnisse und Erfahrungen aus der Praxis entscheidend für den nachhaltigen Erfolg. Prozesse und Abläufe müssen einfach und verständlich gestaltet sein. Die nur begrenzt vorhandenen Ressourcen sollten sehr gezielt eingesetzt werden. Eine Verschwendung von Ressourcen sollte vermieden werden. Schwachpunkte müssen als Herausforderung angenommen, möglichst schnell identifiziert und durch gezielte Maßnahmen oder Prozessanpassungen beseitigt werden, konstruktive Kritik, ohne persönliche Schuldzuweisungen, ist eine Grundvoraussetzung.

Dabei ist es wichtig, dass die handelnden Menschen sich selbst erkennen und wiederfinden. Ist der Mensch mit Begeisterung und Freude dabei? Entspricht die Arbeit seinen Fähigkeiten und Neigungen? Passt der Beruf oder die Tätigkeit in den Lebensplan des Menschen? Macht das, was ein Mensch täglich bei seiner Arbeit tun muss, auch Sinn für ihn?

Im Rahmen eines solchen Netzwerkes müssen drei strukturelle Ebenen berücksichtigt werden. Auf der *makrostrukturellen Ebene* geht es um die systemische Vernetzung aller Akteure in dem Bemühen, umfassende Beratungs- und Unterstützungsmodelle zu erarbeiten auf dem Hintergrund eines umfassenden Gesundheitsmodells (biopsychosozial unter Berücksichtigung einer spirituellen Fundierung) sowie um eine Stärkung der betriebsärztlichen, vertragsärztlichen, psychotherapeutischen und physiotherapeutischen, beratend und in der Personalverantwor-

tung tätigen Gruppen in ihrer Arbeit zur Sicherung der Bedürfnisse der Mitarbeiter und betrieblichen Qualität und zur Verkürzung und Vermeidung von Arbeitsunfähigkeitszeiten.

Auf der *Meso- und Mikroebene* hingegen geht es um die jeweilige Organisation und das Individuum. Hier sind die Betriebs- und Vertragsärzte aller Fachrichtungen, Ärzte des Medizinischen Dienstes der Krankenversicherung, Psychotherapeuten, Personalverantwortliche in Unternehmen und Organisationen, Trainer und Coaches sowie Manager und Führungskräfte, aber auch andere Berufsgruppen, vor allem aus dem Gesundheitswesen und Beratungssektor (Eheberatung, Schuldnerberatung, Familienberatung …), Psychologen, Pädagogen und Seelsorger im betrieblichen Geschehen u. a. angesprochen, um praxiswirksame, nachhaltige und zugleich wissenschaftlich fundierte Methoden und Informationen zu Inhalten und zur Gestaltung von gesundheitsfördernden Maßnahmen zu suchen.

Arbeitsplatz und berufliche Adaptation und dauerhafte Motivation Das Vorhaben vernetzt zwei wesentliche Pole, einerseits einen rein medizinisch und arbeitsorganisatorisch orientierten Schwerpunkt, andererseits einen psychosozial begründeten Schwerpunkt. Die Situationsanalyse in der sozialmedizinischen Diagnostik weist relativ hohe Quoten an Erkrankungen der Mitarbeiter auf. Gleichzeitig ist man sich bewusst, dass viele Krankheitsbilder verhindert werden könnten, wenn man die Chronifizierungsmechanismen bei den Krankheitssymptomen medizinisch und organisatorisch frühzeitig auffangen könnte. Daher liegt ein Akzent nicht nur auf effektiven medizinischen und psychiatrischen/psychotherapeutischen Interventionsmaßnahmen, sondern auch auf einer präventiven Arbeit. Hierzu müssen innovative Ansätze erörtert und sowohl methodische als auch institutionelle Lösungen kritisch reflektiert werden. Das Gesundheitsnetzwerk greift hier durch eine enge und vertrauensvolle Zusammenarbeit zwischen Betriebsärzten und Netzwerkpartnern. Der Weg bzw. die Zeit zwischen einem betriebsärztlichen Kontakt eines Arbeitnehmers und der Einleitung einer Präventions- oder Rehabilitationsmaßnahme, z. B. bei Wiedereingliederung, ist auf ein Minimum reduziert. Dazu gehört natürlich auch die gezielte Entschlackung administrativer

Prozesse. Die Audi BKK hat hier lokal ein beispielhaftes Modell der Reduktion der Verwaltungsprozesse und des Formularwesens für ihre Mitglieder geschaffen, von dem alle Beteiligten profitieren. Unterstützt und gestärkt werden sollten Ärzte, die unter einer hohen Verantwortung und besonderem Handlungsdruck stehen und mit vielschichtigen Veränderungen im Gesundheitswesen konfrontiert sind. Daraus ergibt sich für viele Praxen ein verstärkter betriebswirtschaftlich orientierter Handlungs- und Veränderungsbedarf, der häufig nur mithilfe professioneller Berater bewältigt werden kann. Diese zunehmenden äußeren Belastungen schlagen sich in steigendem Maße auch in gesundheitliche Belastungen bei den Ärzten selbst nieder. Auch hier müssen Lösungsansätze gefunden werden.

Psychotherapie, Beratung und Supervision sind Formen moderner „biopsychosozialer" Hilfeleistung, aber auch ressourcen- und potenzialorientierter Entwicklungsförderung in komplexen und oft risikoreichen Lebenswelten. Diese erfordern heute interdisziplinäre Ansätze und integrative Modelle, die Schuldenken überschreiten und neues Wissen in das Feld der Praxis transportieren.

Der Lebensplan eines Menschen und die Möglichkeiten der Umsetzung entsprechen nicht immer seinen Wünschen und auch nicht immer seiner psychischen und körperlichen Leistungsfähigkeit. Grundsätzlich ist der Blick auf die Gesundheit ein wesentlicher Bestandteil vieler Beratungsprozesse – insbesondere wenn das Anliegen mit beruflichen Veränderungsprozessen zu tun hat, wie z. B. Karriere, Existenzgründung, Selbstständigkeit, Berentung, Stress, Grenzsituationen, Mobbing, Themen des Älterwerdens und Symptombildungen.

Die Bevölkerungsentwicklung, die Veränderung des Krankheitspanoramas und der sozialen Kontextfaktoren, die Zunahme chronischer Erkrankungen sind wesentliche Einflussfaktoren für einen wachsenden medizinischen Hilfebedarf. In Anbetracht begrenzter Ressourcen ist es wichtig, zum richtigen Zeitpunkt mit den richtigen individuellen Maßnahmen einzusetzen und auch die Nachhaltigkeit sicherzustellen. Die meisten Fehltage wegen Arbeitsunfähigkeit entstehen durch psychische Störungen. Das ist ein hoher Kostenfaktor bei den Sozialversicherungsträgern, den Arbeitgebern und letztendlich auch bei den Betroffenen. Häufig

sind damit auch große Einschränkungen in der Lebensqualität verbunden. In der Regel ist nicht nur der kranke Mensch, sondern auch seine Familie, die Angehörigen und die Kolleginnen und Kollegen massiv betroffen – wodurch zusätzliche Kosten verursacht werden. Eine notwendige Psychotherapie kann jedoch nicht immer zeitnah realisiert werden.

Nicht immer liegen bereits krankhafte Befunde vor, wenn ein Patient gesundheitliche Probleme schildert. Häufig führen Probleme mit dem Vorgesetzten, Probleme mit den Kollegen oder im familiären Bereich, wie z. B. Tod eines Angehörigen, Pflegefall, alleinerziehende Mutter/Vater, dazu, dass ein Patient sich krank fühlt. Nach den Arbeitsunfähigkeitsrichtlinien ist jeder Vertragsarzt verpflichtet, vor Ausstellung einer Arbeitsunfähigkeitsbescheinigung auch auf die sozialen Kontextfaktoren des Patienten einzugehen und auch die Situation am Arbeitsplatz zu hinterfragen. Jedoch ist das Gespräch mit dem behandelnden Arzt nicht immer ausreichend. Auch wenn keine Krankheit vorliegt, benötigen Patienten häufig Hilfe in ihrer Situation. Nur wenige und häufig auch nur sehr große Unternehmen bieten ihren Beschäftigten die Möglichkeit, zeitnah Unterstützung durch einen Betriebsarzt zu bekommen. Nicht immer handelt es sich um Probleme am Arbeitsplatz. Viele Patienten möchten nicht, dass ihre Arbeitgeber etwas von ihren Problemen erfahren.

Auch wenn die Hemmschwelle, die Hilfe eines Psychotherapeuten in Anspruch zu nehmen, in den letzten Jahren gesunken ist, sind die bestehenden Wartezeiten ein limitierender Faktor, sodass auch bei den Psychotherapeuten die vorhandenen Ressourcen sehr gezielt einzusetzen sind.

Gezielte Beratung in einer ressourcenorientierten Kurzintervention ist eine Ergänzung zu den bereits vorhandenen Angeboten. In einer Art „Gesundheitscoaching" können verschiedene Maßnahmen und methodische Zugänge zur Gesundheitsförderung bzw. entsprechende Angebote im Sinne des interdisziplinären Anspruchs in Erwägung gezogen werden. Die Gesundheit, Arbeitsfähigkeit und das Wohlbefinden eines Menschen ist so umfassend und komplex und bedarf immer einer mehrperspektivischen Betrachtung. Für den Gesundheitscoach ist ein multimodales und interdisziplinäres Vorgehen wichtig, um gemeinsam mit dem Klienten ein individuelles, realisierbares „Gesundheitspaket" zu schnüren.

Insbesondere sollte der Blick darauf gerichtet sein, die (noch) vorhandenen gesunden Potenziale und Ressourcen zu nutzen und die Selbstheilungskräfte zu aktivieren. Nur so kann der Klient sich bewusst gegen oder für das „Gesundheitskonzept" entscheiden. Dafür benötigt er im Vorfeld Informationen, die ihm Orientierung geben und die zu Einsicht und Sinnerleben führen. Ferner gehört es mit zur Aufgabe des Gesundheitsberaters bzw. Coaches, gemeinsam mit dem Klienten individuelle Wege zu erarbeiten, wie die erwünschten gesundheitsorientierten Veränderungen in „das Leben" zu integrieren sind.

Eine wichtige Frage in diesem Kontext ist die nach Erfüllung und Sinnfindung im Beruf als Ressource für Arbeitszufriedenheit im Arbeitsalltag, insbesondere wie diese gefördert werden könnte. Beruf und Berufung, berufliches Engagement und berufliche Erfüllung, Lebensqualität und Wohlbefinden. *Was braucht der Mitarbeiter, um gesund zu bleiben?*

Bei allen Problemen dürfen wir nicht vergessen, vor uns stehen Menschen, die häufig sehr verzweifelt sind, deren Existenz und die Existenz der Familie durch Krankheit oder drohende Krankheit bedroht sind. Sie bitten um Hilfe, weil sie leiden, und uns fehlen manchmal, trotz unserer persönlichen Betroffenheit, die Antworten, um tatsächlich helfen zu können.

Die Audi BKK ist offen für solche Unterstützungsmaßnahmen und hat dafür mit ihren Partnern in einem universitären Diskurs speziell die Fachpraxis und die Interdisziplinarität in den Blick genommen. Anlässlich der Tagung „Knotenpunkt betriebliche Gesundheitsförderung" im Klinikum Ingolstadt und dem damit verbundenen Fachgespräch im Gesundheitswesen der Audi AG wurden Handlungsansätze unterschiedlichster Fachrichtung und Couleur aufgezeigt. Dem Aspekt, dass der größte „Mehrwert" der Mensch selbst ist, der durch sein Handeln und Wirken zum Wohle einer gesunden Gesellschaft beiträgt, wurde dafür eigener Raum gegeben. Denn gerade in den genannten Herausforderungen und in der Netzwerkarbeit erfordern schwierige Aufgaben neue Lösungen, ein wohlwollendes Umgehen und den Mut, über den eigenen Bereich hinauszublicken. Wer über die Grenzen hinausblickt, Schritte in ein fremdes Terrain wagt, gewinnt neue Eindrücke, Einblicke und auch neue Erfahrungen, ja sogar Freunde und Weggefährten.

Professionelle Gesprächskultur in der Klinischen Sozialarbeit an Hand einer Fallstudie

Akutes Leid im Licht der Lebensgeschichte – eine Fallstudie

Heinz-Alex Schaub

A. Büssing, J. Surzykiewicz, Z. Zimowski (Hrsg.), *Dem Gutes tun, der leidet,*
DOI 10.1007/978-3-662-44279-1_24, © Springer-Verlag Berlin Heidelberg 2015

Es soll in diesem Artikel geschildert werden, wie die 95-jährige Frau Brinkmann[1] in eine lebensbedrohliche, leidvolle Lage gerät, daraus befreit wird und auf der Suche nach einem sinnvollen weiteren Lebensabschnitt mit existenziellen Fragen konfrontiert wird. Familienangehörige sowie Fachleute des Krankheitsversorgungs- und Sozialsystems helfen ihr, möglichst passende Antworten zu finden. Sie greifen ein und handeln, um dem kritischen Gesundheitszustand der alten Frau angemessen zu begegnen und ihr eine weitere Lebensperspektive zu ermöglichen.

In diesem Prozess eröffnet sich auch das Panorama ihrer langen Lebensgeschichte, in die sie verstrickt ist und in der gehandelt wird. Es ist deshalb das Ziel der folgenden Ausführungen, die Bewältigung eines kritischen, die Gesundheit bedrohenden Ereignisses, das die alte Frau erlebt hat, nachvollziehbar als schlüssige Folge ihrer Lebenssituation, -geschichte und -gestaltung darzustellen.

Gleichzeitig wird in diesem Beitrag das akute Leid und Verstricktsein der alten Frau in ihre Geschichte sowie das Handeln in ihr verfremdet, indem sie wissenschaftlich aufbereitet präsentiert und nicht als reine „Prosa" demonstriert wird. Deshalb werden in diesem Zusammenhang auch theorieorientierte Modelle vorgestellt und genutzt, die das Handeln der Fachleute leiten und reflektieren. Die Gliederung des Hauptteils dieses Beitrags basiert auf dem Modell der Reflektierten Kasuistik (Adler 1994; Geigges 2002). In diesem Teil werden wird das Handeln im Hilfeprozess durch die fallverstehende Hilfepraxis (Ortmann und Schaub 2004; Schaub 2008) bestimmt und das soziopsychosomatische Modell (Ortmann und Schaub 2004; Schaub 2008) für das Gesundheits- und Krankheitsverständnis genutzt, welches sich an das biopsychosoziale Modell (von Uexküll und Wesiack 1997) anlehnt. Diese „Verfremdung" sorgt dafür, dass Frau Brinkmann ein „Fall" wird.

---

1   Die persönlichen Daten von Frau Brinkmann wurden von ihrer Nichte an mich weitergegeben, von mir anonymisiert und anschließend von ihr gegengelesen.

24.1   Fallbeispiel Teil I

Die Geschichte des krankheitsauslösenden Ereignisses

Wie jeden Tag morgens um 8.30 Uhr geht Frau Brinkmann am 14. Oktober 2012 in ihrer Wohnung von ihrem Zimmer kommend den Flur entlang zur Küche, um sich dort das Frühstück zu bereiten. Die 95-jährige Frau ist routiniert dies zu tun; denn sie lebt bereits seit mehr als 30 Jahren allein in dieser reichlich möblierten, relativ geräumigen Einzimmerwohnung mit Küche, Bad und Balkon.

Täglich wird sie von einer Schwester des mobilen Pflegedienstes aufgesucht, die den Diabetes Typ II der Frau kontrolliert und behandelt. Ferner erhält sie regelmäßig von dem Dienst „Essen auf Rädern" um 12.30 Uhr ein Mittagessen, das sie in ihrer Wohnung einnimmt. Dreimal wöchentlich hilft ihr eine Pflegekraft beim Duschen und kümmert sich um die Wäsche und mindestens zweimal in der Woche wird sie von einer ihr seit mehreren Jahren bekannten Frau im Rollstuhl in die Stadt gefahren, um einzukaufen und, wie Frau Brinkmann zu sagen pflegt, „einiges zu erledigen".

Am 14. Oktober jedoch strauchelt die alte Frau im Flur, versucht sich an einem Schrank festzuhalten, um nicht zu fallen, rutscht mit der Hand ab, streift unsanft mit dem Brustkorb einen Stuhl, verdreht sich beim Sturz das rechte Bein und fällt auf den Flurteppich. Sie hat weder Kraft noch genügend Geschick, um aufzustehen oder sich aufrichten zu können. Das Notrufgerät, das sie als Armband trägt, funktioniert nicht.

Etwa vier Stunden muss Frau Brinkmann so gelegen haben, bis der Mitarbeiter der Einrichtung „Essen auf Rädern" an der Wohnungstür klingelt und den Hilferuf der alten Frau hört. Er bricht die Tür auf und sorgt für ärztliche Hilfe. Ein Krankenwagen fährt Frau Brinkmann in die Klinik. Dort wird sie stationär aufgenommen. Sie hat weder Kopfverletzungen noch den sehr gefürchteten Oberschenkelhalsbruch erlitten. Es stellt sich heraus, dass drei Rippen gebrochen sind und die Haut am rechten Schienbein verletzt ist. Die behandelnden Ärzte und die sie betreuenden Pflegekräfte geben an, dass Frau Brinkmann starke Schmerzen haben muss, doch sie lässt sich das kaum anmerken.

Eine fast alltägliche Geschichte. Internistisch-orthopädisch sind die Folgen des Sturzes gut behandelbar. Außergewöhnlich ist, dass Frau Brinkmann

⬛ Tab. 24.1 Dem „Fall Brinkmann" angepasste Reflektierte Kasuistik	
Die vier Geschichten – in Anlehnung an die Reflektierte Kasuistik	
1.	Geschichte des krankheitsauslösenden Ereignisses Was ist aktuell geschehen? Welche „Störung" liegt vor? Welche akutmedizinischen Hilfestellungen benötigt Frau Brinkmann?
2.	Geschichte der biomedizinischen Behandlung Wie wird im Krankenhaus sowie der Kurzzeitrehabilitation be-/gehandelt? Welche Maßnahmen können helfen? Welche Fragen stellen sich jetzt für Frau Brinkmann?
3.	Geschichte des Menschen, der mit Krankheitsversorgungssystem und/oder Sozialsystem in Kontakt gekommen ist. Es sind die biografisch bedeutsamen Geschichten, in denen Frau Brinkmann verstrickt ist. Wie ist es dazu gekommen, dass Frau Brinkmann ihr Leben in ihrer Wohnung so gestaltet hat?
4.	Geschichte der Zusammenarbeit zwischen dem betroffenen Menschen und seines familiären Systems sowie die Arbeitsbeziehungen mit den Repräsentanten der Krankheitsversorgung und/oder des Sozialsystems. Es ist die Geschichte, in der gehandelt wird. Dabei geht es um die Bearbeitung der Frage: Wie wird Frau Brinkmann in Zukunft wohnen und leben?

die Schmerzen möglichst ohne Klagen zu ertragen versucht. Sie scheint zu stolz zu sein, um ihr Leid zu zeigen. Das Ausmaß der körperlichen Versehrtheit ist zwar relativ gering, jedoch groß genug, um das weitere Handeln zu beeinflussen. Die zunächst alles entscheidende Frage lautet:

- Wird Frau Brinkmann nach der Entlassung aus der Klinik und der Kurzzeitpflege wieder allein in ihrer Wohnung leben können oder nicht?

Diese Frage berührt ein hochkomplexes und leidvolles Themenfeld, in das Wünsche und Interessen, Ängste und Sorgen der alten Frau und ihrer Familie ebenso einfließen wie professionelle Einschätzungen, institutionelle Bedingungen sowie finanzielle Möglichkeiten und Grenzen. Es ist nicht allein eine biomedizinische Fragestellung zu beantworten. Vielmehr geht es darum, eine passende Antwort darauf zu finden, welche Hilfestellungen notwendig sind. Das Modell der Reflektierten Kasuistik (Adler 1994, 2013, Geigges 2002) ist gut geeignet, die anstehenden Fragen zu ordnen und zu systematisieren.

Diese dem „Fall Brinkmann" angepasste Kasuistik (siehe ⬛ Tab. 24.1) bietet Orientierung für fachliches Handeln im Krankheitsversorgungs- und Sozialsystem.

Die Reflektierte Kasuistik stellt den *narrativen Aspekt* in den Vordergrund. Mit der ersten Geschichte ist erzählt worden, wie es zu dem Sturz

kam und wie akut gehandelt wurde. Die folgenden drei sind Geschichten, die aufzeigen sollen, wie eine möglichst gute „Lösung" für die Folgen des Sturzes gefunden und eingeleitet werden kann. Alle vier Geschichten gehören zusammen. Sie sollen bearbeitet und miteinander in Beziehung gesetzt werden. Auf der Basis der Kenntnis des krankheitsauslösenden Ereignisses wird im Folgenden die zweite Geschichte der Reflektierten Kasuistik (siehe ⬛ Tab. 24.1) erzählt.

24.2 Fallbeispiel Teil II

Die Geschichte der stationären Behandlung und Kurzzeitrehabilitation

Nach einem zweitägigen Aufenthalt auf einer internistischen Station in der Städtischen Klinik wechselt Frau Brinkmann in die Kurzzeitpflege. Hier lernt sie relativ schnell, sich im Bett aufzurichten und selbstständig mit dem Rollstuhl zu fahren. Sie lernt von Tag zu Tag erfolgreicher, sich weitgehend allein auch auf dem Flur fortzubewegen und ist bald in der Lage, ihre Mahlzeiten auch außerhalb ihres Zimmers einzunehmen.

Dieser medizinische Rehabilitationserfolg ist grundsätzlich vielversprechend, während Frau Brinkmann weiterhin subdepressiv ist und ein leicht reduzierter Allgemeinzustand diagnostiziert wird.

Gegen Ende der Kurzzeitpflege muss die Entscheidung gefällt werden, wie es weitergehen soll. Frau

Brinkmann sowie die Physiotherapeuten, Pflegekräfte und der Sozialarbeiter sind einhellig der Meinung, dass Frau Brinkmann nicht mehr in der Lage sein wird, in der eigenen Wohnung zu leben. Doch sie selbst möchte gern zurück. Sie will keineswegs in einem Altenheim leben und lieber in ihrer Wohnung leben und sterben. Die Familie ist durch die Nachricht alarmiert und mobilisiert eine Aktivität, wie es Frau Brinkmann nach ihren Angaben in der Familie bislang noch nicht erlebt hat.

Die Einschätzung der dargestellten Gesundheits- und Krankheitszustände stellt hohe fachliche und ethische Anforderungen an die Fachkräfte. Es ist eine kritische Situation, in der Handeln gefordert wird. Wie soll es weitergehen? Wie möchte sich Frau Brinkmann selbst entscheiden? Ihre Entscheidung kann im Gegensatz stehen zu der Einschätzung ihrer Familie und den beteiligten Fachkräften.

Unausweichlich ist die Vorstellung, dass das Lebensende von Frau Brinkmann greifbar nahe gerückt ist. Das ist auch deshalb spürbar, weil sie selbst vom Sterben spricht. In dieser Situation eine angemessene Entscheidung zu treffen, ist von existenzieller Bedeutung für Frau Brinkmann. Es ist anzustreben, dass dies als ein Prozess gestaltet wird, in dem die alte Frau selbst möglichst weitgehend Subjekt in der Entscheidungsfindung bleibt. Dabei muss die im Zentrum stehende Frage nach dem künftigen Wohnort entschieden werden. Wie soll dies geschehen?

Die folgende Frage ist pragmatisch-handlungsorientiert zu verstehen: Was ist *sinnvoll* zu tun, *zumutbar* und *machbar*? Sie weist in eine Suchrichtung, die den aktuellen Handlungsanforderungen Orientierung gibt. Die Frage wird von dem ethischen Prinzip der *Würde* eines jeden Menschen als *sinnstiftendes* Leitkriterium bestimmt und berücksichtigt in ihrer Antwort die Bedürfnisse, Wünsche und Interessen des betroffenen Menschen (wie hier die von Frau Brinkmann), soweit dies möglich ist.

Auf einer höheren Abstraktionsstufe wird zur Entscheidungsfindung die zunächst trivial anmutende Grundannahme genutzt, dass sich menschliches Erleben und Handeln in komplexen Zusammenhängen abspielt: *Viele Möglichkeiten* stehen stetig zur Auswahl und gleichzeitig wird die Entscheidung für *eine Wirklichkeit* getroffen. Dabei

werden die nicht berücksichtigten *Möglichkeiten* des Erlebens und Handelns nicht ausgeschaltet, sondern bleiben in der Latenz bestehen. Diese Ordnungsform – das Verhältnis von „Möglichkeitssinn" und „Wirklichkeitssinn" (Musil 1965) – kann, wenn die Entscheidung für die „Wirklichkeit" in möglichst offener und freier Diskussion erfolgt ist, als sinnvolles menschliches Erleben und Verhalten bezeichnet werden. Um dieses sinnhafte Erleben und Handeln zu erreichen, wird Komplexität *fokussiert* und nicht *reduziert*. Andere „Möglichkeiten" werden nicht ausgeschlossen, sondern bleiben potenziell erhalten.

Auf dieser Basis wird deshalb ein wissenschaftlich fundiertes multimodales Modell aufgezeigt, wie leidenden Menschen in Fragen der Gesundheit und Krankheit (in Grenzen) geholfen werden kann. Dieses sog. somatopsychosoziale Modell (von Uexküll und Wesiack 1997) soll hier vorgestellt und auf die bereits in Ansätzen präsentierte Fallstudie projiziert werden. Es betrachtet die einzelnen Subsystemebenen somatisch, psychisch und sozial als die bedeutenden Einflussgrößen für Gesundheit und Krankheit. Dabei ist auch auf die Qualität des Zusammenspiels der drei Ebenen zu achten.

Das akute Ereignis, der Sturz, ist in einem bestimmten Kontext geschehen und fordert zunächst eine somatische Versorgung und Rehabilitation. Falls jedoch darüber hinaus ein umfassendes Verständnis des Sturzes und seiner „Behandlung" gewünscht wird, muss der Kontext erweitert werden. Zum Beispiel: Welche Lebensumstände haben Frau Brinkmann Mieterin dieser Wohnung werden lassen, und welche Bedeutung hat diese für sie? Ferner: Wie wird Frau Brinkmann wohnen und leben? Welche Art des Wohnens lassen die gesundheitlichen Beeinträchtigungen zu? Es wird über die klassische biomedizinische Diagnostik hinaus vor allem auch eine soziale Diagnose benötigt, mit der die Beeinträchtigungen angemessen abgebildet und systematisiert werden. Dies bietet das *soziopsychosomatische Gesundheits- und Krankheitsverständnis* (Schaub 2008) (siehe ◘ Tab. 24.2).

Unter Berücksichtigung dieser Diagnostik kann den genannten Fragestellungen weiter nachgegangen werden. Es ist für die beteiligten Fachleute notwendig, Frau Brinkmann näher kennenzulernen, um damit ihre Bedürfnisse, Wünsche und Interessen nachvollziehen zu können. Aus der drit-

☐ Tab. 24.2 Vereinfachtes soziopsychosomatisches Modell – projiziert auf die Fallstudie

Systemebene	Befund
Sozial	Alleinstehend in eigener Einzimmerwohnung, unverheiratet und kinderlos; Rentnerin, Versorgung durch Essen auf Rädern; 2-mal wöchentlich Hilfe im Haushalt sowie Ausfahrt im Rollstuhl in die Stadt; hat ca. 1500 € mtl. zur Verfügung; Neffen und Nichten als nächste Familienangehörige wohnen 250 bzw. 400 km entfernt
Psychisch	Subdepressiv, vermehrter Rückzug
Somatisch	Insulinpflichtiger Diabetes mellitus Typ II; erhebliche altersbedingte Gehbeeinträchtigung; nach Sturz Rippenbrüche Th 7 u. 8 li. ventral; li. Schienbein Hautabschürfungen; leicht red. AZ

ten Geschichte der Reflektierten Kasuistik (siehe ☐ Tab. 24.1) kann dies erschlossen werden. Die Darstellung ihrer Geschichte kann hilfreich sein, einen angemessenen Zugang zu ihr zu finden, um in Ansätzen verstehbar und nachvollziehbar zu machen, wie Frau Brinkmann fühlt, denkt und handeln möchte. So kann im Narrativ ein Panorama ihrer Geschichte entstehen; denn Erzählen (Boothe 2006, S. 36):

- schafft Ereignisse von Gewicht,
- schafft Gedächtnis und Geschichte,
- vollzieht eine doppelte Spannungsregulierung (für den Interviewer „es ist spannend" – für die Erzählerin „Erregung wird auf- und abgebaut"),
- ist intelligente Praxis,
- organisiert sich dramaturgisch,
- schafft Personalisierung (vom Organismus zur Person),
- schafft Individuierung,
- schafft Daseinsaneignung zwischen Katastrophe und Erfüllung.

Auf vergleichbare Weise verstehen Greenhalgh und Hurwitz (1999) die narrativbasierte Praxis bei Gesundheitsstörungen. Sie entspricht in ihrem Selbstverständnis der hier bevorzugten Praxis (Greenhalgh und Hurwitz, 1999):

- Krank zu werden und zu sein, wieder gesund oder noch kranker zu werden und mit der Erkrankung zurechtzukommen, kann als Geschichte (*narratives*) verstanden werden, die inmitten weiterer Geschichten (*narratives, stories*) des menschlichen Lebens steht.
- Geschichten der Erkrankungen bilden einen Rahmen, mit dessen Hilfe sich der Forscher/

Praktiker „den Problemen im Ganzen" nähern kann. Die Geschichten können diagnostische und therapeutische Möglichkeiten aufzeigen.

- Geschichten enthalten Inhalte, die von existenziellen Qualitäten, wie sich verletzt fühlen, verzweifelt sein, Hoffnung haben, trauern oder sich schuldig fühlen oder beschämt sein (*moral pain*), begleitet werden. Diese Qualitäten können sogar die Erkrankungen selbst ausmachen (*constitute*).
- Eine Geschichte aufzugreifen ist ein interaktiver und interpretativer Akt. Die Interpretation als Bedeutungsgebung (*discernment of meaning*) ist der zentrale Hebel für die Analyse von Geschichten.

Dies geschieht im folgenden Abschnitt der Reflektierten Kasuistik (siehe ☐ Tab. 24.1), in dem sich das Lebenspanorama von Frau Brinkmann entfalten soll.

24.3 Fallbeispiel Teil III

Die Geschichte des Menschen, der mit dem Krankheitsversorgungs- und/oder Sozialsystem in Kontakt gekommen ist

Frau Brinkmann wird während des 1. Weltkrieges als zweites von vier Kindern des Ehepaares Brinkmann geboren. Ältestes Kind ist ihr Bruder (+ 3), ihr selbst folgen noch zwei Schwestern (–3 und –10). Als Kind arbeitet sie im Haushalt und im Garten mit und sieht sich selbst in einer besonderen Beziehung zu ihrem Vater, der ein Kleinunternehmer ist. Am liebsten hätte sie hier eine Lehre gemacht. Nach dem Besuch der Volksschule und einer sog. Rektoratsschule verlässt

Frau Brinkmann das Elternhaus, zieht in eine andere Stadt und arbeitet im Haushalt einer wohlhabenden Familie. Sie lebt allein, fühlt sich nach ihren Angaben in ihrem Zimmer aber nicht wohl und wartet auf das jeweils monatliche freie Wochenende, um zu ihren Eltern und Geschwistern zu fahren. Sie entwickelt ein besonderes Geschick in allen Haushalts- und Pflegeangelegenheiten und wird von der Familie, in der sie arbeitet, vor allem von deren Kindern sehr geschätzt. Sie beschäftigt sich als Jugendliche und junge Frau intensiv mit der politischen Änderung in Deutschland in den 1930er-Jahren und ist fasziniert von der nationalsozialistischen Ideologie. Bald hat sie eine Funktion im BDM, dem „Bund Deutscher Mädel", kündigt ihre Stelle, wird „Rot-Kreuz-Schwester" und nimmt bis zum Beginn des Krieges an KdF-Reisen, „Kraft durch Freude-Reisen", teil. Während des Krieges arbeitet sie engagiert in mehreren Lazaretten und verlobt sich 1942 mit einem Soldaten, der – wie sie sagt – „verwundet war und später im Krieg geblieben ist". 1943 stirbt ihr Vater. Sie behält ihr Zimmer in ihrem Elternhaus und ist bis zum Tode ihrer Mutter 1970 dort häufig zu Gast. Sie bleibt unverheiratet und arbeitet nach dem Krieg bis zur Berentung mit 62 Jahren in der Pension und einem privaten Altenheim ihrer jüngsten Schwester, wo sie selbst auch ein Zimmer bewohnt. Dort ist sie für die Betreuung der alten Menschen und die Pflege der Zimmer zuständig.

Frau Brinkmann hat – wie sie sagt – „hin und wieder" eine Beziehung zu einem Mann gehabt und wird 1953 schwanger. Es kommt zu einem Spontanabort im fünften Monat, nachdem sie mit ihrer Mutter bereits vereinbart hatte, mit dem Kind wieder vollständig in das Elternhaus zurückziehen und dort wohnen zu können. Hingegen habe sie nie den Gedanken gehabt, mit dem Vater des Kindes zusammen leben zu wollen.

Der enge Kontakt zur Ursprungsfamilie bleibt. So hilft sie auch in den Zeiten der Geburten aller Neffen und Großneffen sowie Nichten und Großnichten in deren jeweiligen Familien und ist weiterhin häufig zu Gast in ihrem Elternhaus. Sie ist in ihrer Familie sehr beliebt, spielt mit den Kindern, hat viel Verständnis für deren Anliegen und näht z. B. deren Kleidung. Seit dem Tod des älteren Bruders 1990 fühlt sie sich zuständig für das „Familienerbe". Nach der Berentung vor 33 Jahren zieht sie in ihre jetzige Wohnung. Hier befinden sich auffällig viele Gegenstände aus der Familie: Zum Beispiel Möbel, Bilder und Fotos, Porzellan sowie Tischwäsche.

Ferner ist Frau Brinkmann in den letzten 50 Jahren viel gereist und gehört einem Wanderverein an. Sie hat alle Kontinente besucht. Von diesen Reisen gibt es viele Souvenirs und Fotos in ihrer Wohnung. Außerdem ist sie bestens informiert über alle bedeutsamen geschichtlichen Ereignisse und landschaftlichen Besonderheiten ihrer Heimat und verfolgt die Tagesereignisse anhand der Lokalzeitung und des Fernsehens. Frau Brinkmann kann schier unendliche Geschichten von ihren Reisen und von Familienereignissen erzählen. Sie repräsentiert das „Familiengedächtnis".

Wenn wir auf die Geschichten schauen, in denen Frau Brinkmann sich bewegt und verstrickt ist, so können wir sehen – wie nicht anders zu erwarten ist –, dass sie von politischen und familiären Ereignissen, Rollenzuweisungen und ihren individuellen psychosozialen Abwehrstrukturen bestimmt ist, mit denen sie ihr Erleben verarbeitet. Es sind drei miteinander verbundene Erlebensphasen zu unterscheiden:

In der ersten dominieren die Geschichten bis zum Tode des Verlobten und des Vaters, eingebettet in den Aufstieg und Fall des Nationalsozialismus und des Kriegsverlaufs. Es sind Verluste, die sie nicht angemessen betrauert. Das Ende des Nationalsozialismus erlebt sie nicht als Befreiung, sondern spaltet ihre alten Ideale ab und schweigt. Nach Angaben der Nichte habe sie niemals in ihrem Beisein über die Vorkriegs- und Kriegszeit geredet. Sie bleiben unbesprochen. Allein Bücher in ihrem Schrank deuten auf diese Zeit. Der Nichte ist auch nicht bekannt, an welchen Orten Frau Brinkmann in Lazaretten gearbeitet hat, und wie der Familienname des Verlobten lautete.

Das außerfamiliäre Leben mit seinen Höhe- und Tiefpunkten als Jugendliche und Frau bis zum 28. Lebensjahr wirkt wie versunken und nicht gelebt. Die bis dahin erlebten Geschichten sind nicht produktiv wirksam in die zweite Erlebensphase von Kriegsende an bis zu ihrer Berentung mit 62 Jahren eingefügt und integriert. Frau Brinkmann wirkt unbewusst in alten Geschichten verstrickt und bleibt eher regressiv in familiärer Abhängigkeit, wo sie sich sicher und nach dem Tod des Vaters 1943 besonders gebraucht fühlt.

In dieser zweiten Phase wird deutlich, dass Frau Brinkmann nicht wirklich eigenständig und altersentsprechend als Frau ihr Leben gestaltet. Vielmehr verzichtet sie jetzt weitgehend auf eine für sie adäquate Lebensweise und wohnt in einem Zimmer an ihren Arbeitsplätzen. Auch kann sie sich nicht angemessen auf eine Liebesbeziehung einlassen. Eine fortgeschrittene Schwangerschaft endet mit einem Spontanabort. Anscheinend gelingt es ihr nicht, ihre psychisch stark besetzten politischen Ideale als Irrtümer zu erkennen, zu betrauern und zu bearbeiten.

Gleichzeitig gilt sie in beruflichen und familiären Angelegenheiten als sehr empathische, patente und hilfsbereite Frau. Dennoch wirkt sie nach Ansicht der Nichte, als ob sie ein Leben aus zweiter Hand führt. Die Geschichten „dahinter", was Frau Brinkmann neben dem Einsatz für andere Menschen (in der Familie und im Beruf) wirklich beschäftigt, bleiben ungelebte Geschichten, in die sie (vielleicht) traurig sowie schuld- und schamhaft verstrickt ist. Ihr „wahres Selbst" wirkt wie verkapselt und auf die Nichte wie der Preis, den sie für die Vernachlässigung zu zahlen hat, sich mit ihren alten Idealen und ihrer Familie auseinanderzusetzen. So können ihre weiten Reisen auch als Eskapismus verstanden werden.

Ihre dritte Erlebensphase beginnt mit dem Tod der Mutter 1973, der Berentung 1979 und dem damit verbundenen Einzug in ihre eigene jetzige Wohnung sowie – zuletzt – dem Tod des älteren Bruders 1990 und dauert an. Sie wächst immer mehr in die Rolle, das Familiengedächtnis zu pflegen und sammelt familiäre Erinnerungsstücke in ihrer „Einzimmer-Familienwohnung". Aus medizinischer Sicht führt sie über mehr als drei Jahrzehnte ein relativ unauffälliges Leben. Außer dem Diabetes mellitus Typ II, der vom Hausarzt und dem ambulanten Pflegedienst versorgt wird, ist Frau Brinkmann von behandlungsbedürftigen chronischen Erkrankungen weitgehend verschont geblieben. Ihre motorischen Einschränkungen sind als altersbedingt zu bezeichnen.

Erst jetzt, nachdem die Geschichte des Sturzes und seiner medizinischen Rehabilitation sowie die Geschichte des Lebens der alten Frau erzählt worden ist, können die auf die Zukunft bezogenen Fragen:
- Wie wird es weitergehen?
- Wo wird der Lebensmittelpunkt von Frau Brinkmann sein?
- Was ist Frau Brinkmann wichtig?

angemessen beantwortet werden. Es ist anzunehmen, dass Wohnenbleiben in der bekannten Wohnung ebenso leidvoll sein kann wie der Wohnungswechsel in ein Altenheim. Jedenfalls möchte die alte Frau keinesfalls die Stadt verlassen müssen.

Frau Brinkmann befindet sich in der fortgeschrittenen Kurzzeitpflege. Die Zielsetzung ist, einen Weg zu finden, der ihr entspricht, den sie weitgehend versteht, gehen kann und akzeptiert. Die Fachleute und die Familienmitglieder sind gefragt. Nach welchen fachlichen Kriterien, mit welchem fachlichen theoriegeleiteten Verständnis soll gehandelt werden? Die fallverstehende Hilfepraxis erscheint gut geeignet, das soziopsychosomatische Gesundheits- und Krankheitsverständnis sowie das narrative Prinzip der Reflektierten Kasuistik aufzugreifen und in ihre Praxis zu integrieren.

24.4 Fallverstehende Hilfepraxis

Die Gegenstände, mit denen die *fallverstehende Hilfepraxis* konfrontiert ist, sind häufig schwer fassbare *somatische*, *psychische* und *soziale* Zusammenhänge eines Menschen – wie auch im Fall Brinkmann, die nur mit einer empathischen Haltung sowie einem sozialwissenschaftlich fundierten Kommunikationskonzept zu erschließen sind. Fallverstehende *Handlungskompetenz* stellt sich als Prozesskompetenz dar, an der in der Regel mehrere Personen beteiligt sind. Diese kann sich an der Fähigkeit zeigen, Situationsdiagnosen zu stellen, die bereits im nächsten Moment infrage gestellt werden müssen, wenn die zu beratende oder auf andere Weise betroffene Person dies wünscht oder äußere Gründe, wie z. B. die finanziellen Möglichkeiten, dafür sprechen. Sinnvolles (Be-)Handeln ist das Produkt von Aushandeln und Verhandeln. Dabei sollte immer die Würde des Menschen berücksichtigt werden, die als ethisches Prinzip handlungsleitend ist.

Die bestmögliche Hilfequalität lässt sich nach diesem Modell für Hilfepraxis erreichen, wenn die Beteiligten sich im Hilfeprozess zurechtfinden und zu gemeinsamen Sinnkonstruktionen bezüglich der Probleme und möglicher Lösungen kommen. Dabei wird Erfahrungswissen genutzt, das auf individuelle und gesellschaftliche Wissensbestände zurückgreift, die Handlungsfolien liefern. Ähnlichkeiten im Denken und Handeln der Beteiligten sind zu erwarten. Es ist auch zu erwarten, dass sie Vorstellungen davon haben, in welche Richtung mit welchem Ziel sich der Hilfeprozess bewegt. Dies geschieht nicht als geordnete und regelhafte Abfolge von Handlungen, sondern wird in den Interaktionen zwischen den Beteiligten generiert. In dieser Praxis kann es also keine naturwissenschaftliche Exaktheit mit einer „Wahrheit" geben. Es geht allenfalls um „Annäherungen" und damit auch um mehrere mögliche „Wahrheiten". Es ist notwendig, mit Unsicherheit umzugehen, auch „Störungen" im Ablauf des Hilfeprozesses sind normale Vorgänge und keinesfalls Ausdruck eines Scheiterns. Jeder Fall – auch die Fallstudie Brinkmann – ist einzigartig. Es bestehen höchstens Ähnlichkeiten mit anderen, die jedoch nicht so ohne Weiteres zu verallgemeinern sind. Es ist wünschenswert, dass eine Person den Hilfeprozess koordiniert und bei Bedarf moderiert. Damit ist gesichert, dass die bedeutsamen Personen im Handlungsablauf ihre Rollen spielen können. Für den Fall Brinkmann wird dies anhand der letzten Geschichte der Reflektierten Kasuistik (siehe ◘ Tab. 24.1) demonstriert.

24.5   Fallbeispiel Teil IV

Die Geschichte der Arbeitsbeziehungen zwischen dem betroffenen Menschen und den Repräsentanten des familiären Systems, der Krankheitsversorgung sowie des Sozialsystems
In der Mitte der vierwöchigen Kurzzeitpflege treffen sich Frau Brinkmann und Familienmitglieder mit ambulant und stationär arbeitenden Pflegekräften, der Sozialarbeiterin der Reha sowie Frau Schmidt, die die alte Frau seit einigen Jahren wöchentlich dreimal mit dem Rollstuhl „ausfährt". Die Gesprächsatmosphäre wirkt zunächst sehr steif. Frau Brinkmann erscheint deutlich angespannt, hält zumeist die Augen niedergeschlagen und zeigt ein versteinertes Gesicht. Im Laufe des Gesprächs löst sich die leicht gespannte Atmosphäre, vor allem als klar wird, dass alle Beteiligten nicht über den Kopf der alten Frau hinweg eine Entscheidung herbeiführen wollen. Das Ergebnis des ersten gemeinsamen Gesprächs ist: Frau Brinkmann wird auf Empfehlung ihrer Nichte am kommenden Tag im Rollstuhl von zwei Familienmitgliedern in ihre Wohnung gefahren. Diesem Vorschlag stimmt Frau Brinkmann zu.
Am folgenden Tag sitzt die alte Frau in ihrer Wohnung lange auf der Bettkante, schaut sich um, betrachtet durch das große Fenster hindurch das spätherbstliche

Pflanzenarrangement auf dem Balkon und wirkt sehr nachdenklich. Sie spricht nicht über den Sturz, „erläutert" hingegen einige Bilder an den Wänden. Auf dem Rückweg in das Haus der Kurzzeitpflege spricht Frau Brinkmann über ihre Wohnung und wirkt traurig und ratlos. Plötzlich sagt sie: „Was soll mit all den Sachen werden?" – und etwas später – „Was könnte ich denn mitnehmen?" Die Nichte ist überrascht, möchte gegen die traurige Stimmung angehen und gibt zu verstehen, dass darüber im Einzelnen gesprochen werden kann. Ihr Bruder und sie würden am nächsten Wochenende wiederkommen, sich bis dahin Gedanken machen und dann erneut mit ihr in die Wohnung fahren. Frau Brinkmann ist einverstanden und auch damit, dass sich Nichte und Neffe auf der Kurzzeitpflegestation nach möglichen Wohnheimplätzen im Haus erkundigen können.
Eine überraschende Entwicklung. In einem zweiten gemeinsamen Gespräch erhalten sie die Auskunft, dass im zweiten Stock des Altenheims zz. ein Zimmer renoviert werde und in ein paar Tagen bezugsfertig sei. Frau Brinkmann könne sich in zwei Tagen das Zimmer zusammen mit Frau Schmidt anschauen. Frau Brinkmann findet das Zimmer sehr klein. Zwar gibt es einen Balkon, die Aussicht ist jedoch nach ihren Angaben sehr eingeschränkt. Sie hat „abgewunken", sagt Frau Schmidt den Familienangehörigen am Telefon, sich ins Bett zurückgezogen und wirkt niedergeschlagen. Es folgt eine rege telefonische Korrespondenz zwischen Frau Brinkmann, ihren Familienangehörigen, Frau Schmidt und der Sozialarbeiterin. Es wird ein anderes Zimmer im vierten Stock ausfindig gemacht. Dieses ist etwas größer als das zunächst vorgesehene, hat ebenfalls einen Balkon und gibt einen Blick frei über die Stadt in die dahinter liegende Landschaft. Frau Brinkmann schaut sich das Zimmer an und stimmt einem Umzug zu.
Jetzt beginnen die Vorbereitungen für den Umzug und ein erneuter Besuch ihrer Wohnung. Frau Brinkmann sitzt wieder auf der Bettkante. Es ist schwierig für sie, in sehr begrenztem Ausmaß auswählen zu müssen, was sie mitnehmen möchte und kann. Damit ist die Aufteilung ihr wichtiger Gegenstände an die Familie verbunden. Es wirkt wie ein „Vermächtnis" und „Nachlass zu Lebzeiten", den sie an Nichte und Neffe mit Wehmut, aber auch mit Stolz verteilt. Es wirkt wie eine Stabübergabe, ein „Familienschatz" wird verteilt. Selbst möchte sie vor allem ihren Schmuck sowie bestimmte Fotos

und ausgewähltes Porzellan mitnehmen, welches nicht im Alltag genutzt wird.

Nachdem die wesentlichen Gegenstände verteilt sind, drängt sie darauf, die Wohnung verlassen zu können. Dies wirkt – nach Angaben der Nichte – nahezu ruckartig und trotzig. Sie lässt sich – schweigend im Rollstuhl sitzend – von den Angehörigen durch die Stadt auf die Kurzzeitpflegestation zurückfahren.

Der Umzug findet wenig später statt. Ihre alte Wohnung wird aufgelöst. Weihnachten feiert sie mit den anderen Bewohnern und Bewohnerinnen zusammen im Altenheim.

Zusammenfassend kann gesagt werden, dass nahezu alle Gespräche von den Beteiligten als affektiv „beladen" erlebt wurden. In einem Nachgespräch mit den Fachleuten und den Familienangehörigen ist Trauer und Niedergeschlagenheit spürbar. Alle Beteiligten wirken niedergeschlagen. Es ist ihnen bewusst, dass massiv in die Geschichte der alten Frau eingegriffen worden ist. Das Gespräch ist atmosphärisch von einer Abschiedsstimmung bestimmt, in der sich der Abschied aus der Wohnung, mit dem in nicht allzu ferner Zukunft liegenden Abschied der alten Frau aus dem Leben ankündigt und für Momente überlagert. Der Sturz war ein Vorbote. In ihm verbanden sich schicksalhaft körperliche Altersschwäche, motorische Ungeschicklichkeit und das zunehmende Erleben sozialer Isolation.

24.6 Schlussbemerkungen

Die Fallstudie wurde unter Nutzung der Modelle der *Reflektierten Kasuistik* und der *fallverstehenden Hilfepraxis* aufbereitet. Dabei wurde die Geschichte eines krank machenden Ereignisses, mit der Lebensgeschichte und der Geschichte des Hilfeprozesses in Beziehung gesetzt. Es sollte anhand von Frau Brinkmann gezeigt werden, dass Menschen immer in Geschichten verstrickt sind und das Handeln nur Momente in der Geschichte betrifft. Diese Grundannahme bestimmt die professionelle Handlungsstrategie in der fallverstehenden Hilfepraxis und hat auch diese Fallstudie geprägt.

Es kann gesagt werden, *Fallstudien* können den Zusammenhang von Verstricktsein in Geschichten sowie das in ihnen Handeln auch für die wissenschaftliche Betrachtung gut sichtbar machen. Es wird mit dieser Vorgehensweise nicht nur bereits Bekanntes zusammengetragen, sondern auch Neues gezeigt und damit ein Beitrag zur *Weiter- oder/und Neuentwicklung von Praxis und Theorie* geliefert (Leuzinger-Bohleber 1995). In einem zukünftigen Fall kann vielleicht noch sinnvoller gehandelt werden, als dies hier geschildert worden ist. So betrachtet gilt: Die *„Praxis"* (fallverstehende Hilfepraxis) kann zugleich *„Forschung"* (als Forschungspraxis) sein. Forschung sollte dem Charakter von Praxis entsprechen und *mitgehen* können, sich reflexiv von Phänomenen leiten lassen und das Feld nicht *nur* als *Datenfeld*, sondern zugleich als *Interaktions- und Entwicklungsfeld* betrachten. Es ist *Handlungsforschung* im Sinne von Mithandeln, praxisorientiertes Forschen am Einzelfall, an dem jeweils mehrere Personen beteiligt sind.

Dieses Vorgehen kann auf Unvorhersehbares, Widersprüchliches und damit Komplexes stoßen, welches vorausschauendes und geplantes Handeln infrage stellt. Es sollte mit der Fallstudie gezeigt werden, dass es wiederholt darum geht, die Komplexität des Erlebens und Handelns von Menschen, hier Frau Brinkmann, mittels konstruktiver Interaktionen zu fokussieren. Wie in allen Wissenschaften wird komplexes Geschehen auf möglichst wenige, überschaubare Abläufe fokussiert, um sie untersuchen zu können. Auf die hier vorgestellte Strategie der Handlungsforschung bezogen bedeutet dies auch, die Protagonistin möglichst selbst aktiv handelnd im Mittelpunkt des Geschehens zu halten.

Die Lösung des konflikthaften Falles Brinkmann wird in Interaktionen vorangetrieben, in denen die Geschichte des Menschen mit all ihren Verstrickungen verborgen ist. Bei dem Versuch der zumindest partiellen Lösung des Konflikts werden diese Verstrickungen sichtbar, erlebbar und z. T. auch besprechbar. Sie selbst und die für sie bedeutsamen Menschen sowie Fachleute des Krankheitsversorgungs- und Sozialsystems haben handelnd eingegriffen und sich gleichermaßen mit den sich entfaltenden Geschichten auseinandersetzen müssen. Sie alle hatten die Aufgabe, in der kritischen Situation (mehr) Wohlergehen für Frau Brinkmann zu erreichen. Dies ist das vornehmste Ziel fallverstehender Hilfepraxis.

Literatur

Verwendete Literatur

Adler R (1994) Die Verwirklichung des biopsychosozialen Modells. Integrierte psychosomatische Medizin in Praxis und Klinik. Schattauer, Stuttgart

Boothe B (2006) Das Narrativ im Kontext qualitativer Methoden. In: Luif W, Thoma G, Boothe B (Hrsg) Beschreiben – Erschließen – Erläutern. Psychotherapieforschung als qualitative Wissenschaft. Pabst Science Publishers, Lengerich

Geigges W (2002) Reflektierte Kasuistik als Instrument der Forschung und Lehre einer Integrierten Medizin. In: v Uexküll T, Geigges W, Plassmann R (Hrsg) Integrierte Medizin. Schattauer, Stuttgart, S 23–33

Greenhalgh, T. & Hurwitz, B. (1999) Narrative based medicine: Why study narrative. British Medical Journal, 318(7175), 45–50

Leuzinger-Bohleber M (1995) Die Einzelfallstudie als psychoanalytisches Forschungsinstrument. Psyche 49:434–480

Musil R (1965) Der Mann ohne Eigenschaften, 6. Aufl. Rowohlt Verlag, Hamburg

Ortmann K, Schaub H-A (2004) Über den Zusammenhang von Praxis, Theorie und Forschung für eine praxeologisch begründete klinische Sozialarbeit. Neue praxis 34:598–608

Schaub H-A (2008) Klinische Sozialarbeit – ausgewählte Theorien, Methoden und Arbeitsfelder in Praxis und Forschung. Vandenhoeck & Ruprecht unipress, Göttingen

v Uexküll T, Wesiack W (1997) Wissenschaftstheorie: ein bio-psycho-soziales Modell. In: v Uexküll T (Hrsg) Psychosomatische Medizin, 5. Aufl. Urban & Schwarzenberg, Stuttgart, S 13–52

Weiterführende Literatur

Adler R (2013) Von der Biomedizin zur biopsychosozialen Medizin. Schattauer, Stuttgart

Schapp W (2012) In Geschichten verstrickt, Zum Sein von Mensch und Ding, 5. Aufl. Klostermann, Frankfurt am Main

Schaub H-A (1998) Case Management und chronifizierte biopsychosoziale Problemlagen. Gruppenpsychother Gruppendyn 31:331–345

Schaub H-A (2000) Psychosoziale Rehabilitation in der ärztlichen Basisversorgung. In: Ortmann K, Waller H (Hrsg) Sozialmedizin in der Sozialarbeit – Forschung für die Praxis. Verlag Wissenschaft und Forschung, Berlin, S 97–109

Stierlin H (1997) Verrechnungszustände: Über Gerechtigkeit in sich wandelnden Beziehungen. Familiendynamik 22::136–155

Uexküll v T: *Forschung in Integrierter Medizin als Problem*. Unveröffentlichtes Manuskript, o. J.

Wendt WR (1997) Die Handhabung der sozialen Unterstützung – Eine Einführung in das Case Management. In: Wendt WR (Hrsg) Unterstützung fallweise – Case Management in der Sozialarbeit. Lambertus, Freiburg, S 180–182

Die Familie und ihre Kranken

Familie
und Pflegebedürftigkeit

Enrique H. Prat

A. Büssing, J. Surzykiewicz, Z. Zimowski (Hrsg.), *Dem Gutes tun, der leidet*,
DOI 10.1007/978-3-662-44279-1_25, © Springer-Verlag Berlin Heidelberg 2015

In meinem Impulsreferat werde ich einige Gedanken zum Thema Familie und Pflegebedürftigkeit, einem Aspekt des Workshopthemas, präsentieren. Ich werde dabei schwerpunktmäßig sowohl auf die geriatrische Langzeitpflege als auch auf die langjährige Pflege infolge einer Schwerbehinderung eingehen. Das Thema soll aus fünf verschiedenen Perspektiven beleuchtet werden:

1. aus der anthropologischen Perspektive,
2. aus der Public-Health-Perspektive,
3. aus der Perspektive der Pflege,
4. aus der spirituellen Perspektive und
5. aus der gesundheits- und familienpolitischen Perspektive.

25.1 Familie und Pflegebedürftigkeit aus der anthropologischen Perspektive

Die Familie ist das natürliche Umfeld jedes Menschen. Die Biografie der Mehrheit der Menschen durchläuft unter anderem folgende Etappen: Ein Mensch wird in eine Familie hineingeboren, von der Familie großgezogen; er gründet selbst eine Familie und am Ende des Lebens wird er von der Familie versorgt und letztlich von ihr verabschiedet. Das Bedürfnis zu lieben und geliebt zu werden ist eine konstitutive anthropologische Vorgabe des Menschen. Die Familie ist der natürliche Vollzugsort dieses Liebens und Geliebtwerdens. Das natürliche Zuhause ist im Normalfall für den Menschen daher dort, wo seine Familie lebt.

> ❯ Durch Krankheit oder Pflegebedürftigkeit wird das natürliche Umfeld des Menschen nicht wesentlich verändert. Die Familie bleibt sein Zuhause.

Der kranke und pflegebedürftige Mensch büßt aber automatisch in gewissem Ausmaß seine Selbstständigkeit ein und braucht – mehr als der Gesunde – die Hilfe, Fürsorge und Unterstützung seines familiären Umfeldes. Der schwerbehinderte und der betagte Mensch braucht vor allem Sinnvermittlung, Geborgenheit und Sicherheit. Die Familie ist prinzipiell der optimale Ort, an dem er sie finden kann.

25.2 Familie und Pflegebedürftigkeit aus der Public-Health-Perspektive

Es zählt zum State of the Art in der Medizinsoziologie, dass die Familie eine der wichtigsten Determinanten von Gesundheit darstellt (für eine Übersicht siehe Graham et al. 2007). Gesundheitsdeterminanten sind Einflussfaktoren, die auf die Gesundheit der Bevölkerung wirken (Dahlgren und Whitehead 1991).

Eine Metaanalyse von 250.000 über 65-Jährigen ergab, dass Erwachsene, die in einer Familie – respektive in einer Ehe – leben, die höchste Lebenserwartung haben (siehe ❏ Tab. 25.1), gefolgt von niemals verheirateten sowie verwitweten Menschen. Die geringste Lebenserwartung besitzen Geschiedene oder getrennt lebende Menschen.

Schwarz, Johansson und Ladurner haben 2008 in einer Reviewarbeit (Schwarz et al. 2008) gezeigt, dass über kulturelle Unterschiede hinweg und unabhängig von Krankheitsbildern die Zugehörigkeit zu bzw. das Zusammenleben in einer Familie ein wichtiger Schutzfaktor für Gesundheit ist. Sie haben anhand zahlreicher veröffentlichter Studien diesen Einfluss dargestellt und in drei Lebenssituationen differenziert: in die frühe Kindheit, die die Gesundheit im Erwachsenenalter beeinflusst. Dann in die soziale Unterstützung, die eine Familie bieten kann. Und zuletzt in den sozialen Stress, den eine Familie verursachen kann – sowohl durch das Nicht-Funktionieren der unterstützenden Aspekte der Familie in Konflikt- oder Streitfällen als auch durch Belastungen, die durch familiäre Aufgaben entstehen.

Generell zählen die Anzahl und auch die Güte der engen familiären Beziehungen zu den Determinanten für die Gesundheit eines Individuums. Familie dürfte alles in allem nach der genetischen Veranlagung die zweitwichtigste Determinante der Gesundheit sein.

25.3 Familie und Pflegebedürftigkeit aus der Perspektive der Pflege

> ❯ Die Solidarität zwischen den Generationen ist derzeit noch immer hoch, so werden rund 75 % der Pflegebedürftigen zumindest für einige Zeit zu Hause von Angehörigen gepflegt.

Derzeit leben in Österreich 39 % der Hochbetagten (85 plus) noch in Mehrgenerationenfamilien, 22 % haben keine Angehörigen mehr.

Ist die Pflege zu Hause durch die Angehörigen wirklich die beste Lösung im Fall von Langzeitpflege? Verschiedene Studien haben gezeigt, dass die Langzeitpflege von Familienmitgliedern zu Hause nicht nur die Hauptpflegeperson, sondern auch das gesamte Familiensystem, hoch belastet bis überfordert (Thimm 2002).

Die gewöhnliche Kleinfamilie (häufig bestehend aus zwei berufstätigen Elternteilen und Kindern) hat nicht die spirituellen, psychischen und materiellen Ressourcen, um die Belastung der Langzeitpflege eines Familienmitgliedes lang zu bewältigen (Rollett 2008).

25.3.1 Erschöpfung lässt Pflege in der Familie oft unmöglich werden

Oft kommt es zu dauerhaften Erschöpfungszuständen bis hin zu Burn-out und Depressionen der Betreuungspersonen, wenn die Pflege einen hohen Einsatz erfordert bzw. die Nachtruhe häufig gestört wird. Das soziale Netzwerk aus nahestehenden Familienangehörigen, Freunden und Bekannten, das gerade in diesen Fällen als Unterstützungsressource besonders wichtig wäre, ist in der Regel eingeschränkt, da ausreichende Freizeit für die Pflege der sozialen Beziehungen fehlt (Mattern 2005; Mattern 2007).

Hörl hat anhand von Studien aufgezeigt, dass Dauerbelastung in nicht seltenen Fällen zu Gewaltformen gegenüber dem Pflegebedürftigen führen kann, wie etwa: wütend Anschreien, Beschimpfen, Ignorieren, Isolieren und absichtliches Ärgern. Selten, aber immer noch zu häufig, kann es auch zu physischer Gewalt kommen: nicht rechtzeitig umlagern, nicht aus dem Bett holen, die Freiheit grundlos beschränken, fixieren, schubsen, grob anfassen u. dgl. (Hörl 2012).

Wenn es nicht anders geht, muss der Pflegebedürftige in ein Heim gegeben werden. Durch den Umzug ins Pflegeheim verlässt jeder Bewohner das eigentliche „Familiendaheim" und beginnt einen neuen Lebensabschnitt. Nun kommt es für das

▣ Tab. 25.1 Relatives Mortalitätsrisiko (mit Standardabweichung für 95 % CI) von verheirateten Menschen im Vergleich zu unverheirateten (Manzoli et al. 2007)

Verheiratet	1,00
Verwitwet/alleinlebend	1,11 (1,08–1,14)
Geschieden/getrennt	1,16 (1,09–1,23)
Unverheiratet/alleinlebend	1,11 (1,07–1,15)

Wohlbefinden des Bewohners darauf an, dass er das Pflegezentrum als sein neues Daheim ansieht, in dem er Geborgenheit und Sicherheit erfährt und neuen Sinn entdeckt. Dazu müssen die Angehörigen mitspielen. Leider scheint aber die Kommunikation zwischen den Angehörigen und dem Pflegepersonal oft nicht leicht zu sein. Wenn man das Pflegepersonal befragt, warum dies so oft der Fall ist, erhält man als Antwort, dass die Angehörigen meistens ein schlechtes Gewissen haben, den nahen Verwandten ins Heim „abgeschoben" zu haben. Sie fühlen sich schuldig, ihre Pflichten nicht erfüllt zu haben, und versuchen es nun dadurch zu kompensieren, dass sie übermäßige Forderungen betreffend der Art und Weise der Pflege artikulieren, die an den Bedürfnissen und am Wohlbefinden der Bewohner vorbeigehen (vgl. unveröffentlichte Studie Deak et al. 2012).

> ❯ Dieses Verhalten ist hinderlich dafür, dass sich der Bewohner im neuen Daheim zu Hause fühlt. Ein gut funktionierendes Beziehungsdreieck Bewohner-Angehörige-Pflegepersonen begünstigt das Wohlbefinden des Bewohners.

25.4 Familie und Pflegebedürftigkeit aus der spirituellen Perspektive

Die erwähnten Probleme der Familie bei der Langzeitpflege von Familienmitgliedern dürfen im Allgemeinen nicht primär auf den Mangel ökonomischer Ressourcen zurückgeführt werden. Es sind eher die psychischen und vor allem die spirituellen Ressourcen, die maßgeblich fehlen. Spiritualität wird hier als religiöse Gestaltung der Gottesbeziehung einer Person verstanden.

In der Copingforschung werden zwei Typen von Bewältigungsformen beim Umgang mit Belastungen (Coping) unterschieden: problemfokussiertes und emotionsfokussiertes Coping (Rollett 2008, S. 209). Das problemfokussierte Coping versucht die belastungsgenerierenden Sachprobleme zu lösen, das emotionsfokussierte konzentriert sich darauf, die emotionalen Reaktionen auf die Belastungen zu steuern bzw. zu kontrollieren. Zum zweiten Typ sollen neben den psychischen, vor allem die spirituellen Ressourcen einen entscheidenden Beitrag leisten. In der akademischen klinischen Forschung und Praxis in den Vereinigten Staaten spricht man deshalb als dritten Typ vom religiös oder spirituellen Coping, das neben den zwei anderen Arten in den USA große Aufmerksamkeit erhalten hat, (noch) nicht so in Europa (Kogler und Fegg 2011; Pargament et al. 2000).

> ❯ **Ein Familiengefüge, das nicht von der Spiritualität ihrer Mitglieder geprägt wird, tendiert zur reinen Partnerschaft mit mehr oder weniger instabilen Bindungen.**

Es steht außer Streit, dass der religiöse Glaube die Stabilität des Familiengefüges fördert. Die Krise der Familie ist damit auch eine Folge des vorherrschenden religiösen Indifferentismus in unserer Gesellschaft. Demgegenüber stellen Situationen, die einen dauerhaften Pflegeeinsatz erfordern, eine Chance für den Angehörigen wie auch für den Pflegebedürftigen dar, durch Spiritualität zu einer Sinnfindung zu gelangen. In diesem Zusammenhang sind Seelsorgedienste eine ganz wichtige Unterstützung – sowohl in der häuslichen als auch in der institutionellen Langzeitpflege.

25.5 Familie und Pflegebedürftigkeit aus der gesundheits- und familienpolitischen Perspektive

In leichter Abwandlung des berühmten Böckenförde-Diktums kann man sagen, dass eine effiziente Gesundheitspolitik von Voraussetzungen lebt, die sie nicht garantieren kann, nämlich von Familien und ihrer Spiritualität.

> ❯ **Je weniger Familie und je weniger Spiritualität, umso ineffizienter und teurer werden die Gesundheitsversorgung und die Langzeitpflege.**

Dies bedeutet unter anderem, dass je geringer die Bedeutung von Familie und Spiritualität, desto ineffizienter und teurer werden die Gesundheitsversorgung und die Langzeitpflege. Da weder Gesundheits- noch Familienpolitik im säkularen Staat für Spiritualität in der Familie sorgen können, sollten sie aber zunächst gemeinsam dem religiösen Indifferentismus eine Absage erteilen, ohne sich in religiöse Angelegenheiten einzumischen und ohne jeden Ansatz einer spirituellen „Aufrüstung" ihrer Bürger zu fördern und zu unterstützen.

Staatliche religiöse Neutralität darf nicht als „Abwehr" der Religion vom öffentlichen Raum oder Ausschluss aus demselben verstanden werden (Rhonheimer 2012).

Literatur

Dahlgren G, Whitehead M (1991) Policies and strategies to promote social equity in health. Institute for Futures Studies, Stockholm

Deak M, Prat E, Stoll M: *Ethische Aspekte des Schmerzmanagements anhand der Praxis in ausgewählten Pflegezentren von SeneCura. Ein Zwischenbericht.* IMABE, Dezember 2012.

Graham JE et al (2007) Close Relationships and Immunity. In: Ader R (Hrsg) Psychoneuroimmunology, 4. Aufl. Bd. 2. Elsevier Academic Press, London

Hörl J (2012) Gewalt gegen alte Menschen als ethisches Problem in der Pflege. Imago Hominis 19(1):39–49

Kogler K, Fegg M (2011) Kann man Spiritualität messen? Operationalisierung des Begriffes. In: Frick E, Roser T (Hrsg) Spiritualität in der Medizin, 2. Aufl. Kohlhammer, Stuttgart, S 228

Manzoli L et al (2007) Marital status and mortality in the elderly: A systematic review and meta-analysis. Soc Sci Med 64:77–94

Mattern R (2005) Gemeinsam allein – Zusammenleben mit chronisch Kranken am Beispiel Multipler Sklerose. Herbolzheim, Centaurus Verlag

Mattern R (2007) Chronisch krank – chronisch vergessen? – Kommunikation/Mobilität/Alltag. Das Gesundheitswesen 69:195–205

Pargament K, Koenig HG, Perez LM (2000) The Many Methods of Religious Coping. Journal of Clinical Psychology 56:519–543

Rhonheimer M (2012) Christentum und säkularer Staat. Herder, Freiburg, S 205

Rollett B (2008) Die Rolle der Familie bei Schicksalhaften Krankheiten: Krise und Coping. Imago Hominis 15(3):203–215

Schwarz M, Johansson T, Ladurner G (2008) Familie als Determinante der Gesundheit. Imago Hominis 15(3):191–202

Thimm W (2002) Familien mit behinderten Kindern in Deutschland – Wege der Unterstützung. In: Thimm W, Wachtel G (Hrsg) Familien mit behinderten Kindern: Wege der Unterstützung und Impulse zur Weiterentwicklung regionaler Hilfesysteme. Juventa, München, S 11–28

Familienassistenz als Dienst an der „kranken Familie" am Beispiel Polen

Andrzej Jacek Najda

A. Büssing, J. Surzykiewicz, Z. Zimowski (Hrsg.), *Dem Gutes tun, der leidet*,
DOI 10.1007/978-3-662-44279-1_26, © Springer-Verlag Berlin Heidelberg 2015

Wenn wir gewöhnlich von den Kranken und Behinderten sprechen, dann denken wir vor allem an sie unter medizinischen Aspekten. Allerdings soll die Sorge um die – oft chronisch kranken – Personen und ihre Familien ja alle ihre Bedürfnisse erfüllen. Es ist hier zu betonen, dass die integrierte Pflege der Kranken und Behinderten nicht nur spezialisierte medizinische Behandlung und Schmerzlinderung umfassen, sondern sich auch mit den Nebenwirkungen ihrer psychischen, sozialen und geistigen wie spirituellen Probleme befassen muss. Mit Sicherheit ist es nicht ausreichend, von einem Gesundheitsfürsorgesystem und einer Sozialhilfe zu reden, ohne die große Arbeit und das Engagement der Personen zu berücksichtigen, deren außermedizinische Kompetenzen den vielfältigen Bedürfnissen der Kranken und ihrer Familien dienen. In der integrierten Förderung der behinderten und kranken Personen und ihrer Nächsten spielen neben dem Heilpersonal der medizinischen Dienste auch Sozialarbeiter, Psychologen, Pädagogen, Priester, Ordensleute, Freiwillige und eben auch Familienassistenten eine wichtige Rolle, weil sie ihre sozialen, psychischen und religiös-geistigen Bedürfnisse bedienen können, die zu einem ganzheitlichen Menschsein dazu gehören. Diese Erkenntnis ist seit den bahnbrechenden Erkenntnissen von Abraham Maslow zum Gemeingut aller Humanwissenschaften geworden und verwehrt auch ein einseitig monodimensionales Verständnis von Bedürfnislagen bei Menschen in Krankheit oder bei Menschen mit Handicaps (vgl. vor allem Maslow 1970).

26.1   Grundvoraussetzungen für Familienassistenz in Polen

Das Gesetz über die Unterstützung der Familie und über das System der vertretenden Fürsorge hat den politischen Gemeinden eine Verpflichtung zur Hilfe für dysfunktionale Familien mit Kindern auferlegt. Familien, die Schwierigkeiten mit der Erfüllung ihrer pflegerisch-erziehenden Aufgaben haben, können daher von den Gemeinden eine Unterstützung erhalten, unter anderen durch das (Mit-)Wirken des bzw. der „Familienassistenten". Dies ist ein verhältnismäßig junger Beruf, der zum ersten Mal im polnischen Gesetzbuch seit 2011 implementiert wurde. Diese Familienassistenz bezweckt vor allem eine Hilfe für Familien (im Sinne einer Rückkehr zu einer konstruktiv aufbauenden Funktionalität und Dynamik), die aus verschiedenen Gründen irgendwelche Schwierigkeiten in der Erziehung ihrer Kinder haben. Und diese Hilfe soll zu Änderungen in den Unterstützungsweisen für die Kinder führen, indem diese auch in einer (stell-)vertretenden Fürsorge verbleiben und Erziehungsalternativen erleben können.

In den letzten Jahren vor dem Inkrafttreten des Gesetzes wurden die Familienassistentenstellen in den verschiedenen Zentren im ganzen Polen zuerst einmal experimentell eingeführt. Momentan ist die Familienassistenz eine neue Stelle in der Struktur der politischen Gemeinden. Ihre Arbeit ist mit den Pflichten eines Sozialarbeiters nicht ganz deckungsgleich. Der bzw. die Familienassistent/-in ist daher kein/-e Angestellte/-r in einem Sozialhilfezentrum einer Gemeinde, in welcher er oder sie seinen/ihren klar definierbaren beruflichen Verpflichtungen nur nachkommt.

26.1.1   Vergleich zu deutschen Berufsfeldern

Damit entspricht die Familienassistenz in Polen in etwa der Funktion des „Erziehungsbeistandes" nach § 30 des 8. Buches des Sozialgesetzbuches in der Bundesrepublik Deutschland: *„Der Erziehungsbeistand und der Betreuungshelfer sollen das Kind oder den Jugendlichen bei der Bewältigung von Entwicklungsproblemen möglichst unter Einbeziehung des sozialen Umfelds unterstützen und unter Erhaltung des Lebensbezugs zur Familie seine Verselbständigung fördern"* (§ 30 SGB VIII). Ähnliche und weitergehende Interventionsmöglichkeiten sieht in der Bundesrepublik Deutschland auch die „Sozialpädagogische Familienhilfe" vor (§ 31 SGB VIII) vor, wo unter Wahrung der familiären Integrität „Hilfe zur Selbsthilfe" in Erziehungs- und Familienstabilisierungsprogrammen gemeinsam mit Eltern und Kindern kontraktual erarbeitet werden (Uhlendorff et al. 2013).

In anglo-amerikanischen Kontexten spricht man von „Home visiting", wenn Ansätze aufsuchender Familienarbeit praktiziert werden, die die „Selbstheilungskräfte" der Familie unterstützen und aktivieren wollen (Wasik und Bryant 2001).

26.1.2 Kurze Begriffsbestimmung

Der Begriff „Familienassistent" leitet sich in der polnischen Rezeption aufsuchender Familienarbeit vom Wort „Assistenz" ab, das eine Begleitperson bezeichnet; jemand, der hilft, anwesend ist und ständig für Hilfe bereit bleibt (vgl. Dunajska et al. 2011, S. 37–38). Gemäß dieser Begriffsbestimmung ist der Familienassistent ein Mensch, der die Familie begleitet und alle ihre Mitglieder unterstützt. Besonders steht er den Eltern in Zeiten von Veränderungen im sozialen Umfeld bei, er unterstützt das Verstehen des Denkens und des Verhaltens der Kinder (vor allem bei den Eltern), um die Erfahrung von Sicherheit im Familiensystem für Eltern und Kinder über Stressreduktion zu erhöhen und ein besseres, will sagen: entwicklungsfähigeres, seelisches und geistiges Wachstum zu ermöglichen, indem eben destruktive Prozesse verhindert und konstruktive Prozesse gestützt werden und diese nicht zuletzt sicht- und kommunizierbar wie als Erfolgsgeschichte über die Außenansicht des Familienassistenten erfahrbar gemacht werden.

A. Żukiewicz nennt drei Sphären des Funktionierens des Familienassistenten:
1. als Beruf im Rahmen der Sozialhilfe,
2. als Dienst im System der sozialen Hilfe und Unterstützung,
3. als ein spezifisches Zeichen der Interventionspflicht des Staates in das Familienleben (Żukiewicz 2011, S. 64).

26.1.3 Ziel der Familienassistenz ist Prophylaxe

Die Methode der Familienassistenz ist ein spezielles „Werkzeug", das die Verwirklichung der drei Hauptsäulen der polnischen Sozialpolitik ermöglicht:
- der Prävention (von dysfunktionalen Entwicklungen),
- der Vermittlung (von stabilisierenden Fähigkeiten) und

- der Integration (von neuen förderlichen Erfahrungsfeldern).

> **Sie ist als die besondere Weise, als das wichtigste Ziel der sozialen Arbeit zu verwirklichen: die Prophylaxe (vgl. Dębska-Cienian 2010, S. 80).**

Die Familienassistenz füllt damit vor allem Lücken im System der Sozialhilfe aus und ihr Erfolg ist von der Stabilität des Prozesses Familienbegleitung in den verschiedenen, wechselnden Etappen ihrer Problemlösungssuche abhängig.

> **Die Formulierungen des Gesetzes weisen darauf hin, dass der Familienassistent seine Arbeit nur in Übereinstimmung und mit aktiver Beteiligung der Familie führen darf und sie zur aktiven Mitwirkung bewegen soll.**

Die Praxis der Familienassistenz zeigt den individuellen Charakter dieser Arbeit im Wohnort der Familie und bei ihrer aktiven Teilhabe auf: „in" der Familie, „mit" der Familie, „für" die Familie, „zugunsten" der Familie (Kotlarska-Michalska 2011; Krasiejko 2011, S. 7). Diese Zusammenarbeit soll eine Prävention jeglicher Deprivation der Kinder und der vorgängigen pädagogischen Passivität der Eltern zum Ziel haben. Die Familienassistenz kann daher nicht die Vertretung der Familienmitglieder in ihren täglichen Pflichten bedeuten und deshalb verlangt sie eine stark individualisierte Annäherung und bedarf professioneller Unterstützung. A. Kotlarska-Michalska meint „… im Modell der Familienarbeit, das auf das Assistieren zielgerichtet ist, das heißt auf die Familienbegleitung und -beratung in der Suche der zielführenden Lösungen, sind sowohl der Familienassistent als auch die Familienmitglieder Autoren des Drehbuchs und zugleich Darsteller der Rollen" (Kotlarska-Michalska 2011, S. 68). Die Familie kann daher nicht nur als ein passiver Empfänger der Leistungen und Hilfestellungen begriffen werden, sondern sie muss ein aktiver Teilnehmer dieses Prozesses werden. Die Familienarbeit soll daher auch in der Situation der zeitweiligen Unterbringung des Kindes außerhalb der Familie organisiert oder fortgesetzt werden.

Das Wesen und die Aufgabe der Familienassistentenstelle soll letztlich zur Änderung des Verhältnisses der Familienmitglieder in ihren eigenen Familienrollen beitragen und dadurch zur Vergrößerung ihres Gefühls des Einflusses auf ihre eigenes Leben führen, mithin zur Erhöhung ihrer Selbstwerterfahrung und einer Erweiterung ihrer Handlungsalternativen durch differenziertere Wahrnehmung, verantwortungsvollere Orientierung und mutigere Inszenierung ihrer konstruktiven Möglichkeiten im Alltag. Man könnte auch von einem wertegebundenen Autonomie-Enforcement sprechen, das letztlich die Familienassistenz initiieren sollte.

> **Diese individuelle Hilfe für die jeweilige Familie dient also der Entwicklung einzelner neuer interaktionaler Kompetenzen ihrer Mitglieder, dem Erreichen der von ihnen selbst bestimmten Ziele, der Verstärkung eines Glaubens an eigene Möglichkeiten und letztlich der Motivierung zur Aufnahme der bis jetzt für sie als unmöglich anerkannten Handlungspotenziale, oder mit einer alten Formel der praktischen Theologie adaptiert: Autonomie-Enforcement im neuen SEHEN, wertegebundenen URTEILEN und alternativen HANDELN in den jeweiligen pädagogischen Beziehungsfeldern.**

Als eine Indikation für eine gebotene Zusammenarbeit des Familienassistenten mit der Familie gilt eine erkennbare Verselbstständigung der Familiendynamik und die Bereitschaft, die Kinder sich selbst zu überlassen, weil es in der Familie einen Mangel an entsprechenden fürsorglich-erzieherischen Fähigkeiten/Bereitschaften gibt oder wenn die familiären Verantwortungen nicht wahrgenommen werden und so eine drohende Einweisung der Kinder in die vertretende (Fremd-)Fürsorge besteht.

> **Diese Indikationslage für eine Familienassistenz geht vom Grundsatz aus, dass nur die „natürliche Familie" die richtige Umgebung bietet, die am besten auf alle Bedürfnisse der Kinder antworten kann und ihnen das Gefühl der Sicherheit und Gelassenheit und die Voraussetzungen für konstruktive Entwicklung sichert.**

Falls aber Kinder in den Zentren der vertretenden Fürsorge oder bei den Ersatzfamilien untergebracht werden müssen, dann soll der Familienassistent die notwendigen Interventionen so schnell wie möglich zur Rückkehr in die Herkunftsfamilie initiieren und veranlassen.

26.2 Aufgaben des Familienassistenten

Die Arbeit des Familienassistenten konzentriert sich auf die Hilfe bei dysfunktionalen, d. h. in ihren Funktionen gestörten Familien. Deshalb besteht seine Grundaufgabe eben im Erteilen der Unterstützung und der Verstärkung der Familienmitglieder, damit sie ihre Funktionen und Rollen in der Familie und in der Gesellschaft ausüben können. Diese Unterstützung kann sowohl die Hinführung der Familie zu ökonomischer und psychischer Selbstgenügsamkeit bedeuten als auch die angemessene Ausübung der elterlichen Autorität. Man kann sagen, dass der Familienassistent als ein „Wächter" für die rechten Güter und fundamentalen Rechte und notwendigen Bedürfnisse der Kinder einsteht, unter der Berücksichtigung und dem Respekt vor der besonderen (Ver-)Bindung zwischen den biologischen Eltern mit ihrer Nachkommenschaft und den auch in den gestörtesten Familien vorhandenen Basisressourcen an Beziehungsqualität.

> **Darum ist ein kritisches Einwirken gegen problematische elterliche Erziehungsgewalt – die leider oft nicht nur metaphorisch ErziehungsGEWALT bedeutet und die oft die Wegnahme der Kinder und ihre Unterbringung in der vertretenden Fürsorge oder in Pflegefamilien nach sich zieht – eine sehr wichtige, wenn nicht die wichtigste Aufgabe des Familienassistenten.**

Auch eine Beistandsschaft zur Entfaltung der Fähigkeiten der Eltern zu einem förderlichen und verantwortlichen Ausfüllen ihrer sozialen Rollen und Aufgaben ermöglicht diesen, eine gewisse Lebensstabilisierung zu erreichen und das Unterbringen ihrer Kinder außerhalb der Familie zu vermeiden.

Wenn Kinder sich aber schon in der vertretenden Fürsorge befinden, dann ist die Aufgabe des Familienassistenten, die Initiative zugunsten ihrer schnellen Rückkehr zur Familie zu ergreifen. Der Aufgabenbereich des Familienassistenten umfasst in Polen vier Bereiche:

1. unmittelbare Arbeit mit der Familie,
2. unmittelbare Arbeit mit dem Kind,
3. mittelbare Handlungen zugunsten des Kindes und der Familie,
4. Organisation der eigenen Arbeitsstätte (Malinowski 2011, S. 45).

Aufgaben des Familienassistenten

Nach dem Gesetz zur Unterstützung der Familie und zum System der vertretenden Fürsorge hat der Familienassistent folgende Aufgaben zu erfüllen:

- Die Erarbeitung und Verwirklichung eines Arbeitsplanes mit der Familie in Zusammenarbeit mit den Familienmitgliedern und in der Absprache mit dem Sozialarbeiter. Der Arbeitsplan mit der Familie soll mit dem Hilfsplan für das Kind koordiniert werden, wenn es in einer vertretenden Fürsorge untergebracht wurde.
- Hilfestellung für Familien zur Besserung ihrer Lebenslage, im Speziellen im Erwerb der notwendigen Fähigkeiten der rechten Haushaltsführung.
- Hilfestellungen für Familien zur Lösung ihrer sozialen, psychologischen und erzieherischen Probleme.
- Unterstützung der sozialen Aktivitäten der Familien.
- Motivierung der Familienmitglieder zur Erhöhung ihrer beruflichen Fähigkeiten und die Hilfe bei der Suche, bei Aufnahme und zur Erhaltung eines Arbeitsplatzes.
- Motivierung der Eltern zur Teilnahme an Gruppenarbeiten, die die Gestaltung der richtigen Elternverhaltensmuster und der psychosozialen Fähigkeiten zum Ziel hat.
- Unterstützung der Kinder, insbesondere durch ihre Teilnahme an den Psycho-Bildungsklassen.

- Aufnahme von Interventions- und Abhilfehandlungen in Situationen der Sicherheitsgefährdung für Kinder und der Familien.
- Leitung der individuellen Erziehungsberatungen für Eltern und Kinder.
- Leitung der Dokumentation der Familienarbeit; die periodische Beurteilung der Situation der Familie; das Verfassen – auf Antrag des Familiengerichtes – von Gutachten über die Familie und ihre Mitglieder.
- Monitoring der Nachhaltigkeit der Stabilisierung der Familie nach dem Ende der Familienarbeit.
- Zusammenarbeit mit interdisziplinären Teams/Arbeitsgruppen und mit den Regierungs- und Gemeindeverwaltungsinstitutionen, den privaten Organisationen und anderen Trägern und Personen, die sich in der Familienhilfe zugunsten von Kindern und der Familie spezialisieren[1].

Die Familienassistenz ist daher der Behördenstruktur zuzurechnen, die die Besserung der Lebensbedingungen und die Verstärkung der Familienbindungen durch Begleitung von dysfunktionalen Familien zum Ziel hat.

❯❯ **Die Familienassistenten leisten allen Familienmitgliedern Hilfe im Aufbau von humanen Lebenshaltungen. Diese Interventionen – gemäß den angesprochenen gesetzlichen Grundlagen – sollen zur Selbstständigkeit/Unabhängigkeit der Familie von den abhängigen Strukturen der Sozialhilfe führen und die Familien in die Gesellschaft wieder reintegrieren.**

Mit der Fokussierung der interventiven Handlungen auf die Bewältigung von unmittelbaren Lebensaufgaben wird/muss dabei das Potenzial jedes Familienmitgliedes genutzt werden.

Die Aufgaben der Familienassistenten betreffen aber ebenfalls das in der Sozialhilfe wichtige Gebiet

---

1 Art. 15 Ustawy z dnia 9 czerwca 2011 r. o wspieraniu rodziny i systemie pieczy zastępczej (Dz. U. z 2011 r., Nr 149, poz. 887).

der Aktivierung der Umwelt- bzw. Außenkräfte. Die enge Zusammenarbeit mit Organisationen oder mit Einzelpersonen, die eine professionelle Hilfe im bezeichneten Bereich verbindlich zusagen können, ist ungewöhnlich wichtig im Prozess der Unterstützung der Familie.

26.2.1 Beratungs- und Bildungsauftrag des Familienassistenten

Ferner muss der Blick auch auf die Beratungs- und Bildungsaufgaben des Familienassistenten für die sich in schwierigen Lebenslagen befindenden Familien gelenkt werden. Familienassistenten informieren über Hilfestellungen vonseiten der Regierungs- und Gemeindeinstitutionen wie auch privater Organisationen. Die dysfunktionalen Familien können zur Besserung ihrer Lebenslage (finanzielle) Hilfe bekommen, darüber hinaus Support bei der Arbeitsplatzfindung, im Prozess einer „Employability"-Bildung sowie in ökonomischer und praktischer Haushaltsführung.

26.3 Situation und Bedürfnisse von Familien mit chronisch kranken oder behinderten Personen

Krankheit oder Behinderung eines Familienmitgliedes verursacht ernste (Ver-)Änderungen im ganzen Familiensystem. Jede Person hat bekanntlich ihre Position, ihre Rolle und ihre Aufgaben im System einer Familie. Der lang anhaltende Verlust der Gesundheit stört elementar die Ausfüllung der jeweiligen Familienrolle und Familienposition. Solche Situationen können im Leben einer Familie verschiedene individuelle und systemische Probleme nach sich ziehen, denn die Familienmitglieder müssen mit der Angst, der Ungewissheit, der Trauer, der Kraftlosigkeit oder ständiger Überlastung leben. Oft ändert sich dann damit auch das Wertesystem wie der Rhythmus des Lebens.

Merkmale einer langwierigen Krankheit

- die zeitliche Unabsehbarkeit; der nichtlineare Verlauf mit der Möglichkeit einer plötzlichen Verschlimmerung,
- eine unsichere Prognose,
- oft die Notwendigkeit der Hospitalisierung; die systematischen und oft schmerzlichen Untersuchungen,
- das physische und psychische mit Krankheit und Therapie verbundene Leiden,
- angstinduzierende Invasivitäten bei der Behandlung (z. B. Biopsien, Infusionen),
- der Verlust der Fitness und damit einhergehend des Selbstwertgefühles,
- die Änderung des Aussehens und/oder auch physiologische und motorische Beschwerlichkeiten (Rogiewicz 2000, S. 101).

Die Krankheit kann – sozusagen sekundärsymptomatisch – zur Ursache physischer, psychischer und sozialer Abhängigkeiten gerieren, weil ihr langwieriger Charakter oft selbstständige Aktivitäten und das Funktionieren im Alltag verunmöglicht. Der Grad der Abhängigkeit von anderen wird dabei meist von den durch die Krankheit hervorgerufenen Beschränkungen bestimmt. Die psychische Abhängigkeit korreliert dabei oft mit dem „Einsatzkapital" im Kampf gegen die Krankheit, die alles mental dominiert; dagegen hat die soziale Abhängigkeit eine juristisch-institutionelle Attribuierung, die die Möglichkeit der Behandlung, der Rehabilitierung und der Ausfüllung der sozialen Funktionen schafft oder einschränkt (vgl. Syrek 2008, S. 136), auf jeden Fall aber das Denken des Patienten fokussiert.

Die Behinderung verbindet sich hingegen mit der Verletzung oder der Beschädigung der psychophysischen Leistung des Organismus, die als funktionelle Beschränkung oder als Lebensaktivitätsbeschränkung in der eigenen Existenzdeutung eben plötzlich defizitär perzipiert wird. Die Reduktion von Leistungsfähigkeit über eine Behinderung wird in der Regel als Begrenzung und Verlust begriffen und sie betrifft die biologische, psychologische oder soziale Lebenssphäre gleichermaßen, weil „Anderssein" in einer Leistungsgesellschaft kulturell immer noch als „Mindersein" tradiert wird. Hier wäre im Übrigen der Ort, wo die spirituellen Ressourcen des Glaubens einen Perspektivenwechsel ermöglichen könnten. Bekanntlich muss z. B. das Alter nicht nur als Defizit begriffen werden, es kann unter den Auspizien von Weisheit, Gelassenheit und Wesentlichkeitszentrierung durchaus auch als Reichtum erlebt werden.

Das o. g. genannte Gesetz erklärt Behinderung als einen Status, der durch physische, psychische oder geistige Begrenzung dauerhaft oder temporär das Ausfüllen der sozialen Rollen begrenzt oder unmöglich macht, und dies insbesondere in den Fähigkeiten zur Erwerbsarbeit. Die von solchen Problemen betroffenen Personen erhalten eine entsprechende amtliche Bescheidung: über die Behinderung vor der Beendigung des 16. Lebensjahrs; über die Qualifizierung in einem von drei Behinderungsgraden (schwer, mäßig, leicht); über eine ganze oder teilweise Arbeitsunfähigkeit – und dies aufgrund der jeweils besonderen Rechtsvorschriften[2].

26.3.1 Familienabläufe müssen neu organisiert werden

Das Einbrechen einer langwierigen Krankheit in die Familie fordert von allen die Anpassung an die neue Situation: Die gesunden Mitglieder müssen zeitweilig die Struktur ihrer Einbettung in ihren Lebensalltag völlig neu organisieren. Die Krankheit in der Familie zwingt ihre Mitglieder, sich an solche Schwierigkeiten anzupassen, wie: Störungen im Tagesablauf wegen der Fahrten zum Krankenhaus, zur Behandlung oder zur Rehabilitierung. Besonders beschwerlich sind solche Tagesablaufänderungen in den Familien mit Kleinkindern, welche eigentlich selbst Sorge rund um die Uhr verlangen. Ein weiteres Problem sind entstehende finanzielle Belastungen, die wegen der großen Behandlungskosten, des damit oft verbundenen Verlustes des Arbeitsplatzes entstehen, der in Rücksicht auf die Pflege des Kranken alternative Berufsaktivitäten beschränkt.

In vielen Familien müssen kurz- und langfristige Pläne geändert werden, zum Beispiel muss man auf manche Aktivitäten, Fortbildungen verzichten, die eigentlich die ökonomische Stabilisierung erleichtern würden.

> ❯ **Krankheit und Behinderung bedeuten sehr oft teilweise oder konstante Arbeitsunfähigkeit, soziale Beschränkung und manchmal sogar totale Verunmöglichung, wichtige Aufgaben in der Familie auszuüben, besonders in der Sorge für die Kinder, verlässlichen Haushaltsführung usw.**

Die chronische Krankheit oder Behinderung verursacht oft auch Änderungen in den innerfamiliären Beziehungen. Der emotional-psychische Austausch zwischen den Familienmitgliedern kann durch Unruhe und Sorge um Gesundheit und Leben des Kranken gestört sein, Stress wegen Überlastung in der Pflege und der Beziehungspflege selbst krank machen. Die emotionalen Störungen, die Beschränkung oder der Verlust der physischen Nähe in der Ehe, Änderungen in der Ausübung der Familienrollen, wenn zum Beispiel das Schulkind die Aufgaben des kranken Vaters übernimmt, der Vater zum bedürftigen Kind wird, all das sind weitere belastende Konsequenzen. Dazu kommen noch Kommunikationsprobleme und ziemlich oft auch interne Konflikte zwischen den Familienmitgliedern, weil die Krankheit zum Anstieg von negativen Stressoren und negativen psychischen Wahrnehmungen führt, die wiederum Störungen in der interpersonalen Kommunikation wie Vertrauensmangel und Verlust von Ambiguitätstoleranz verursachen können.

26.3.2 Gefahren: ökonomische Destabilisierung, Desorganisation und Isolation

Die Erfahrung der Behinderung in der Familie hat einen großen Einfluss auf die Qualität der Beziehungen in der Familie, besonders auf Erlebnisse der Emotionen, ja den Gesundheitszustand der Familienmitglieder. Sie prägt ihre gegenseitigen Verbin-

---

2 Ustawa z dnia 27 sierpnia 1997 r. o rehabilitacji zawodowej i społecznej oraz zatrudnianiu osób niepełnosprawnych (Dz. U. Nr 123, poz. 776 z późn. zm.).

dungen und beschränkt zugleich die Funktionen der ganzen Familie. Der ökonomische Status wird oft schlechter und der Alltag tendiert zur Desorganisation. Die soziale Isolierung ist ein weiterer, schwer belastender Faktor. Das alles rückt die Familie in eine neue, nicht leichte Situation. Die Anpassung an die neue Lebenssituation und die Beherrschung der Fähigkeiten einer optimalen Lösung der schweren Probleme ist ein langer einzigartiger Anpassungsprozess, der einen anderen Blick auf die bisherigen Tätigkeiten fordert. Zwar ist das eine harte Aufgabe, aber das verantwortliche Zusammenwirken für die Sicherstellung der richtigen Entwicklung der behinderten Person ist von den Familienmitgliedern selbst abhängig. Ebenfalls ist für das gute Funktionieren der Familie die „Haltung" des sozialen Milieus, in dem sie lebt, nicht bedeutungslos. Die bisherigen Kontakte mit der Gesellschaft können leider auch geschwächt oder gar abgebrochen werden. Dieser Charakter der (Ver-)Bindungen zwischen der Familie und ihrem sozialen Umfeld ist zweifellos von den allgemein anerkannten Plausibilitäten bzw. Vorurteilen zum Thema „Behinderung" und des Platzes der Menschen mit Behinderung in der Gesellschaft abhängig (vgl. Regulska 2012, S. 26), also ein kulturelles Phänomen, das aber auch verändert werden kann.

Da Krankheit und Behinderung nicht nur medizinische Probleme oder physische Erfahrungen sind, beinhalten sie auch eine psychische, soziale und geistige Dimension in der gesellschaftlichen Wahrnehmung des Menschen; schon deshalb sind die Bedürfnisse der Menschen mit solchen Problemen und ihrer Nächsten vielfältig und vielschichtig. An der gesundheitlichen, geistig-religiösen, psychologischen und sozialen Fürsorge für den Kranken und behinderten Menschen und seiner Familie darf es daher nicht mangeln. Das medizinische Fachpersonal ist nicht in der Lage, alle diese Bedürfnisse und Erwartungen des Kranken und seiner Nächsten zu erfüllen. Die integrierte Pflege für den Kranken muss von einer ganzheitlichen Vision des Menschen ausgehen, die alle seine Dimensionen berücksichtigt.

26.4 Die Unterstützung des Kranken und seiner Familie durch den Familienassistenten

Der Familienassistent kann in der ganzheitlichen Sorge für den Kranken und seine Familie die eigenartige Funktion eines Bindegliedes zwischen den medizinischen und sozial-existenziellen Bedürfnissen haben. Wie schon gesagt wurde, oft bedeutet Krankheit oder Behinderung die zeitliche oder völlige Arbeitsunfähigkeit und Unmöglichkeit oder Beschränkung in der Ausübung der familiären Aufgaben, besonders was die Sorge für Kinder oder die Haushaltführung angeht.

26.4.1 Informiert, berät, organisiert Hilfen für den Kranken und deren Familien

Der Familienassistent bietet dem Kranken und seiner Familie die Hilfe an, die ihnen zustehenden Sozialleistungen und andere Dienstleistungen zu besorgen und zu organisieren. Natürlich informiert er den Kranken und seine Familie über die ihnen zukommenden Unterstützungsformen rechtzeitig, denn nicht alle wissen, wo sie Hilfe suchen sollen und was ihnen zusteht. So kann der Familienassistent hilfreich sein:

1. In der **Durchführung des Klassifizierungsprozesses** zur Behinderung, die aufgrund von Krankheit entsteht[3]. Diese Klassifizierung hat ja zum Ziel, dem Kranken den (Rechts-)Status eines Behinderten zu erwerben, der notwendig ist, um die verschiedenen zustehenden Leistungen, Ermäßigungen und Berechtigungen in vielen Bereichen zu bekommen, z. B. Rehabilitierungsmaßnahmen, Verkehrsmittel-, Kulturzentren- und Steuervergünstigungen usw.

2. In der **Akquise von Pflegeleistungen**, die der Mutter oder dem Vater oder dem tatsächlichen Betreuer des Kindes zustehen, wenn sie wegen

---

3   Ausgehend vom Behinderungsgrad treffen die Behörden im System der Sozialhilfe Entscheidungen, die die politischen Gremien binden.

der Pflege eines behinderten Kindes auf die berufliche Arbeit verzichten müssen[4].

3. In der **Erlangung von Geldleistungen** von Seiten des Sozialhilfesystems. Das Gesetz zum Anspruch auf Sozialhilfe bestimmt, dass eine chronische oder schwere Krankheit oder eine Behinderung zu solchen Geldleistungen berechtigt. Es gibt dabei die sog. „ständige Unterstützung" – das sind Mittel ausschließlich für die wegen Krankheit oder Behinderung arbeitsunfähigen Menschen–, ferner die sog. „zweckmäßigen Unterstützungen" – z. B. für die Begleichung der Arzneimittelkosten –, und dann die sog. „zyklischen Unterstützungen" – im Zusammenhang mit größeren Ausgaben in der Familie wegen einer Erkrankung.

4. In der **Erlangung der Pflegeunterstützung**, die ohne Rücksicht auf das Einkommen der Familie für die Deckung der Ausgaben bezahlt wird, die mit der Notwendigkeit der Sicherstellung der Pflege und Hilfe für kranke, behinderte oder zum selbstständigen Dasein unfähige Personen verbunden sind.

5. In der Erlangung des **Zuschusses für die Familie** mit dem behinderten Kind – für die Deckung der erhöhten Ausgaben der Familie für die Rehabilitierung oder Bildung des Kindes.

6. In der Form der **rechtlichen, psychologischen, pädagogischen Beratung** und der sozialen Arbeit mit der Familie, die von den Spezialisten in den Institutionen der Sozialhilfe verwirklicht wird.

7. In der Versorgung des Kranken mit **notwendigen orthopädischen Gegenständen**, wie z. B. Krücken, Rollstuhl, Prothesen, mit den Hilfsmitteln, wie z. B. Wasch- und Körperpflegemittel, und mit dem technischen Equipment, das das Alltagsleben erleichtert, wie z. B. Griffe in der Toilette oder an den Betten.

8. Dem Kranken die **ambulanten Pflegeleistungen** an seiner Wohnstätte sicherzustellen. Dienstleistungen der Pflegerinnen für die Erfüllung der täglichen Bedürfnisse werden an den individuellen Bedarf der kranken Person angepasst, z. B. an den alleinstehenden Kranken, der keine Familienhilfe hat.

9. In der **Einweisung des Kranken in ein Pflegeheim**, wenn er die Pflege rund um die Uhr verlangt, zum selbstständigen Funktionieren im Alltag unfähig ist oder andere Pflegeleistungen unzureichend sind.

10. In der Erlangung eines Zuschusses für die **Teilnahme an den Rehabilitationsgruppen** für Körperbehinderte und ihre Pfleger.

11. Bei **Umbaumaßnahmen**: In der Erlangung des Zuschusses für die Lösung der architektonischen Barrieren am Wohnort sowie der Kommunikations- und Technikbarrieren – jeweils im Zusammenhang mit dem individuellen Bedarf der Körperbehinderten.

12. Bei **Rehabilitationsmaßnahmen**: Wenn die Krankheit und Behinderung aus psychischen Dysfunktionen resultieren (z. B. Geistesstörungen, Schizophrenie, psychische Krankheiten), dann kann der Familienassistent solche Personen zur psychischen, sozialen und beruflichen Rehabilitation einweisen, die in den von der Sozialhilfe geführten Unterstützungszentren organisiert wird, oder in die Gruppen der Berufstherapien , die zur Arbeitsaufnahme in beschützten Werkstätten vorbereiten.

13. Bei der **Anmeldung in einer Krankenversicherung**: Wenn der Kranke aus verschiedenen Gründen (z. B. Arbeitslosigkeit, Obdachlosigkeit) keine Krankenversicherung hat, die ihm den Zugang zu den Krankheits- und Sozialleistungen ermöglicht, dann kann der Familienassistent diese Person in einer Kranken- und Sozialversicherung anmelden, deren Prämien von der Sozialhilfe bezahlt werden.

26.5　Fazit

Das Sozialsystem bietet viele konkrete Vorschläge und Möglichkeiten, um den chronisch kranken und behinderten Personen und ihren Familien eine große und oft großzügige Hilfe und Unterstützung zu leisten. In diesem System arbeiten nicht nur Menschen aus den engeren medizinischen Fachdis-

---

4　Das entsprechende Gremium in der politischen Gemeinde muss die Behinderung des Kindes und die Notwendigkeit der Pflege durch eine andere Person erklären.

ziplinen, sondern auch Sozialarbeiter, Psychologen, Pädagogen, Priester, Ordensleute und viele Freiwillige. Seit 2011 ist ein neuer Beruf eingeführt worden – der Familienassistent –, der – wie schon sein Name sagt – die Familie begleitet. Zu der Begleitung gehört auch die reale Sorge und Hilfe für die Familien mit kranken und behinderten Personen. Das realisieren die Familienassistenten auf verschiedenen Ebenen und mit ihren je verschiedenen Methoden.

Literatur

Dębska-Cienian A (2010) Asystowanie – rozważania na temat istoty silnie zindywidualizowanego wsparcia. In: Szpunar M (Hrsg) Asystentura rodziny nowatorska metoda pomocy społecznej w Polsce, red. M. Szpunar. Wydawnictwo Uniwersytetu Gdańskiego, Gdynia: 76–81.

Dunajska A, Dunajska D, Klein B (2011) Asystentura w pomocy społecznej. Verlag Dashofer, Warszawa

Kotlarska-Michalska A, Praca socjalna w rodzinie (2011) z rodziną i dla rodziny w perspektywie ról zawodowych pracownika socjalnego i asystenta rodziny, in: Asystent rodzinny Nowy zawód i nowa usługa w systemie wspierania rodzin Od opieki do wsparcia,red A Żukiewicz. Impuls, Kraków :62–72

Krasiejko I (2011) Praca socjalna w praktyce asystenta rodziny. „Śląsk"Wydawnictwo Naukowe, Katowice

Malinowski JA (2011) Role, funkcje i zdania asystenta rodzinnego. In: Żukiewicz A (Hrsg) Asystent rodzinny. Nowy zawód i nowa usługa w systemie wspierania rodzin. Od opieki do wsparcia. Impuls, Kraków: 37–54

Maslow A (1954) Motivation and personality. Harper & Row, New York (überarbeitet 1970)

Regulska A (2012) Godność i wartość życia osoby niepełnosprawnej. Nowa Paideia 1-2: 22–27

Rogiewicz M (2000) Problemy psychoonkologiczne dzieci i młodzieży. In: de Walden Gałuszko K (Hrsg) Psychoonkologia. Komitet Redakcyjno-Wydawniczy Polskiego Towarzystwa Psychologicznego, Kraków: 98–105

Syrek E (2008) Zdrowie i wychowanie a jakość życia. Perspektywy i humanistyczne orientacje poznawcze. Wydawnictwo Uniwersytetu Śląskiego, Katowice

Uhlendorff U, Euteneuer M, Sabla K-P (2013) Soziale Arbeit mit Familien. Reinhardt, München/Basel

Wasik BH, Bryant DM (2001) Home visiting. Procedures for helping families, 2. Aufl. Sage, Thousand Oaks

Żukiewicz A (2011) Asystent rodzinny: profesja i pomoc. Odniesienia do etycznych aspektów integracji w życie rodzinne. In: Żukiewicz A (Hrsg) Asystent rodzinny. Nowy zawód i nowa usługa w systemie wspierania rodzin. Od opieki do wsparcia. Impuls, Kraków

Nur ein Augenblick, der über den Umgang mit Leid entscheidet – Gedanken zum Menschsein in der Begleitung von Eltern bei Fehl- und Totgeburt

Teresa Loichen

A. Büssing, J. Surzykiewicz, Z. Zimowski (Hrsg.), *Dem Gutes tun, der leidet,*
DOI 10.1007/978-3-662-44279-1_27, © Springer-Verlag Berlin Heidelberg 2015

» Sehe ich in ihre Augen, die von der Fassungslosigkeit, dem Schmerz und Unverständnis berichten, lässt es mich mehr ahnen als wissen, dass es um mehr als einen kurzen Eingriff ging. Es ist Leben und Tod, Freud und Leid, das unvermittelt in ihr Leben einbrach und jäh wieder herausgerissen wurde. Und sie berichtete von der Grausamkeit, dass ihr Kind starb, noch eh es geboren ward.
Vermeintlich nur eine Spur, ein Schmetterling und Windhauch soll es gewesen sein. ES, das kleine Etwas, das Zeugnis seiner Existenz gab durch einen Farbtupfer auf einem Teststreifen, durch ein gepixeltes Ultraschallbild auf einem Monitor. Und doch war da mehr, das unbeschreibbare Mehr, das sie in sich spürt.

In der seelsorglichen Begleitung von Eltern nach Fehl- und Totgeburt sind es die berührenden ersten Momente, die über die weitere Begleitung entscheiden, ob der Trauerweg gemeinsam, einsam oder gar nicht beschritten wird. Selbst wenn das Ereignis bereits Jahre zurückliegt, ist immer wieder das Erstaunen, nicht greifen zu können, die innere Berührung bei Müttern und Vätern sichtbar, wenn sie vom Tod ihres Kindes Zeugnis geben. Der kleine Einblick, der für einen kurzen Moment in das Leben des anderen gewährt wird, ist kostbar und bedarf der besonderen Aufmerksamkeit und Achtsamkeit. Wie aber den betroffenen Müttern und Vätern gerade in diesem Moment begegnen? Bedarf es einer nüchternen Rhetorik, dem methodischen Abarbeiten oder einer menschlichen Zuwendung? Wie der Person und ihrer Situation gegenüber angemessen agieren bzw. reagieren?

In der Enzyklika „Deus caritas est" benennt Papst Benedikt XVI. als erste und grundlegende Notwendigkeit zum Dienst am Leidenden die berufliche Kompetenz und die Zuwendung des Herzens (DCE 31a). Es genügt also nicht, einfach nur lieb (oder mitleidig) dem anderen gegenüber zu sein, es bedarf zur fachlichen Kompetenz der Berufs- und Persönlichkeitsbildung.

Gerade in den letzten Jahren zeigt die Forschung im Bereich der Spiritual Care auf, dass die Beachtung von Spiritualität und Religiosität in der Begleitung leidender Menschen von großem Gewinn für Betroffene als auch für die Begleiter (hier speziell auch im interdisziplinären Team) sein kann. Zwei Forschungsprojekte am Klinikum der Ludwig Maximilian Universität München nehmen Eltern mit (drohendem) Kindsverlust konkreter in den Blick[1] und setzen durch die Thematisierung und weitere Entwicklung der (interdisziplinären) Begleitung Betroffener ein Zeichen der Hoffnung. War bislang der frühe Kindsverlust vor allem der medizinischen Diagnostik und Ursachenklärung gewidmet und die psychosozialen und spirituellen Zusammenhänge vernachlässigt worden, zeichnen sich nun Veränderungen ab. Genannte Projekte und weitere Institutionen der Fachwelt in diesem Bereich nehmen die Betroffenen ernst, vermitteln Wertschätzung gegenüber dem Kind und seinen Eltern durch ihre fachliche Unterstützung und Begleitung, auch in der Entscheidung, das Leben des Kindes bis zum Ende zu bewahren. Damit werden die Eltern bereits im Vorfeld auf das Schicksal des Kindes vorbereitet.

Lange Zeit war es in der Gynäkologie und Geburtshilfe üblich, den Frauen nach frühem Kindsverlust zu einem raschen Einstieg in den Alltag zu raten und das Geschehene möglichst schnell zu vergessen (Katzwinkel 2012). Es wurde davon ausgegangen, dass einerseits der natürliche Abgang, gerade in der frühen Schwangerschaft, nicht als beachtenswert galt, andererseits das Alltagsgeschehen eine mögliche Verlusterfahrung vergessen macht. Kommentare wie „du hast schon Kinder … kannst noch welche kriegen … wahrscheinlich war es behindert, ist dann doch besser so …" (Hiemer 2012) dienen den Betroffenen und ihrer Trauerarbeitung nicht. Derartige abwertende Haltungen und Handlungen können betroffene Eltern in ihrem Sein und Empfinden verletzen aufgrund des nicht ernst genommen Werdens, in ihrem Verlusterfahren und durch die Aberkennung des eigenen Kindes als vollwertige Person. Letztlich kann es zum Verschweigen des Verlustes über Jahre hinweg und zur unaufgearbeiteten Trauer führen (Koch 2009). Die Schlüs-

---

1   „Die spirituelle Dimension bei Krisen in der Gynäkologie und Geburtshilfe" und „Spiritualität in der pädiatrischen Palliativmedizin ▶ http://www.klinikum.uni-muenchen. de/Klinik-und-Poliklinik-fuer-Palliativmedizin/de/professur-fuer-spiritual-care/ueber-die-professur/forschungsprojekte/index.html und ▶ http://www.gaimh.org/files/ downloads/95abfdc0b81236e0eaf02aba84787c39/Stiehl. pdf vom 09.07.2014.

selsituation der Erstbegegnung und Benennung des Verlustes bedarf also des genauen Hinsehens und Verstehens. Beachtenswert dabei ist einerseits die Tatsache der Elternschaft, des Mutter- und Vaterseins, die nicht hintergangen werden kann, andererseits bedarf es der Offenheit und Achtung des anderen in seinem Sein, wenn der frühe Kindstod nicht als Verlust gedeutet bzw. verdrängt oder verleugnet wird.

27.1 Mensch von Anfang an

Unsere Alltagssprache blendet in der Phase der Schwangerschaft die unverrückbare Tatsache, dass durch die Zeugung des Kindes Mann und Frau zu Vater und Mutter geworden sind, noch aus, und zumeist wird nur von den werdenden Eltern gesprochen. Da sich das Kind, von Vater und Mutter gezeugt, im Mutterleib jedoch als Mensch und nicht zum Menschen entwickelt, kann bereits jetzt von der Elternschaft gesprochen werden. Unsere äußere Wahrnehmung und das sich Bewusstwerden über das nun Mutter- und Vatersein, die Vorstellungen und Erwartungen dazu prägen unsere Alltagssprache. Wir betrachten, planen, legen Zielvorstellungen, bauen Wege und stellen uns ein zu erreichendes Richtmaß von Elternsein vor, so wird das Faktum des bereits bestehenden Mutter-/Vaterseins nicht weiter wahrgenommen. Es geht vielmehr um ein Hineinwachsen in eine Rolle, in einen neuen Lebensabschnitt, in eine neue Aufgabe und Verantwortung, und es geht auch um ein sich vorbereiten auf ein unbekanntes Abenteuer der Elternschaft und des Familieseins.

Für die Mutter selbst kann die Einnistung ihres Kindes bereits zum spürbaren Ereignis geworden oder als stilles Wissen in ihr geborgen sein. Für den Vater, die Familie und Freunde ist das Kind zunächst ein imaginäres Geschehen, das erst durch Ultraschallbilder und die sichtbaren Zeichen der Schwangerschaft konkreter bzw. erst mit der Geburt zur Realität wird.

Verstirbt nun das Kind in der frühen Phase der Schwangerschaft, sodass eine tiefere Auseinandersetzung der Eltern oder Umstehenden noch nicht erfolgen konnte, kann doch der Fakt, dass der Embryo oder Fötus das Kind seiner Eltern ist, auch wenn dies unbeachtet bleibt, verdrängt oder verleugnet wird, nicht hintergangen werden. Dem Kind kann das Mensch- und Personsein nicht abgesprochen werden, auch wenn uns das durch die Alltagssprache und entsprechende Umgangsweisen (aufgrund unterschiedlichster Motivationslagen) im Bereich der Embryonenforschung, der Präimplantationsdiagnostik, der assistierten Reproduktion und des Schwangerschaftsabbruchs anders vermittelt wird. Das Grundgesetz, die Gesetzgebung zum Embryonenschutz, zum Schwangerschaftsabbruch und zur Leihmutterschaft etc. basieren auf der Überzeugung der unveräußerlichen Würde jedes Menschen, egal ob geboren oder ungeboren. Dass hier jedoch bereits deutliche Lücken in der Schutzwirkung (nicht nur für das ungeborene Kind, sondern auch für seine Eltern) gegeben sind, zeigen die zunehmenden Aufweichungen der Lebensschutzgesetze und -grenzen im Bereich der vorgeburtlichen Prüfung und Verwerfung von menschlichem Leben, in vitro und in vivo. Dies alles kann dem Fakt der Existenz des Kindes und der damit verbundenen Elternschaft jedoch nichts nehmen. Das Kind wird stets das Kind seiner Eltern bleiben, unabhängig von seiner Zeugung, Todesart und -zeitpunkt, als auch dessen bewusste/unbewusste Verdrängung und Verleugnung.

27.2 Achtung und Offenheit

Ausgehend nun von der Grundlegung in der unveräußerlichen Würde des Menschen und seinem Ansehen als Person (auch wenn dies in ethischen und gesellschaftspolitischen Diskussionen interessengeleitet ab- bzw. zugesprochen wird), kann nun beim frühen Kindsverlust die Zuwendung zu den betroffenen Eltern näher betrachtet werden. In der Begleitung Betroffener ist es notwendig, den Raum für die Annahme des Kindes, seines Verlustes und der damit verbundenen Trauer zu ermöglichen. Ob das Paar diesen Raum betritt und wie es ihn gestaltet, bleibt hier nun weiter unberührt. Entscheidend ist zunächst die Betonung des prinzipiell Notwendigen, der Offenheit gegenüber dem anderen und der damit verbundenen Möglichkeit, das eigene Kind annehmen und um den Verlust trauern zu können. Dies verlangt die Achtung vor den Eltern und ihrem Kind.

Die o. g. Betrachtungen des eigenen Seins und des eigenen Kindes sowie dessen plötzlicher Tod konfrontieren unvermittelt mit existenziellen Fragen. Eine Vielzahl an Eindrücken und ein Übermaß an Empfindungen sind zunächst bei Betroffenen gegeben (Kast 2008). Entscheidungen müssen von der Mutter/den Eltern in kürzester Zeit gefällt werden, ohne die Situation eigentlich erfassen zu können.

Gerade beim Kindstod in der frühen Schwangerschaft ist nun für die Frau die Situation gegeben, als ambulante Patientin mit einer Abrasio[2] durch den Klinikalltag geschleust und nicht als Mutter mit Kindsverlust angesehen zu werden. Pflegekräfte berichten von dem unbefriedigenden Zustand, dass kaum Zeit und Raum gegeben ist, mit den Müttern zu sprechen. War bislang noch eine Nacht Aufenthalt in der Klinik vorgesehen, der die Begleitung, wenn auch nur kurz, ermöglichte, werden heute in der Tagesambulanz die operativen Eingriffe abgearbeitet. So zeigt sich hier ein verloren gegangenes Bewusstsein für das Geschehen in und durch eine Systematik und Alltagssprache, das dem Anlass, dem Tod des Kindes und seiner betroffenen Mutter, nicht mehr gerecht wird.

In unserem alltäglichen Denken und Handeln hat sich eine allgemeine Anerkennung des Kindsverlustes gerade in der frühen Schwangerschaft noch nicht etabliert. Auch zeigt sich bei Eltern oftmals eine spontane Abwehrhaltung und fluchtartige Abkehr. So berichten Verantwortliche in Kliniken, dass die Eltern das Geschehen rasch hinter sich lassen möchten, von der Bestattungsmöglichkeit (und auch von dem Eingebundensein in die Liturgie) kaum Gebrauch machen und die Klinik diese Aufgabe übernimmt. Ob dies nun einer Schmerzvermeidung (vom Verlust möglichst nicht berührt zu werden) und ablehnenden Haltung der Betroffenen geschuldet ist oder einer mangelnden Kommunikation und Zuwendung zugeschrieben werden muss, bedarf der näheren Betrachtung. Bei Eltern, die in der Situation selbst eine Abwehrhaltung, Verdinglichung und Abkehr zeigen, steht der Begleiter jedoch besonders in der Verantwortung durch die Achtung

der Person, des Geschehens und sollte gerade hier keine Scheu vor der Zuwendung und feinfühligen, wertschätzenden Sprache von Eltern und Kind haben. Wird der Embryo/Fötus als das Kind der Eltern betrachtet, dessen Verlust ins Wort gebracht, den Eltern im Geschehen und Verlusterfahren Raum gegeben, kann sich die Aufarbeitung der Trauer positiv gestalten. Immer wieder wird von Begleitern mit Erstaunen berichtet, wie im Nachhinein gerade dieser persönliche Einsatz gewürdigt wurde, da in der Akutsituation eine Annahme des Kindes und seines plötzlichen Todes für die Eltern zunächst nicht möglich war.

Dass es immer mehr gelingt, betroffene Eltern anzusprechen, einen Trauerraum zu ermöglichen, Verständnis und Gemeinschaft zu erfahren, zeigen die inzwischen zahlreichen öffentlichen Berichte in den Printmedien und im Internet auf. Kindergräber wurden eingerichtet, Trauergruppen initiiert, Riten und Bräuche bekannt gemacht als auch regelmäßige Gedenkfeiern organisiert. Mit viel Engagement und Kreativität begleiten Frauen und Männer, unabhängig ihres beruflichen oder privaten Kontextes, Eltern beim frühen Kindstod und geben durch ihre Zuwendung und einfühlsame Unterstützung Zeugnis für den Umgang in Würde und Achtung, stellen ein Vorbild für konkretes Tun dar.

27.3   Wort und Tat

Wie nun sieht dieses konkrete Tun aus? Hier gilt es, an dem Personsein wieder anzuknüpfen. Es ist in uns geborgen, durch unsere Gottesebenbildlichkeit (Gen 1,24) in uns eingeschrieben, zu lieben, zu handeln, kreativ zu sein. Wir sind mit den vielfältigsten Gaben ausgestattet, die uns fähig machen, dem anderen zu begegnen, nachzuempfinden was sie/er fühlt oder einfach nur zuzuhören und mitzugehen. Es sind meist nur die kurzen Augenblicke, die genügen, um dem anderen Achtung, Wertschätzung, Anteilnahme und Mitgefühl, persönliche Verbundenheit auszudrücken. Blicke, aber auch Gesten und Berührungen sagen dabei häufig viel mehr als Worte. Eigene Unfassbarkeit und Überforderung zu äußern und gleichzeitig da zu bleiben und auszuhalten, sind eindrucksvolle Zeugnisse. Aber auch im Weiteren den Verlust zu benennen

---

2   Ausschabung. Die Größe des Kindes entscheidet darüber, ob das tote Kind von der Mutter entbunden oder mittels Abrasio entfernt wird. Eine Kaiserschnittentbindung erfolgt nur in Ausnahmen.

und Wege aufzuzeigen, die in der Aufarbeitung helfen, sind notwendig. Zentral in dieser Begleitung stehen hierbei neben dem Seelsorgegespräch (existenzielle Fragen, Sinnsuche, Verortung etc.) die Namensgebung (Ausdruck des Personseins und der Eltern-Kind-Beziehung), die Gestaltung der Trauer durch die Bestattung (z. B. Gestaltung des Kindersarges, Grabschmuck etc.), die Hebung der Mementos und Gedenkorte (Erinnerungsstücke, die Trost und Verbundenheit schenken etc.), aber auch die Dokumentation der Existenz des Kindes, seines Personseins, in Form eines urkundlichen Schriftstücks. Anhand der Dokumentation zeigt sich hier nun beispielhaft, welche Bedeutung und Auswirkung das Menschenbild (Würde der Person) in der Seelsorge hat.

Eltern, deren Kind in der frühen Schwangerschaftsphase verstarb, auch keine Bestattung und Eintragung ins Personenstandsregister möglich war, können seit dem Jahr 2010 im Bistum Eichstätt (im Bistum Fulda seit 2014) eine kirchliche Bestätigung für ihr zu früh verstorbenes Kind erhalten, unabhängig vom Zeitpunkt des Geschehens. Der Ortspfarrer stellt das Dokument[3] (Pastoralblatt DE Eichstätt 2010) auf Wunsch der Eltern aus, sodass der Personennachweis greifbar, zu einem Baustein in der Trauer werden kann. So gibt ein Schriftstück Zeugnis für das vermeintliche Etwas und unfassbare Geschehen, sodass das Dokument den Eltern dabei hilft, das imaginäre Kind als Realität begreifen zu können. Neben dieser Aufarbeitung und Hilfestellung in der Trauerarbeit der Eltern, deren Kind bereits vor Jahren verstarb, zeugen auch aktuell die gegebenen Möglichkeiten der regulären Bestattung (Rituale Romanum 2009) und Eintragung, wie es bei erwachsenen Personen vorgesehen ist, für die Wertschätzung der Betroffenen und des verstorbenen Kindes. Eingebettet ist dies in die seelsorgliche Begleitung und die Pfarrseelsorge allgemein durch die Errichtung eines Kindergrabes, Gedenkgottesdienste, Trauergruppen etc. So ist konkret ein Beitrag dazu geleistet, der Trauer in der Gemeinschaft Raum zu geben, der Anteilnahme ermöglicht bzw. einer Sensibilisierung und Bewusstseinsbildung dient.

Auch im staatlichen Bereich sind entsprechende Achtsamkeit und Konkretisierungen aufgrund des Engagements betroffener Eltern sichtbar geworden. Der Wunsch nach Anerkennung ihres Kindes als Person veranlasste Eltern, deren fehl- und totgeborene Kinder unter 500 g wogen und somit nicht als Personen namentlich in das Personenstandsregister aufgenommen wurden, zu einer Petition, die schließlich im Mai 2013 zu einer Änderung des Personenstandsgesetzes[4] führte. Nun kann durch das zuständige Standesamt eine Urkunde für die Eltern erstellt werden, die die Existenz des Kindes dokumentiert. Als Nachweis des Kindstodes dient der Mutterpass mit einer entsprechenden Eintragung oder der Nachweis des Arztes bzw. der Geburtshelferin. Im Gegensatz zur kirchlichen Urkunde, die eine Eintragung ins Matrikel (Totenbuch der Pfarrei) beinhaltet, erfolgt keine Eintragung ins Personenstandsregister. Zwar wurde das Anliegen der Eltern, die Anerkennung ihres Kindes als eigenständige Person, aufgenommen, jedoch nicht in stringenter Form umgesetzt. Aufmerksame Mitarbeiter/-innen der Standesämter führen ein zweites Register (in Form einer Archivierung der Urkundenkopie) für die zu früh verstorbenen Kinder.

Dass allgemein die Thematik noch der Förderung und Aufmerksamkeit bedarf, ist unbestritten, wichtige Wegmarken sind jedoch bereits gesetzt. Zeigen sich doch im Alltag, in der unvermittelten Konfrontation mit dem frühen Kindstod, dem Verlusterfahren von Eltern, dass es meist nur Augenblicke sind, in denen wir gefordert sind, angemessen zu agieren bzw. zu reagieren. So gilt es, keine Scheu davor zu haben, sich in gerade diesem Augenblick mit menschlicher Authentizität, einem Blick, einem Wort und auch mit Tat dem anderen zuzuwenden und den Augenblick zum Geschenk, zum Türöffner für ein Mehr werden zu lassen, für ein Mehr, das Leben ist.

---

3   Der Eintrag in der Sterbematrikel der Pfarrei erfolgt ohne laufende Nummer.

4   ▶ http://www.personenstandsrecht.de/SharedDocs/ Downloads/PERS/Themen/Rechtsquellen/per%C3%A4nd_g. pdf?__blob=publicationFile vom 04.05.2014.

Literatur

Benedikt XVI (2005) „Deus caritas est" 31a. http://www.vati-
can.va/holy_father/benedict_xvi/encyclicals/documents/
hf_ben-xvi_enc_20051225_deus-caritas-est_ge.html. Zugegriffen: 09.07.2014

Bibel, Genesis 1,24, Einheitsübersetzung online, http://www.
bibelwerk.de/Bibel.12790.html/Einheitsuebersetzung+on-
line.12798.html vom 09.07.2014

Hiemer P, Loichen T (2012)„Sie schauen das Antlitz Gottes. Seelsorge nach Fehl- und Totgeburt". Hiemer – Verlag Friedrich
Pustet, Regensburg, S 15

Kast V (2008) „Trauern. Phasen und Chancen des psychischen
Prozesses" neu gestaltete und erw. Ausgabe (erstmals 1982
und 1999). Kast – Kreuz-Verlag, Stuttgart, S 93–136

Katzwinkel, Detlev in Loichen, Teresa (2012) „Sie schauen das
Antlitz Gottes. Seelsorge nach Fehl- und Totgeburt". Katzwinkel – Verlag Friedrich Pustet, Regensburg, S 47

Koch E (2009) Zeit heilt alle Wunden nicht… Wenn ein Kind im
Mutterleib oder während der Geburt stirbt. Fachzeitschrift
der Österreichischen Gesellschaft für angewandte Tiefen-
psychologie und allgemeine Psychotherapie„Imagination"
3:20–50 (Wien)

Pastoralblatt der Diözese Eichstätt, 157. Jahrgang Nr. 3 vom 18.
März 2010 S. 73

Rituale Romanum (2009) Die kirchliche Begräbnisfeier. Rituale
Romanum – Verlag Herder, Freiburg

GPSR Compliance

The European Union's (EU) General Product Safety Regulation (GPSR) is a set of rules that requires consumer products to be safe and our obligations to ensure this.

If you have any concerns about our products, you can contact us on ProductSafety@springernature.com

In case Publisher is established outside the EU, the EU authorized representative is:

Springer Nature Customer Service Center GmbH
Europaplatz 3
69115 Heidelberg, Germany